Textteil: Chris Bänziger, Bürgerkind und Junkie, Musiker und Junkie, Programmierer und Junkie, Betriebsorganisator und Junkie, Schreibender und Junkie, 31 Jahre alt, 1.78 cm gross, 60 kg schwer, heterosexuell, Zürcher Stadtwanderer und Junkie.

Bildteil: Gertrud Vogler, geb. 1936, Bildredaktorin bei der WochenZeitung in Zürich, fotografiert und dokumentiert seit Jahren das, was der City nicht in den Kram passt, Platzspitz- und Stadtwandererin aus persönlichem und politischem Interesse.

Literaturhinweise

Naturgemäss gibt es zum Thema Drogen jede Menge Literatur; der Bogen reicht von den Traktaten »für die arme, irregeleitete und verführte Jugend« über »den Feldzug Moskaus und Pekings gegen die freie Welt« bis hin zur Bekenntnisliteratur bekehrter Fixer in den Selbstverlagen verschiedener Sekten, Religionen und Therapieinstitutionen. In allen drei Kategorien verkehren nur wenige Bücher; eins davon möchte ich aus dem einfachen Grund erwähnen, weil ich darin das erste Mal auf Opiate aufmerksam gemacht wurde – und sehr, sehr neugierig ...:

David Wilkerson: Das Kreuz und die Messerhelden, Leuchter-Verlag, Erzhausen

Was ich vom Stern-Buch Christiane F. – Wir Kinder vom Bahnhof Zoo – halte, habe ich an verschiedenen Stellen des vorliegenden Buches gründlich dargelegt. Neben diesen meiner Meinung nach schlechten, das heisst desinformierenden und Vorurteile aufwärmenden Büchern zum Thema gibt es auch andere, die versuchen, der Sache auf den Grund zu kommen, zu verstehen und weiterzuführen:

Hans-Georg Behr: Von Hanf ist die Rede, Sphinx Verlag, Basel, 1982

ders. Weltmacht Droge – Das Geschäft mit der Sucht, Econ Verlag, Düsseldorf – Wien, 1980

ders. Organisiertes Verbrechen, Econ Verlag, Düsseldorf – Wien, 1985

William S. Burroughs: Junkie, Ullstein Verlag, Berlin, 1988

ders. Naked Lunch, Limes Verlag, Wiesbaden, 1988

ders. Nova Express, Limes Verlag, Wiesbaden, 1970

Günter Amendt: Der grosse weisse Bluff – Die Drogenpolitik der US-Regierung, Konkret Literaturverlag, Hamburg, 1987

ders. Sucht Profit Sucht, Verlag Zweitausendeins, Frankfurt, 1984

Thomas S. Szazsz: Das Ritual der Drogen, Europa Verlag, Wien – München – Zürich, 1978

René Bascopé-Aspiazu: Die weisse Ader – Coca und Kokain in Bolivien, Rotpunktverlag, Zürich, 1989

Berndt Georg Thamm: Drogenfreigabe – Kapitulation oder Ausweg?, Verlag Deutsche Polizeiliteratur, Hilden/Rhld., 1989

Die Fakten über das Abstimmungsverhalten der Schweizer Vertretung im Völkerbund bezüglich einer künftigen Ächtung der Drogen, insbesondere der Opiate und des Kokains, und eine ausführliche Darstellung der Interessenlage der Chemieindustrie in der Schweiz und in Deutschland sind zu finden in: Die Weltwoche, Nr. 31–35, Jahrgang 89; das Verhalten der Zürcher Börse nach Bekanntwerden der Ankündigung durch die Schweizer Bankenkommission ist zu finden in: Tages-Anzeiger, Juni/Juli 89, Neue Zürcher Zeitung, Juni/Juli 89. In der NZZ zusätzlich zu finden sind ausführliche Würdigungen des Verhaltens der Drogenfahnder einerseits, der Schweizer Banken andererseits im Abwehrkampf gegen das organisierte Verbrechen. Dass diesen Darstellungen in den andern Schweizer Tages- und Wochenzeitungen entschieden widersprochen wird, hat nach unmassgeblicher Meinung des Autors dieses Buches etwas mit verschieden gelagerten Interessenbindungen zu tun.

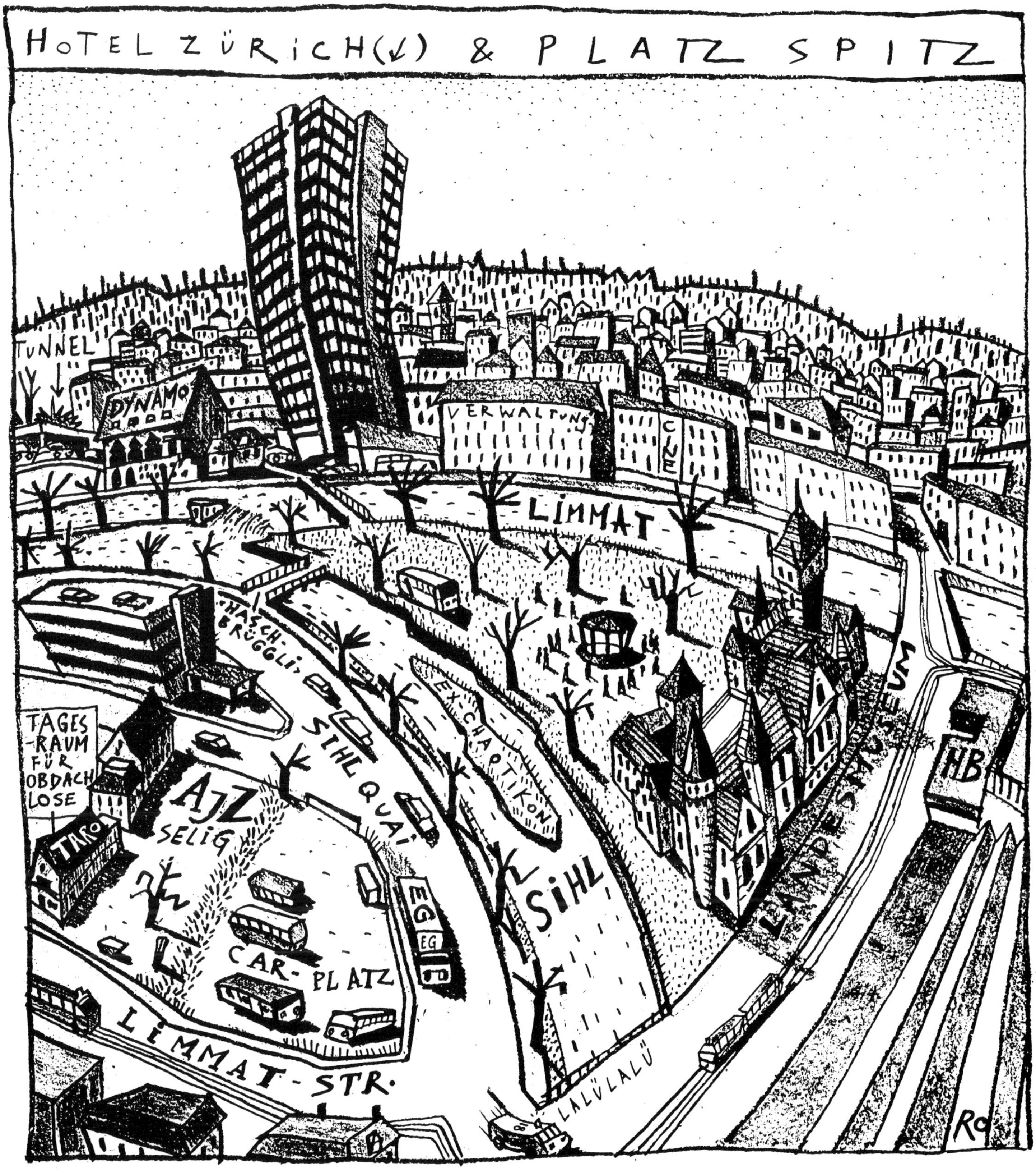
HOTEL ZÜRICH(↓) & PLATZ SPITZ
TUNNEL
DYNAMO
VERWALTUNG
CINE
LIMMAT
HASCH-BRÜGGLI
TAGES-RAUM FÜR OBDACHLOSE
SIHLQUAI
EXCHAPTIKON
AJZ
SELIG
TARO
EG
EG
CAR-PLATZ
SIHL
LANDESMUSEUM
HB
LIMMAT-STR.
LALÜLALÜ
RO

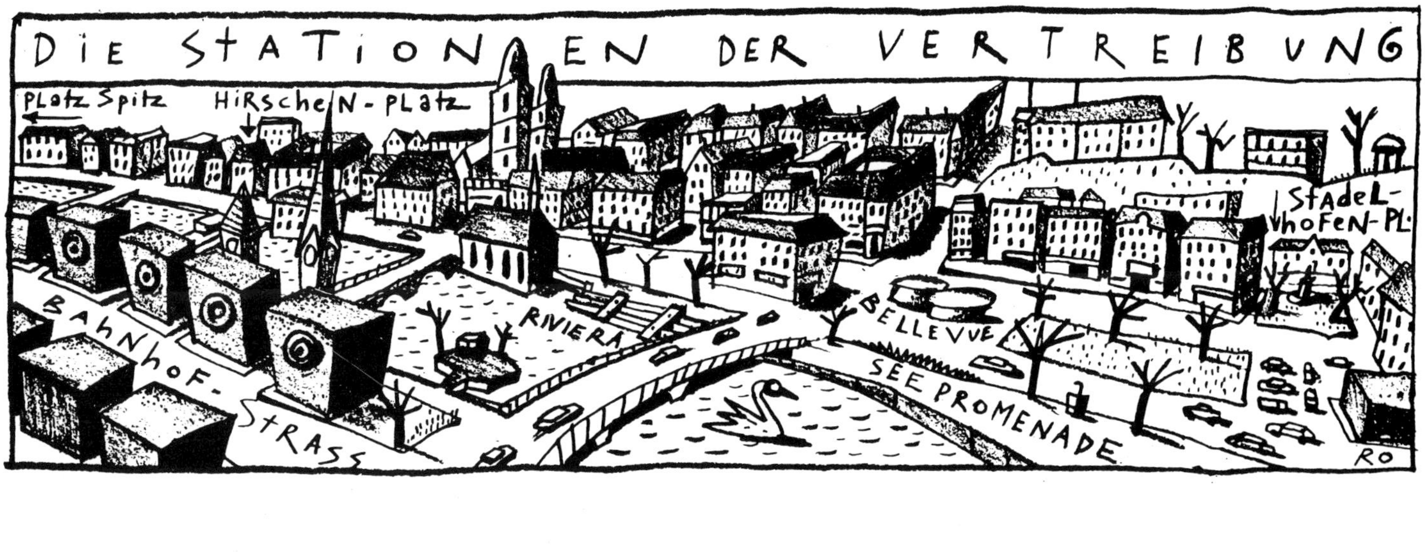
DIE STATIONEN DER VERTREIBUNG
Platz Spitz
HIRSCHEN-Platz
StadeL-hoFeN-PL.
RIVIERA
BELLEVUE
BAHNHOF-STRASS
SEE PROMENADE
RO

Gertrud Vogler/Fotografie

Chris Bänziger/Text

Nur saubergekämmt sind wir frei

Drogen und Politik in Zürich

Herausgegeben von
Verena Stettler
im eco-verlag

Dank an:
alle Junkies, die mitgearbeitet haben;
die fünf FixerInnen, die einen Beitrag an die Druckkosten gespendet haben;
alle, die mitgedacht, mitgelesen und sonstwie mitgeholfen haben: Claudia Bislin, Maya, Angelika, Theo Bünzli, Annette Hotz, Claudia Kürsteiner, Thomas, M.;
alle, die das Projekt finanziell unterstützt und dafür geworben haben: Arbeitsgemeinschaft Platzspitz, Zürcher Arbeitsgemeinschaft für Jugendprobleme (ZAGJP), AIDS-Hilfe Zürich, Aids-Pfarramt Pfr. Heiko Sobel, Arbeitsstelle für Jugendfragen der evangelisch-reformierten Landeskirche des Kantons Zürich, Caritas Schweiz Inlandhilfe, Demokratische Juristen, Elternvereinigung drogenabhängiger Jugendlicher (DAJ), Interessengemeinschaft Rote Fabrik, Leute vom Platzspitz (Grüner Bus), Kulturausschuss der SP Zürich, SSR-Reisen, Schweizerischer Verband des Personals öffentlicher Dienste (VPOD), Verein Drogenentzug und Drogenhilfe, Verein Schweizerischer Drogenfachleute (VSD), Vereinigung unabhängiger Ärztinnen und Ärzte der Region Zürich (VUA),
Raynald Braun, Familie Gauhl, Barbara Hug, Rita Kettenacker, Dr. Silvia Staub-Bernasconi, Gertrud Vogel

Langstr. 187, CH-8021 Zürich

Grafik: Eugen Bisig
Planskizze: Ro
Satz: Utesch Satztechnik GmbH, Hamburg
Repros: Janke & Gesser, Frankfurt
Druck: Wilhelm Röck GmbH, Weinsberg
Printed in Germany
ISBN: 3-85647-102-2

Liebe Nichtfixerinnen, liebe Nichtfixer, liebe Mitmenschen –

Ich habe diese Anrede bewusst gewählt: Nichtfixer – diese negative Formulierung weist auf ein Manko hin, schliesst aus, grenzt ab. Gemeinhin geht man/frau ja davon aus, dass uns DrogenkonsumentInnen etwas abgeht. Jetzt, in diesem Moment, für diesen Ort, ist es umgekehrt... Ich möchte euch damit ein kleines bisschen von dem Vergnügen verschaffen, das uns jeden Tag von euch andern, den sogenannt Normalen, eben den NichtfixerInnen, beschert wird – mit Tonfall, Ausdrücken, Mienenspiel etc. zu zeigen, wie meilenweit überlegen uns eure nüchterne, also andere Existenzweise ist.

Woher kommt diese Haltung? Wer hat denn schon so intensiven Umgang mit Fixern, dass er/sie deren geistige Fähigkeiten beziehungsweise deren geistige Gesundheit einschätzen kann? Information also aus zweiter Hand, muss ich annehmen – Zeit also, über den Umgang besonders der Printmedien mit uns DrogenkonsumentInnen zu sprechen... »Die Hölle am Platzspitz« lässt grüssen.

Die Printmedien bestimmen unser Bild des Fixers – als ob es *den* Fixer, *die* Fixerin geben würde. Das heisst, zwischen uns gibt es neben der Tatsache, dass wir alle Stoff konsumieren, jede Menge Unterschiede, wie das halt so ist unter Menschen. Aber das irgendwem klarzumachen, ist ganz schön erschöpfend.

Kleiner Exkurs in ein anderes Gebiet: Als in Amerika die Alkoholprohibition eingeführt wurde, tranken die Amerikaner nicht einfach nicht mehr. Im Gegenteil – es wurde mehr und härterer Stoff konsumiert, welcher ins Land geschmuggelt wurde. Und so wurde aus kleinen, kriminell unbedeutenden italienischen Einwandererbünden die Mafia, eines der bedeutendsten Unternehmen in den USA. Einige Jahre später wurde die Prohibition wieder abgeschafft, und Amerika machte sich daran, die Alkoholiker gesundzupflegen, die diese Zeit produziert hatte. Während also Anonyme Alkoholiker und andere Hilfs- und Selbsthilfegruppen sich um die Opfer der Prohibition kümmerten, verhängte die amerikanische Regierung ganz im Sinne der finanzhungrigen Mafia die nächste Prohibition – das Heroinverbot wurde geboren. Und da sind wir jetzt – Kopp-, Shakarchi- und andere Affären im Hinterkopf – und reden von der Hölle am Platzspitz. Den Zusammenhang dieser beiden Geschichten laut zu denken, scheint ein Ding der Unmöglichkeit, und doch: seit Jahren diskutieren Fachleute über die möglichen Folgen einer Entkriminalisierung oder Legalisierung aller Drogen, ohne sich über den einzigen realen Vergleichswert zu informieren, den die Geschichte zu bieten hat – über die Zeit während und nach der Prohibition in Amerika. Dass es aber in den USA erst seit wenigen Jahren mehr Alkoholiker gibt als damals, sollte zu denken geben.

Zurück nach Zürich. Ärzte und Sozialarbeiter sprechen über den immer schlechter werdenden Gesundheitszustand der Junkies auf dem Platzspitz. Aids, Verwahrlosung, Überdosierungen, Abszesse, Wohnungsnot, dazu die ständige Angst vor der polizeilichen Verfolgung im Kopf – tatsächlich geht es uns heute schlechter als je zuvor. Mehr Tote sagt auch etwas über den Zustand der Leute auf der Gasse, und so sieht es auch aus. Ich fixe seit mehr als dreizehn Jahren und habe diese Zeit mehr oder weniger bewusst mitbekommen. Die jahrelange Verfolgung und die immer wieder stattfindende Vertreibung von einem Platz zum nächsten liessen uns nie die Zeit, Strukturen zu entwickeln, welche, aus unserer Szene herausgewachsen, eben dem einzelnen eine Stütze hätten sein können. Mehr noch, die Stadtregierung und die Polizei sorgten auch dafür, dass durch uns der einzige Ort zerstört wurde, in welchem wir voll akzeptiert wurden, das AJZ. Die daraus resultierende Isolation von andern Menschen hat ihren Tribut schon längst gefordert, in der zunehmenden Abhängigkeit von fremder Hilfe, in der Unfähigkeit, unsere Anliegen selbst zu formulieren, in unserer Wortlosigkeit. So gesehen wurde der Platzspitz tatsächlich zur Hölle am Platzspitz...

Die zunehmende Repression hat die Ansätze von Selbstorganisation in der Junkieszene zerstört, die Versuche, mehr zusammenzuhalten, wurden durch brutale Polizeieinsätze zerschlagen. Die Vereinzelung und die Isolation der Junkies nahmen massiv zu, eine Brutalisierung in der Szene war die Folge, was Legitimierung genug zu noch härterer Repression war. Die Spirale von Isolation, Brutalisierung, Repression etc. dreht sich immer schneller.

Ich möchte schliessen. Zu sagen gibt es nur noch wenig. Nur das: Es ist leicht zu sehen, dass die bisherige Drogenpolitik der Repression ein Fehlschlag war und ist – gefixt wird eh. Es ist genau so leicht zu begreifen, dass etwas verändert werden muss. Bis jetzt wurde Veränderung immer nur von uns gefordert. Die andern, die Nüchternen, Normalen, konnten weiterfahren wie gehabt. Doch die Situation fordert andere Ansätze, wir fordern einen andern Umgang mit uns, damit die Zeit und die Weiterführung des Althergebrachten nicht noch mehr Opfer fordert. Denkt daran, wir Fixer und Fixerinnen sind eure Kinder, Schwestern und Brüder. Wir gehören dazu, wir lassen uns nicht länger abdrängen, wir fordern Integration, wir fordern, dass wir auch als Fixer akzeptiert werden, wir fordern: Gebt das Heroin frei.

Chris Bänziger

(Rede an der Demo gegen repressive Drogenpolitik vom 27. 5. 1989 in Zürich)

»So – war's ein guter Schuss?«

Michi und ich sitzen auf dem Bassinrand des Goldfischteichs im Platzspitz, diskutieren: Michi hat sich seinen Kick zubereitet, ruhig, konzentriert, ich bin am Fotografieren, ruhig, konzentriert – das geht so, weil's für beide stimmt.

»So – war's ein guter Schuss?«

Wir schrecken beide auf, ein Mann steht da, Hände in die Hüften gestemmt, schaut auf uns herab. Ich sag unwillig: »Was hat denn das mit Schiessen zu tun«, und Michi fast gleichzeitig, höhnisch: »Kannst ja mal versuchen, hab grad noch genug dabei für einen ›Schuss‹.«

Dann haben wir uns angeschaut, gelacht – weil wir uns beide gleichermassen angegriffen fühlten. Wir hatten viel diskutiert: über sein Fixen – was bringt's, was nicht; über meine Arbeit – ist die sinnvoll oder nicht – und überhaupt: warum?

Michi hatte mal festgestellt, die Kamera gehöre zu mir wie zu jemand anders die Gitarre: »Mal spielst du, mal nicht.« Ich hatte festgestellt, dass das Besteck (Löffel, Spritze) zu Michi gehört, wie zu jemand anders das Auto, der TV, der Computer, das Glas, der Fussball.

Michi ist unterdessen, 23jährig, im September 1988, am Nicht-leben-Können/Dürfen gestorben.

Ich hatte meine Arbeit in der Drogenszene 1985 begonnen. Auslöser dazu war die polizeiliche Räumung ihres Treffpunkts am See damals. Für zwei Grossanlässe – die Phänomena und ein Seenachts(bier)fest – brauchte man sauberen Tisch. Vier Leute haben als direkte Folge dieser Aktion das Leben verloren.

Die Szene verlagerte sich an den Hirschenplatz, man sah immer wieder diskret gekleidete Männer, die irgendwelche Langhaarigen oder sonst Auffälligen durchsuchten, in Handschellen abführten, der »Milchwagen« stand oft dort.

Ich wollte genau wissen, was da abläuft und warum, was sind Drogen, wer geht wie damit um und warum. Und ich traf sehr schnell auf Leute, die ich noch aus der 80er-Bewegung kannte, aus dem AJZ, Leute, die mit meinen zwei Söhnen auf der Strasse gewesen waren, mit Begeisterung, voller Hoffnungen, voller Träume.

Damals wusste ich: Drogen, Drogenprobleme im AJZ – ich war aber so beschäftigt inmitten all der andern Ereignisse, dass das Thema Drogen für mich am Rande blieb – ausser der nicht kleinen Angst, dass es vielleicht meine zwei Söhne da reinziehen könnte.

Und nun, 1985, war eine meiner Fragen: Was machen wir Linke eigentlich mit unsern Abgestürzten, an ihren Träumen Zerbrochenen? Das Thema Drogen war zu dieser Zeit so ziemlich tabu in der Linken – aus teilweise verständlichen Gründen, das AJZ mit diesen eingeschleusten Drogengeschichten war zum Trauma geworden.

Beziehungen, Freundschaften mit Süchtigen entstanden, ich lernte zu akzeptieren, lernte, dass man vor allem Angst vor dem hat, was man nicht kennt, und dass wiederum mit dieser Angst Politik gemacht wird. Und sah einmal mehr, wie Randgruppen gemacht und wozu sie gebraucht werden. Beispielsweise um uns Normalen, als Orientierungshilfe, zu zeigen, was abnormal ist. Oder als Sündenböcke, zur Ablenkung von andern Problemen, einsetzbar nach Bedarf. Wie man auch diese Randgruppen noch spaltet, damit ja keine Solidarität und kein gemeinsamer Widerstand entstehen kann. Ich habe mich intensiv mit den Leuten auseinandergesetzt, viel fotografiert und verschiedentlich Bilder publiziert, vor allem in der WoZ. Dann kam die Fotoausstellung im Rahmen der GassaNostra, die mir in der NZZ die Bezeichnung »Szenefotografin« einbrachte – reduziert also auf ein bestimmtes Thema, abgestempelt – wie die FixerInnen, die ihrerseits reduziert werden auf eine Nadel im Arm.

Mittlerweile ist es dieser Politik der Ausgrenzung, Isolierung und Repression gelungen, den Platzspitz (Drogenszene seit 1986) zu einem totalen Ghetto zu machen, wer hier verkehrt, muss entweder SozialarbeiterIn, Arzt/Ärztin, KonsumentIn, DealerIn, PolizistIn oder JournalistIn sein, was anderes ist für die Leute hier schon nicht mehr vorstellbar. Staatsanwalt Marcel Bertschi hat den Platzspitz zum »rechtsverdünnten« Raum erklärt, was vermehrte Kontrollen und Razzias zur Folge hat. Kontrolliert wird alles, was sich in diesem Park bewegt. Leute, die nichts mit Drogen zu tun haben, werden mit Drohungen und Einschüchterungen vom Platz verwiesen, zum Beispiel: »Es ist besser für dich, wenn du dich hier nicht mehr blicken lässt, wir können schon dafür sorgen, dass es dir verleidet« usw. ZeugInnen sind unerwünscht. Die widerlichen Freier allerdings, die sich hier tummeln, bleiben unbehelligt.

Das von den Medien ergänzend verbreitete Bild des Grauens, der hier lebenden oder halblebenden Zombies, der Gewalttätigkeiten, Schlägereien, Messerstechereien usw. hat das Seine dazu beigetragen, dass sich tatsächlich kaum jemand mehr in dieses Ghetto wagt.

Gelernt hab ich dann auch, wer alles von einem so geschaffenen Problem lebt: SozialarbeiterInnen, TherapeutInnen, PsychologInnen, SozialpsychologInnen, Vor-, Während- und Nachsorgestellen, Ärzte/Ärztinnen, Apotheken, Anwälte, Gefängnisse, chemische Industrie, Polizei, Forschung, Werbung, Banken, Medien – bis hin zu den Hotels, wo die Weisskragen-Dealer absteigen und ihre Geschäfte tätigen und wo die obdachlosen FixerInnen übernachten, wenn sie grad mal Geld haben.

Die ersatzlose Freigabe von Heroin und andern Drogen hätte weltweit Millionen von Arbeitslosen zur Folge – genau wie wenn der Rüstungs- und

Kriegsindustrie bei einem ersatzlosen Friedensausbruch die Aufträge verlorengingen. Immense wirtschaftliche Interessen auf allen Ebenen, die unter dem Vorwand der Drogenbekämpfung Präsidenten einsetzen oder stürzen, Wahlen beeinflussen oder bestimmen, Kriege führen – alles nicht zum ersten Mal in der Geschichte und selbstverständlich immer zum Schutz und zum Wohl der sogenannten direkt Betroffenen.

Und sollte es diese bald einmal nicht mehr geben, aufgrund der Heroinfreigabe zum Beispiel, schlagen wir vor, zur Abwechslung den Tabak zu verbieten. So müsste man nichts ändern, und anstelle von Chris würde halt ich am Platzspitz stehen und zu überrissenen Preisen gepanschten Tabak und Zigarettenpapierli kaufen, in den Nachrichten hören, dass das Medellín-Kartell soeben die gesamte Tabakernte in den USA vernichtet habe und die Auslieferung des Präsidenten verlange...

Gertrud Vogler

Die Moritat vom provisorischen Leben

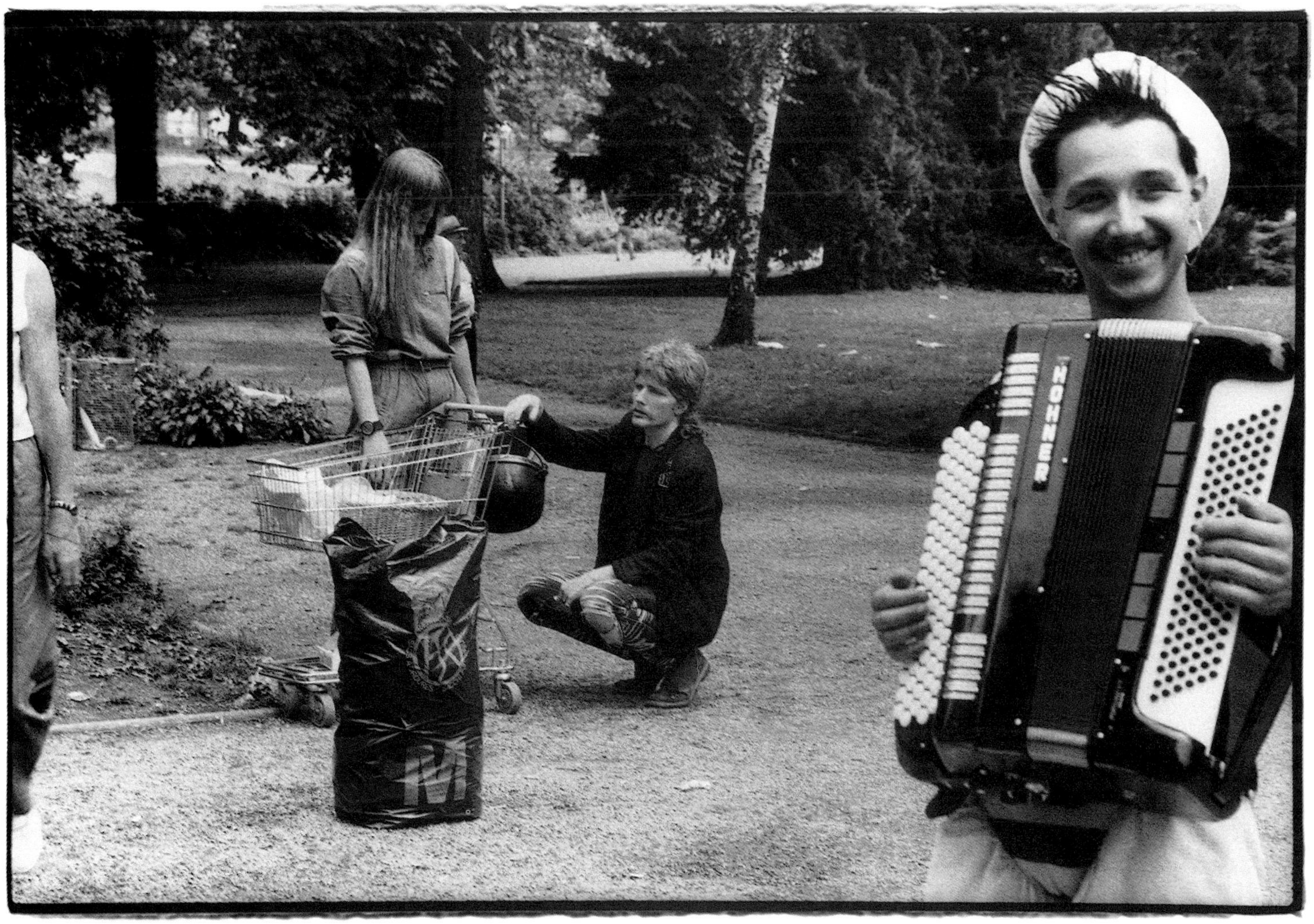

Wie
die reiche
Stadt Zürich
ein bisschen
Utopie
nicht duldete
und wie
sie ihr
Problem
löste.

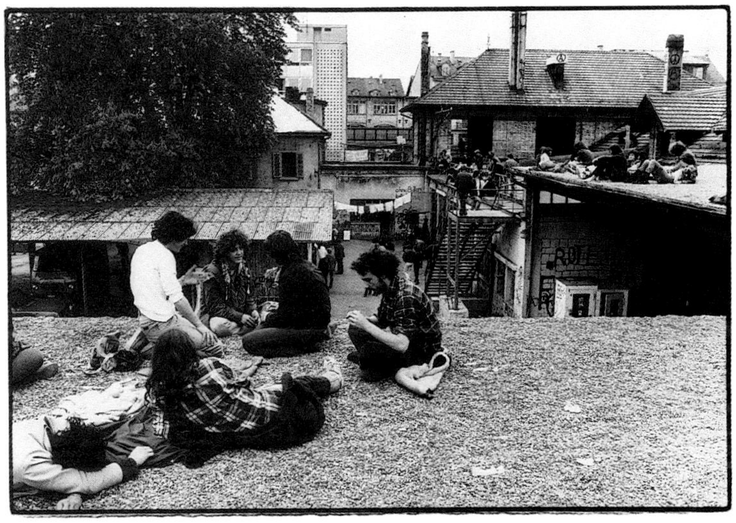

Das Autonome Jugendzentrum AJZ, April 1981

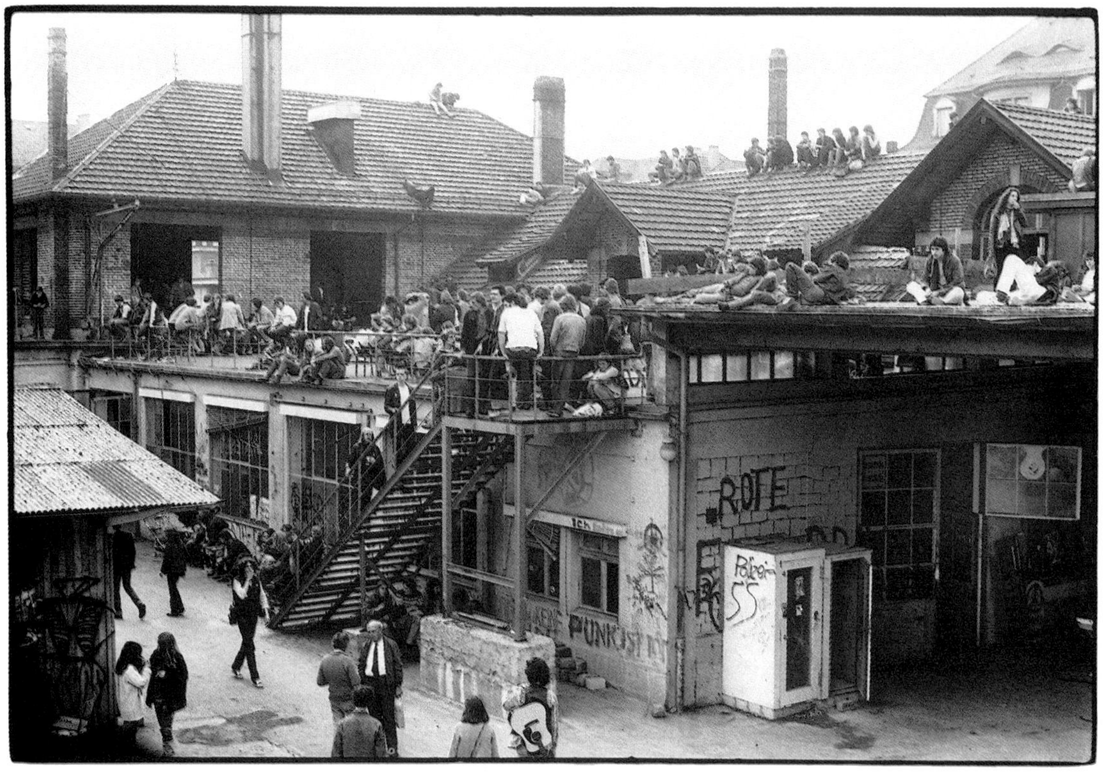

AJZ, April 1981

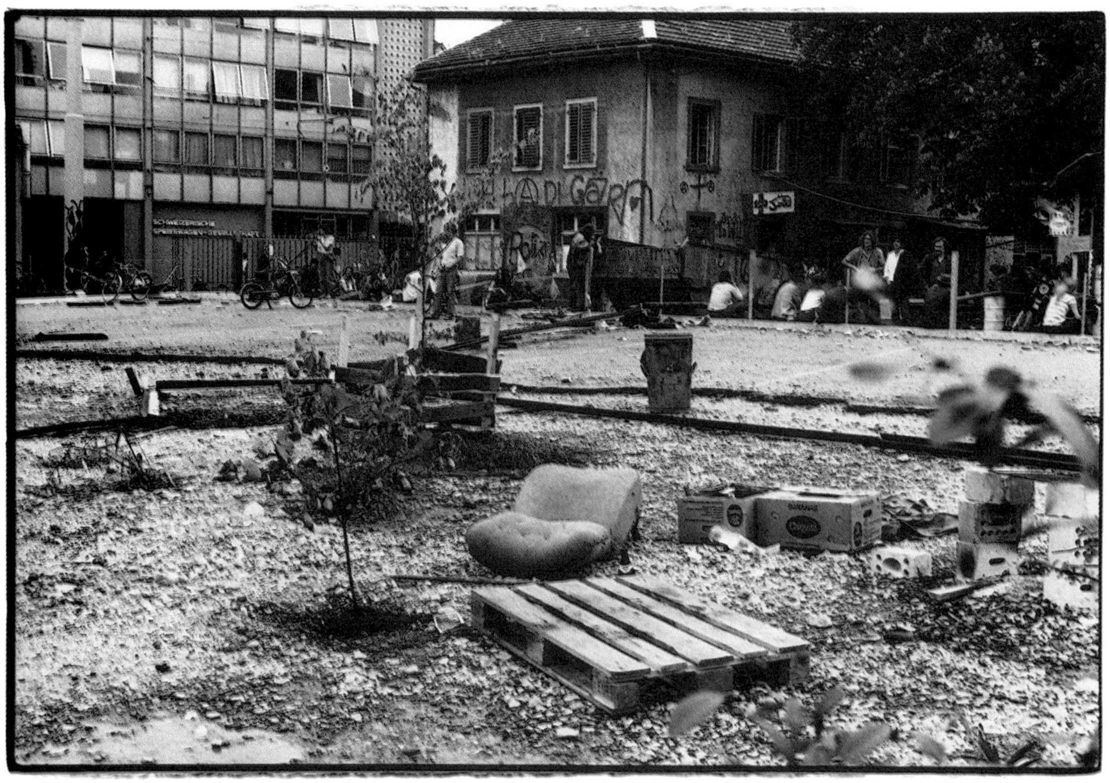

AJZ, Juli, 1981

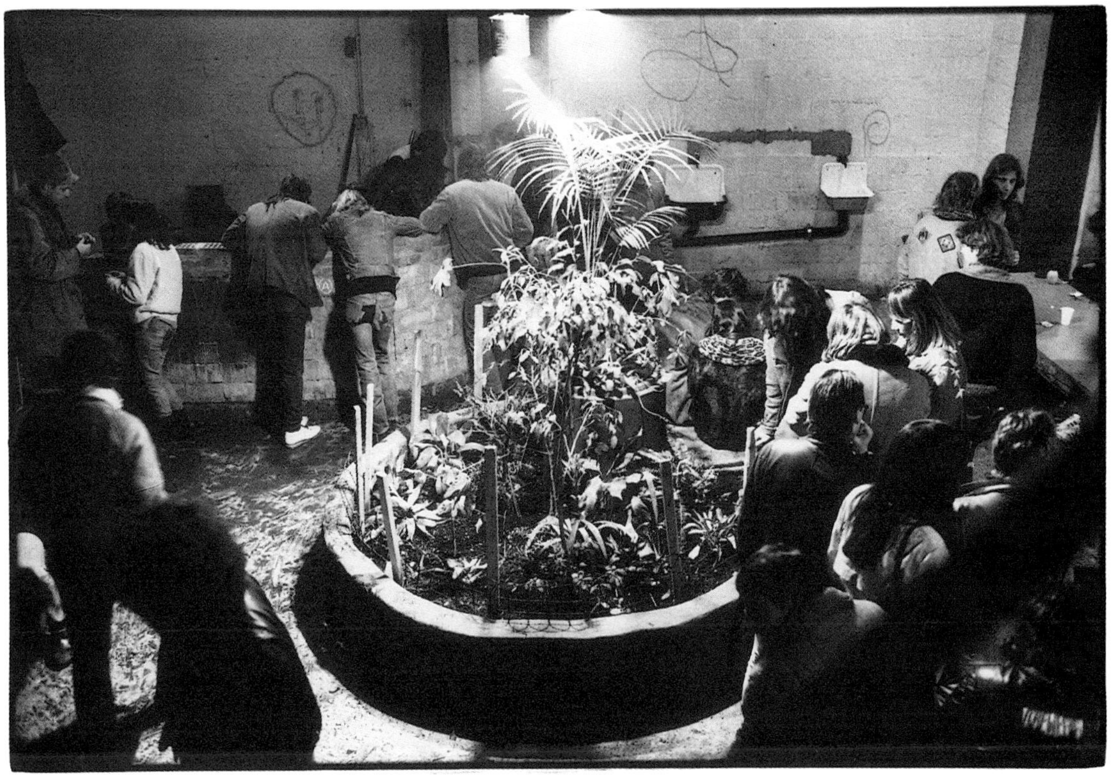

Der erste Fixerraum der Schweiz, im AJZ, Januar 1982

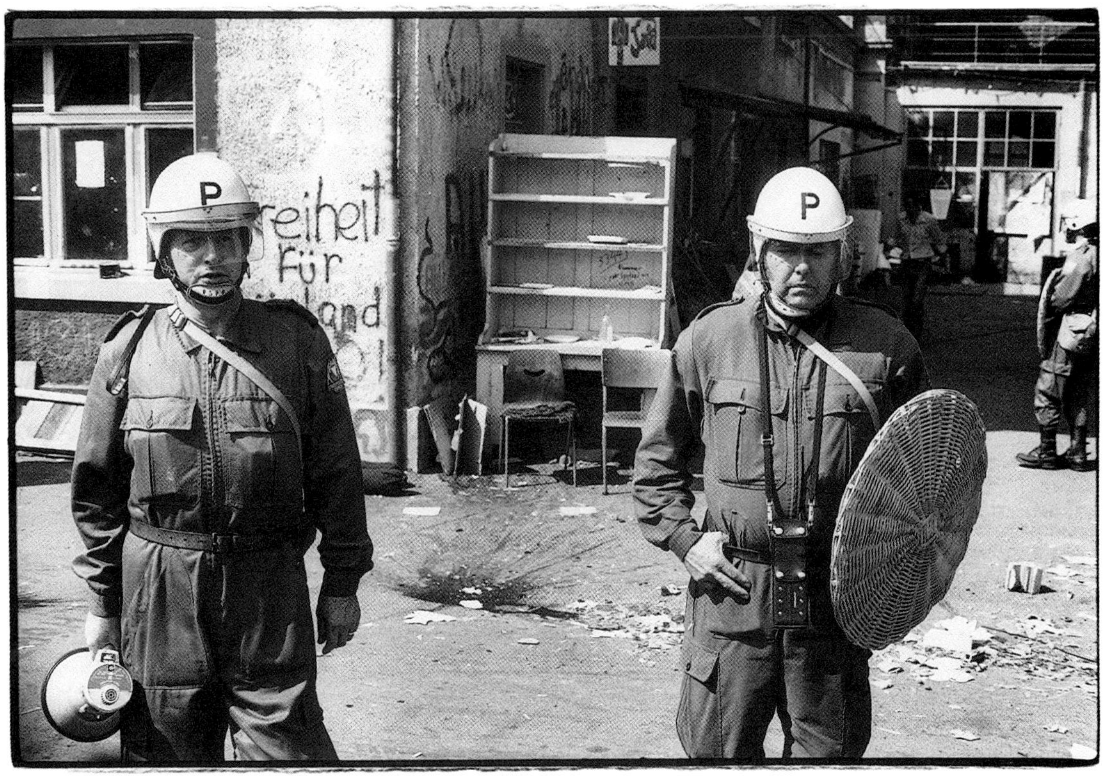

AJZ, 4. September 1980

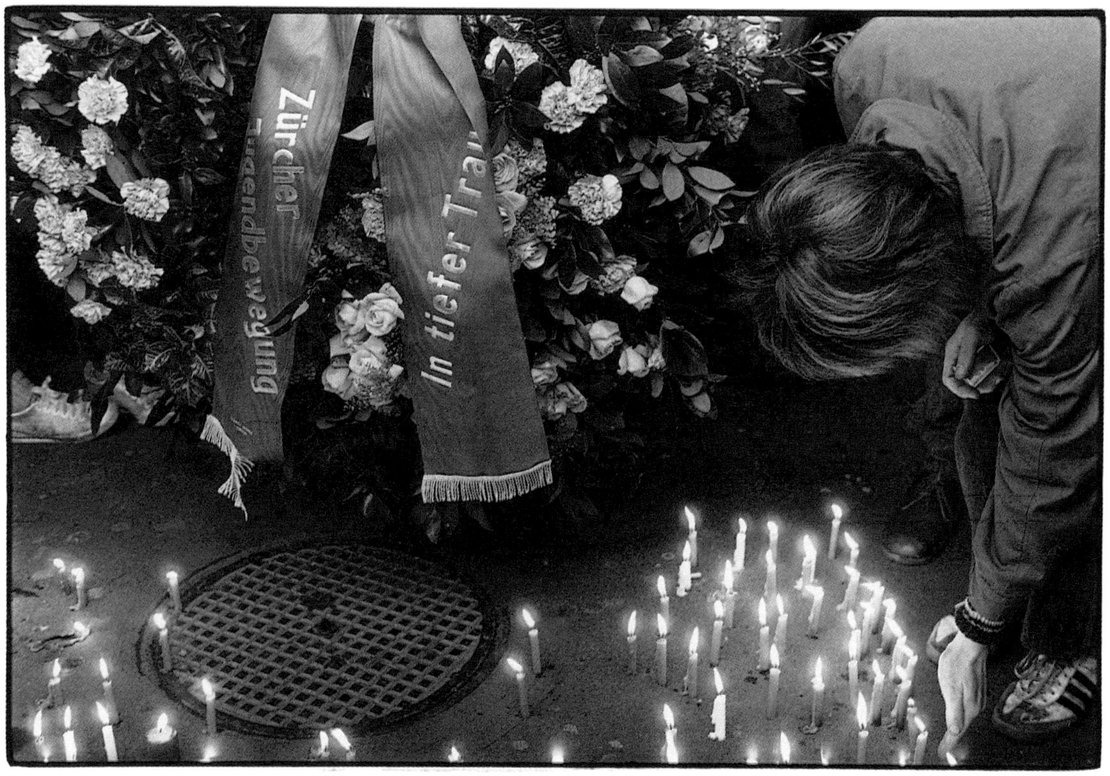

Bellevue, Dezember 1980: »Wie eine Fackel gegen die Kälte.«
Die drogenabhängige Silvia hat sich selber verbrannt.

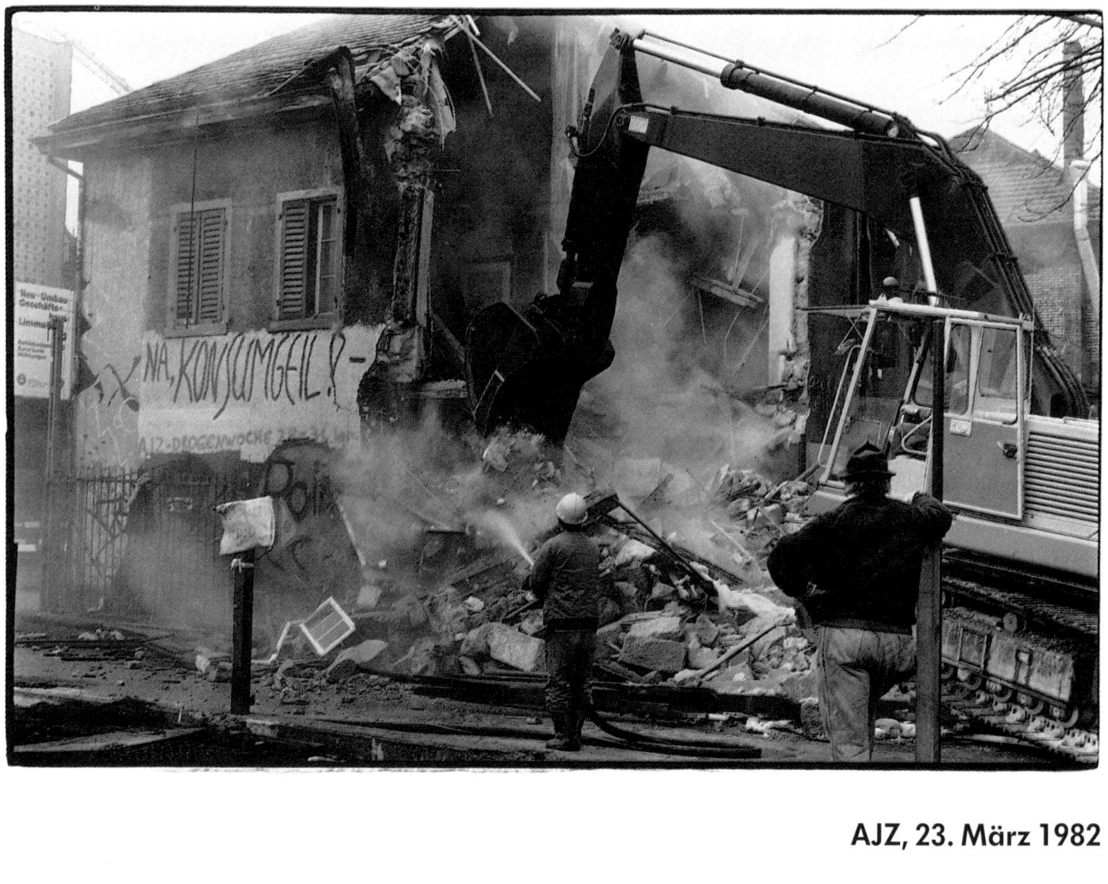

AJZ, 23. März 1982

Wie
die Finanzmetropole
auch anderswo
demonstrierte,
was rechtens
und
brauchbar ist.

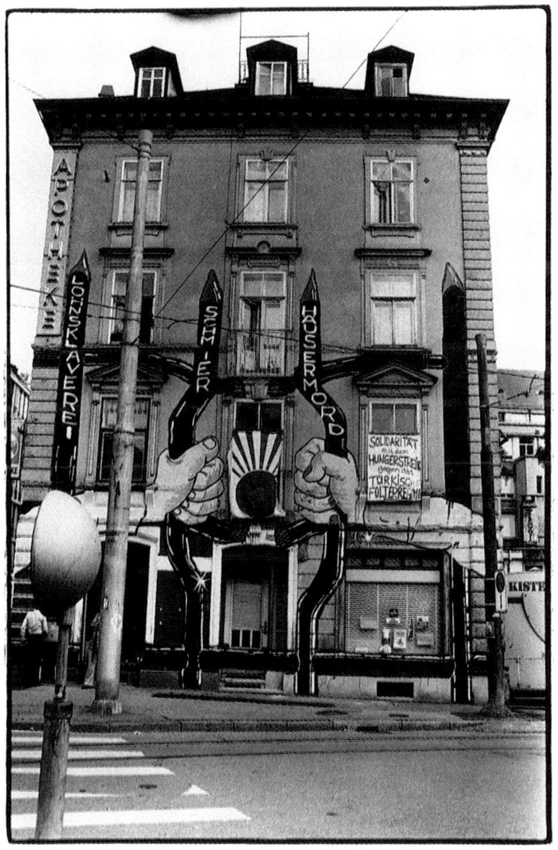

Besetztes Haus, Tessinerplatz, Mai 1982

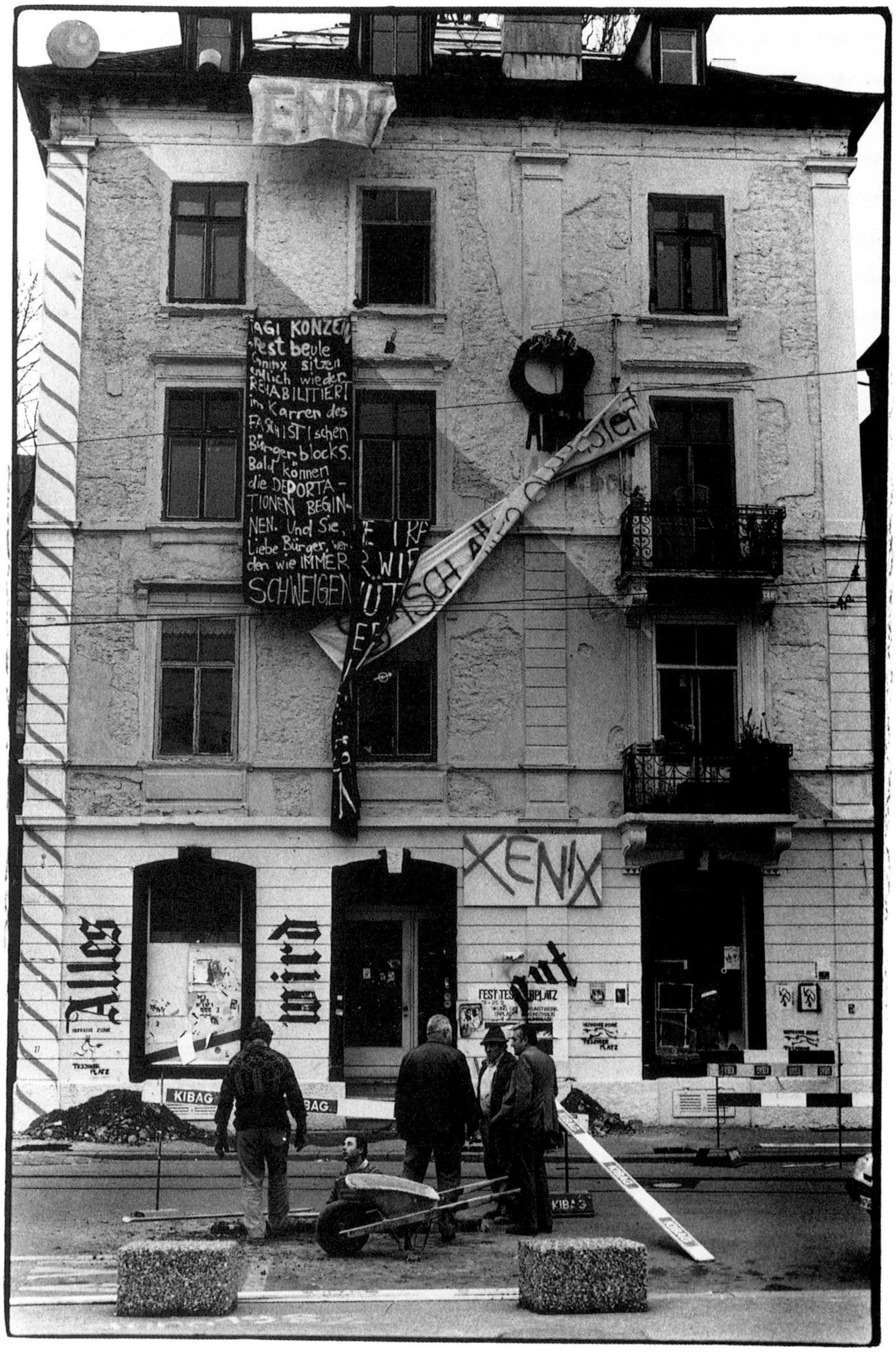

Besetztes Haus Tessinerplatz, Dezember 1982

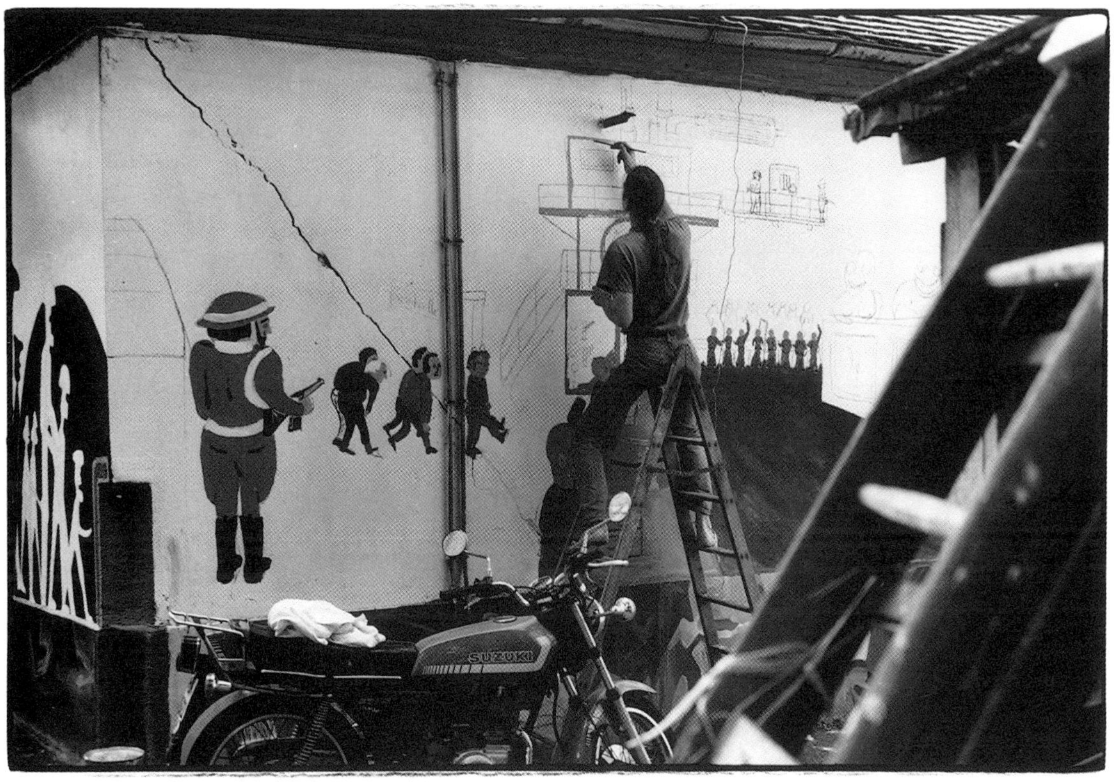

Tessinerplatz, September 1982:
Die Stadt Zürich erhält ein Gesamtkunstwerk zum Geschenk
und will nichts davon wissen.

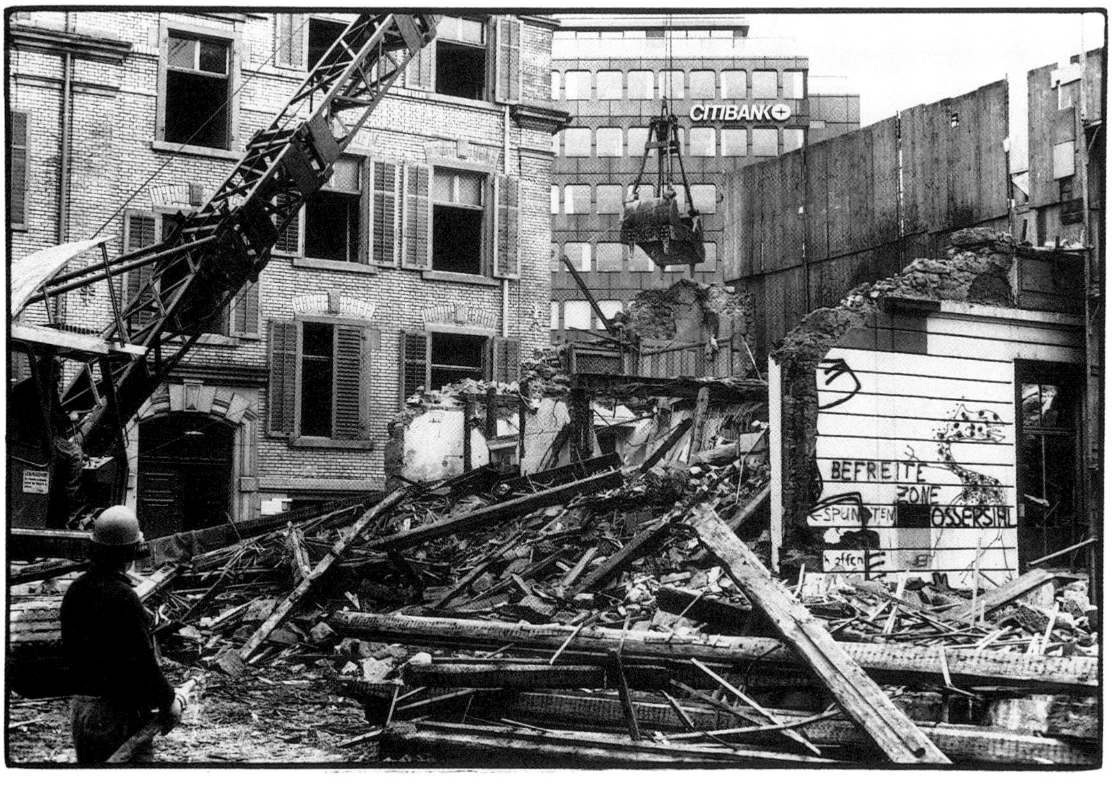

Tessinerplatz, Dezember 1982

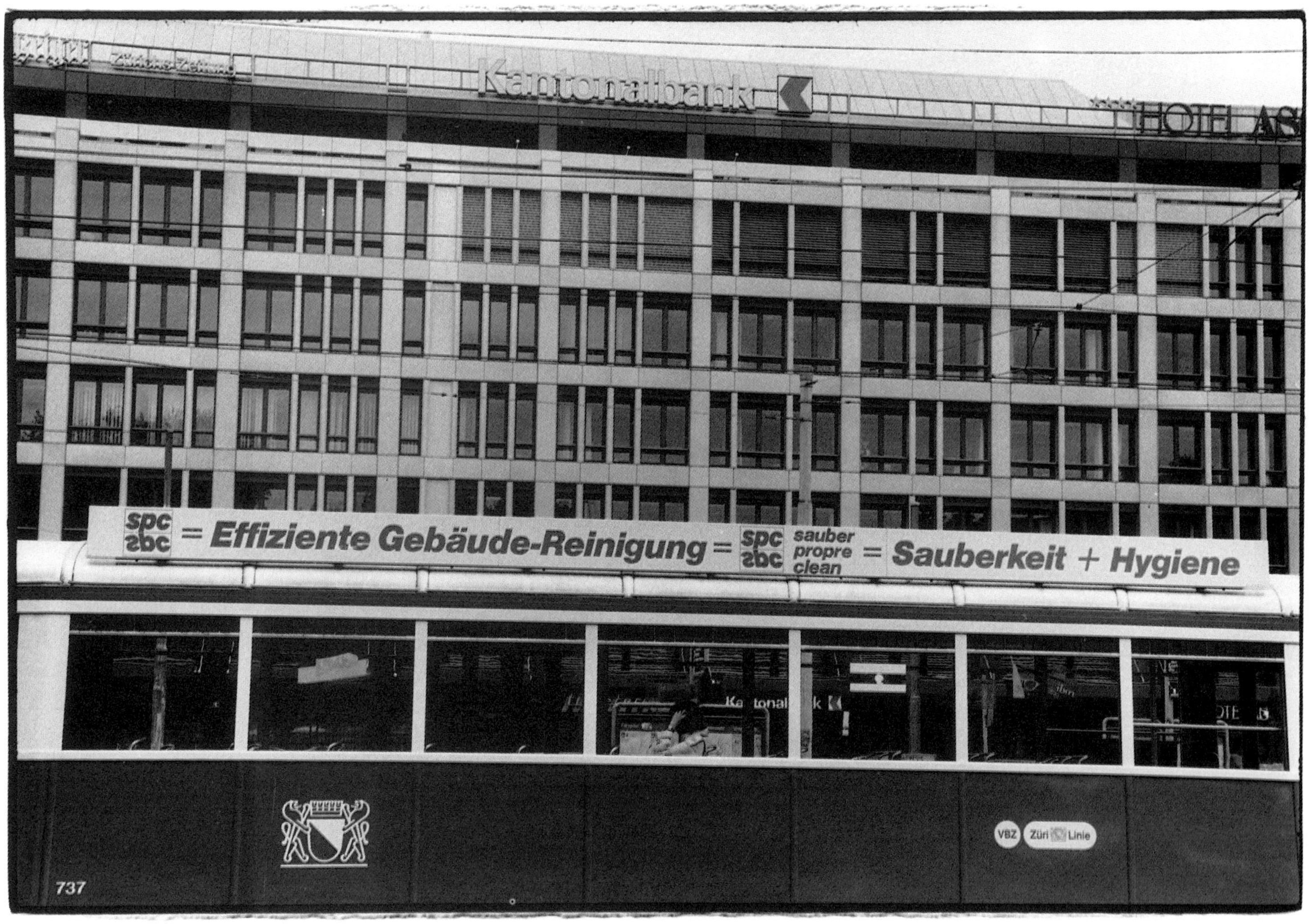

Tessinerplatz, 1988

Wie dann
die Stadt Zürich
an neuralgischer
Stelle
einen sauberverwalteten
Jugendbunker
erstellte
und für wen
dieser
nicht gedacht
war.

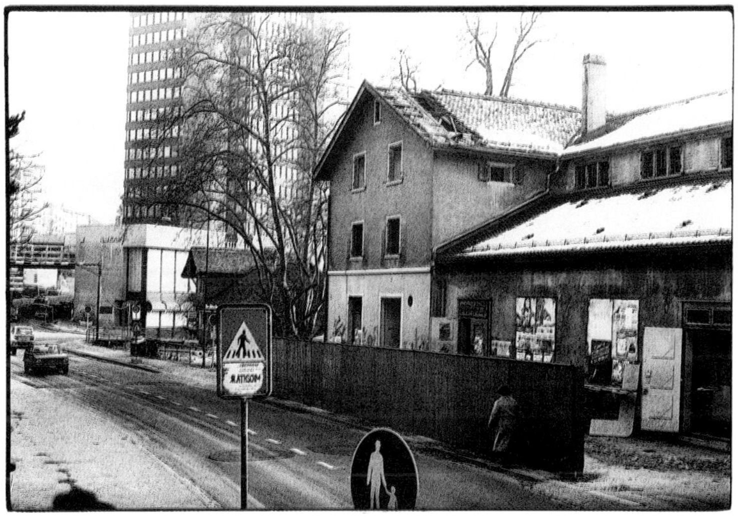

Der alte Jugendtreff Drahtschmidli, Januar 1981

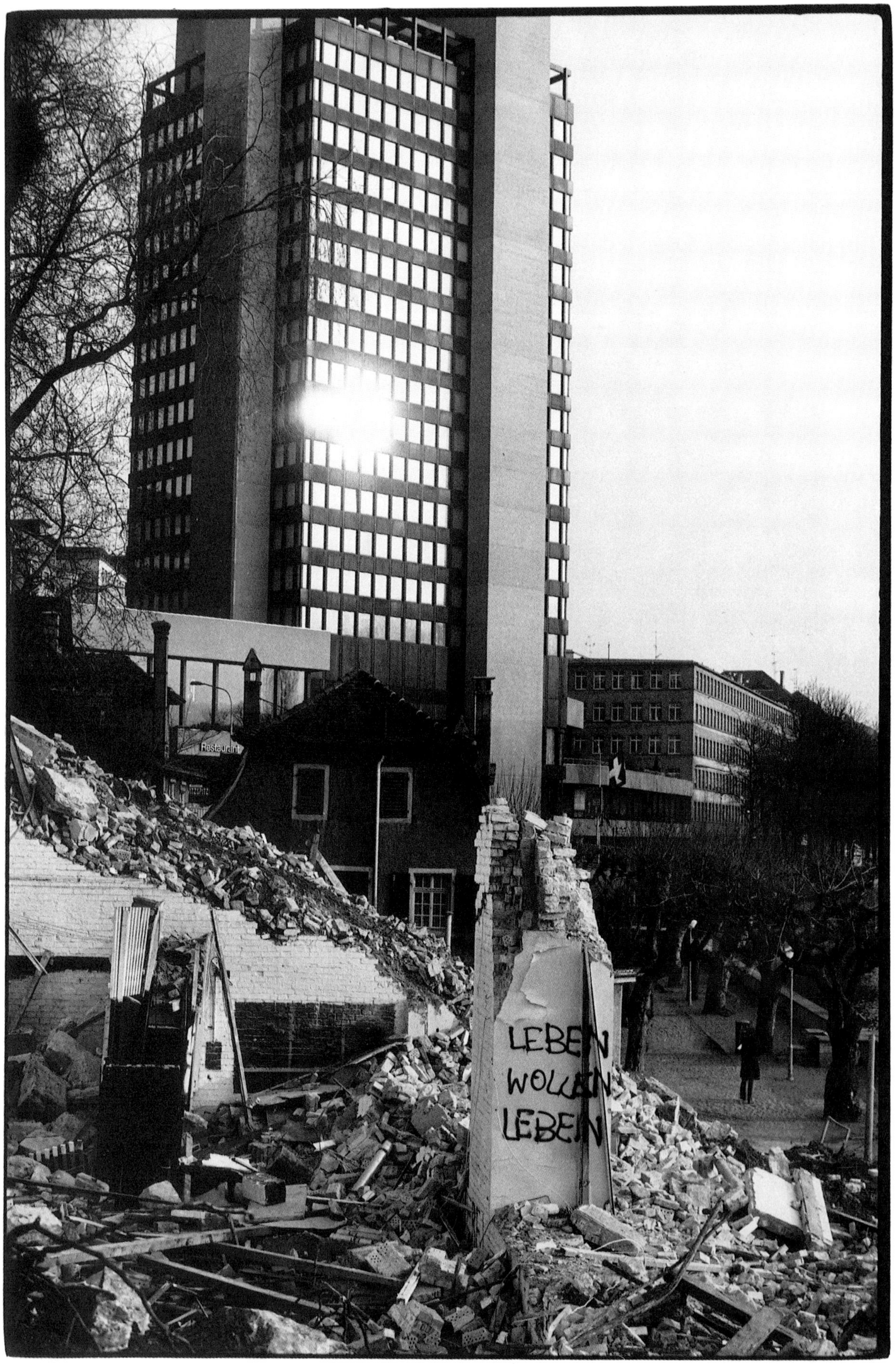

Jugend»treff« mit Hotel Zürich, Februar 1981

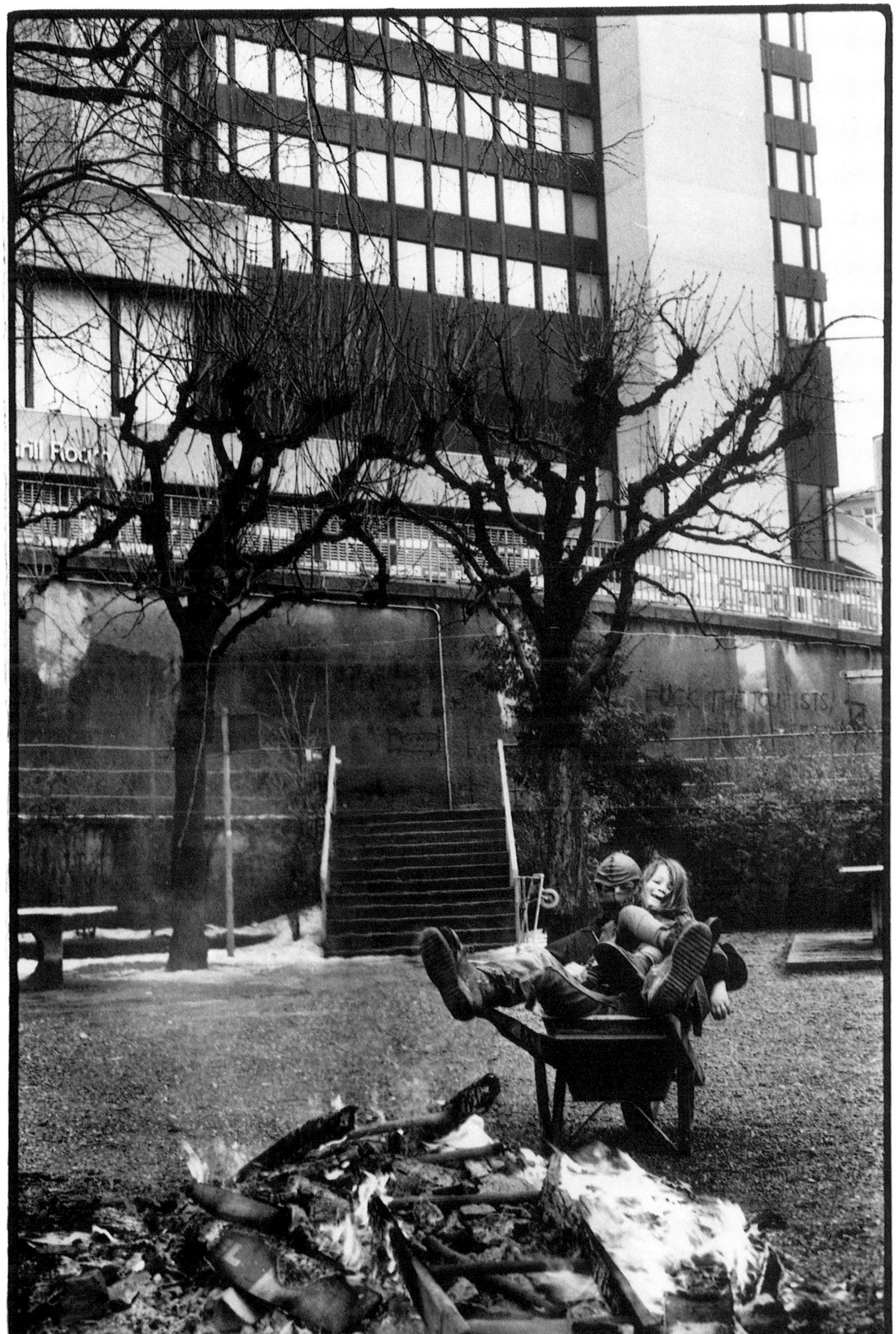

Jugend mit Hotel Zürich, Januar 1982

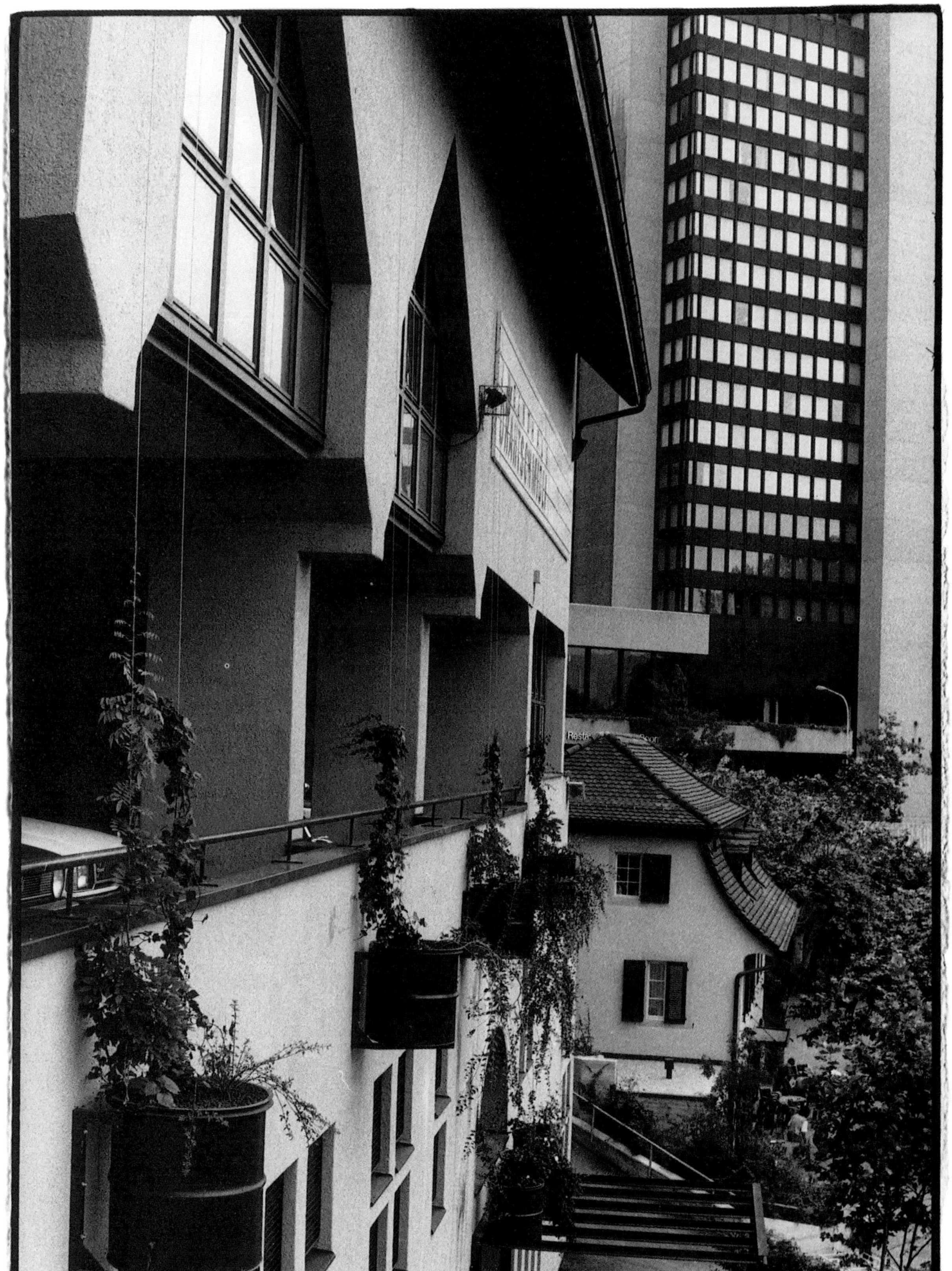

»Jugend«treff mit Hotel Zürich, August 1988

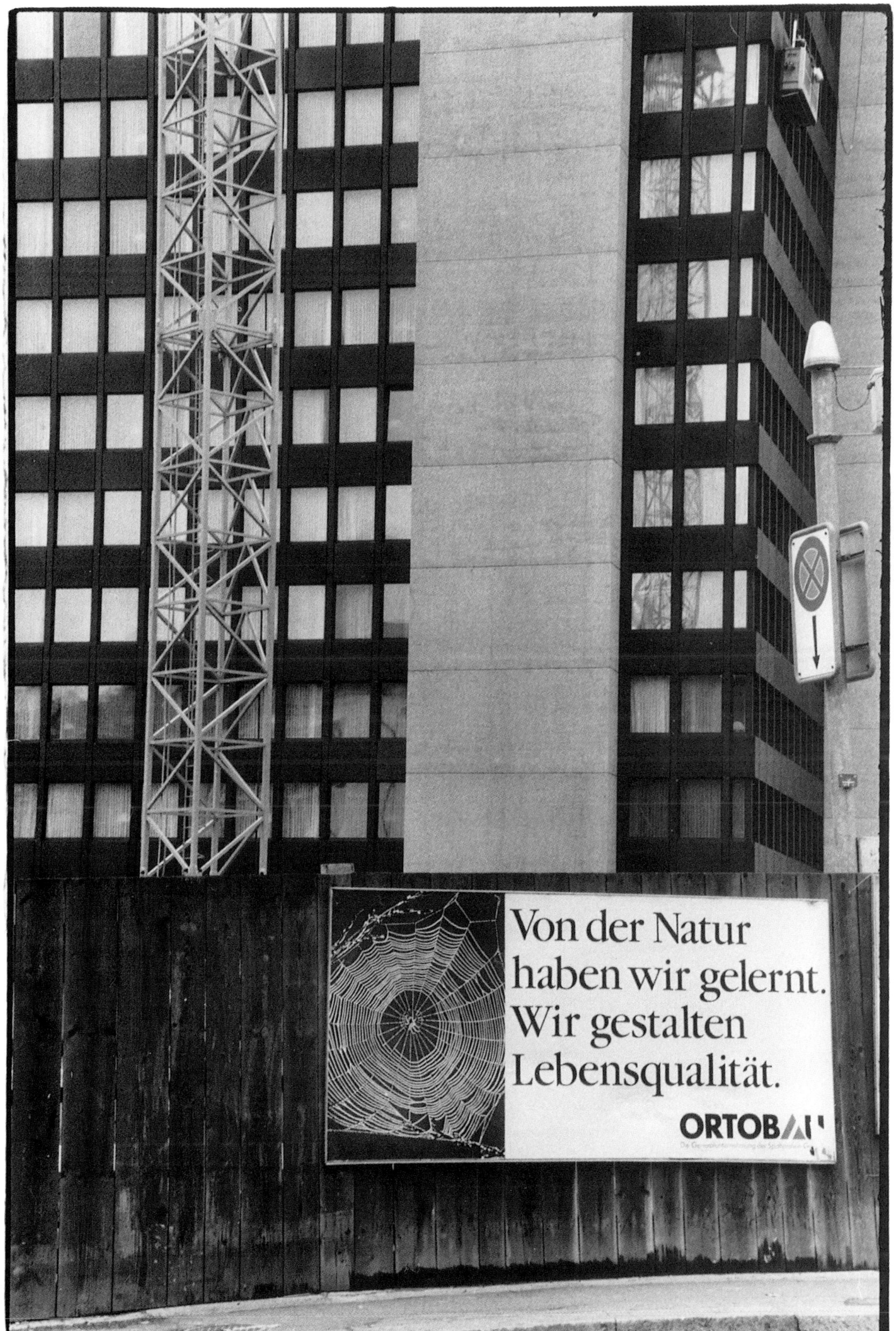

Hotel Zürich, September 1988

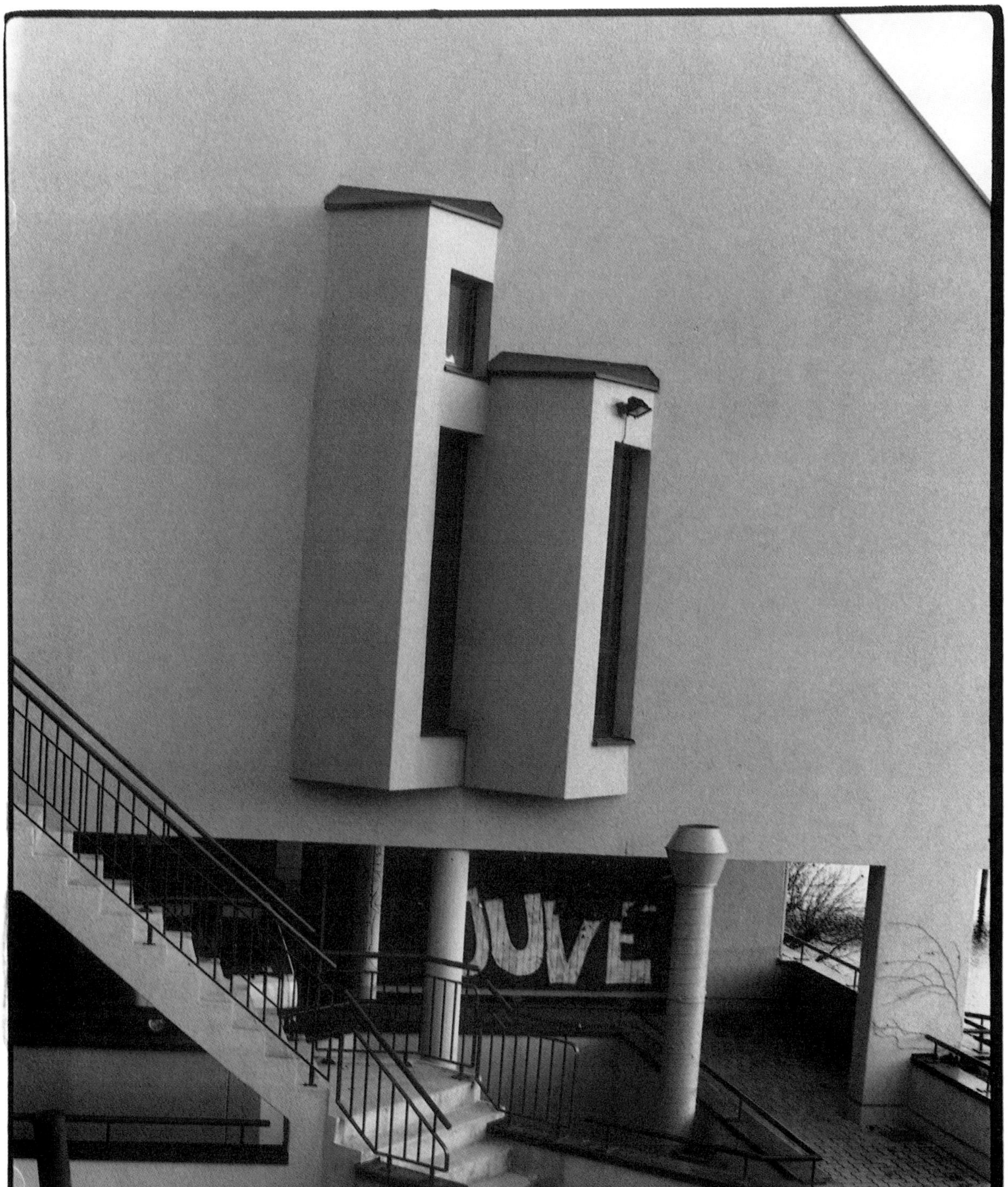

Jugendkulturhaus (Drahtschmidli) Dynamo, Dezember, 1988

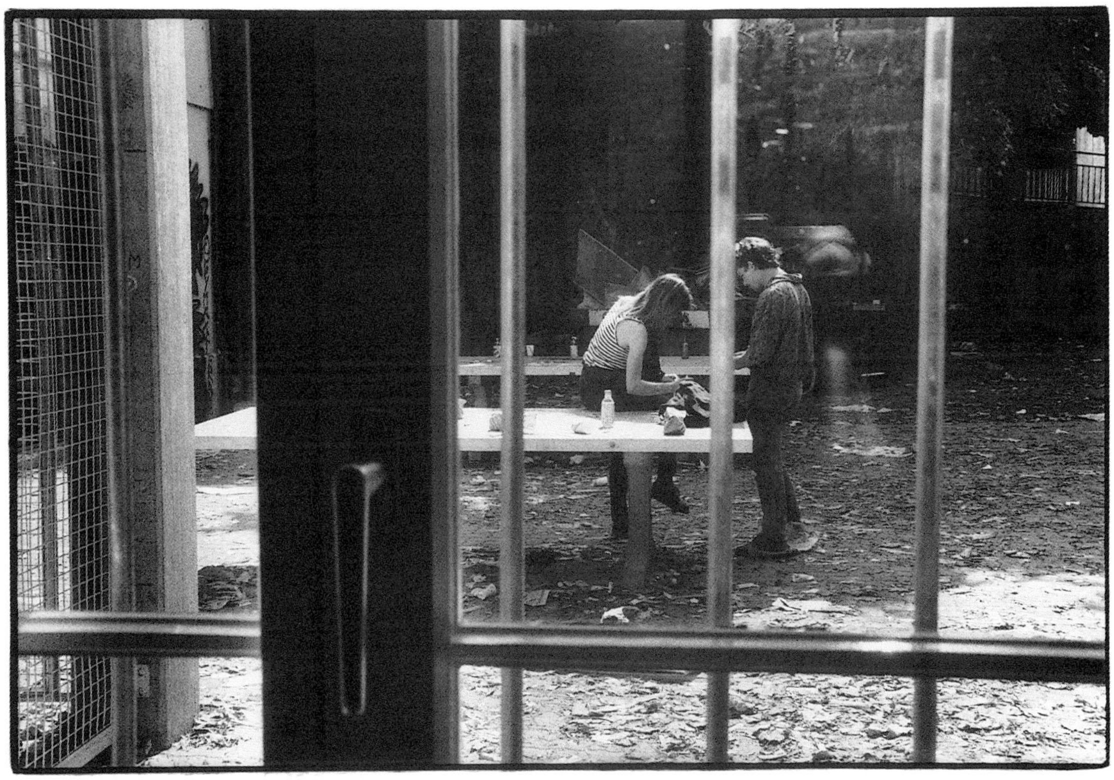

Sommer 1989: Die Unbeliebten

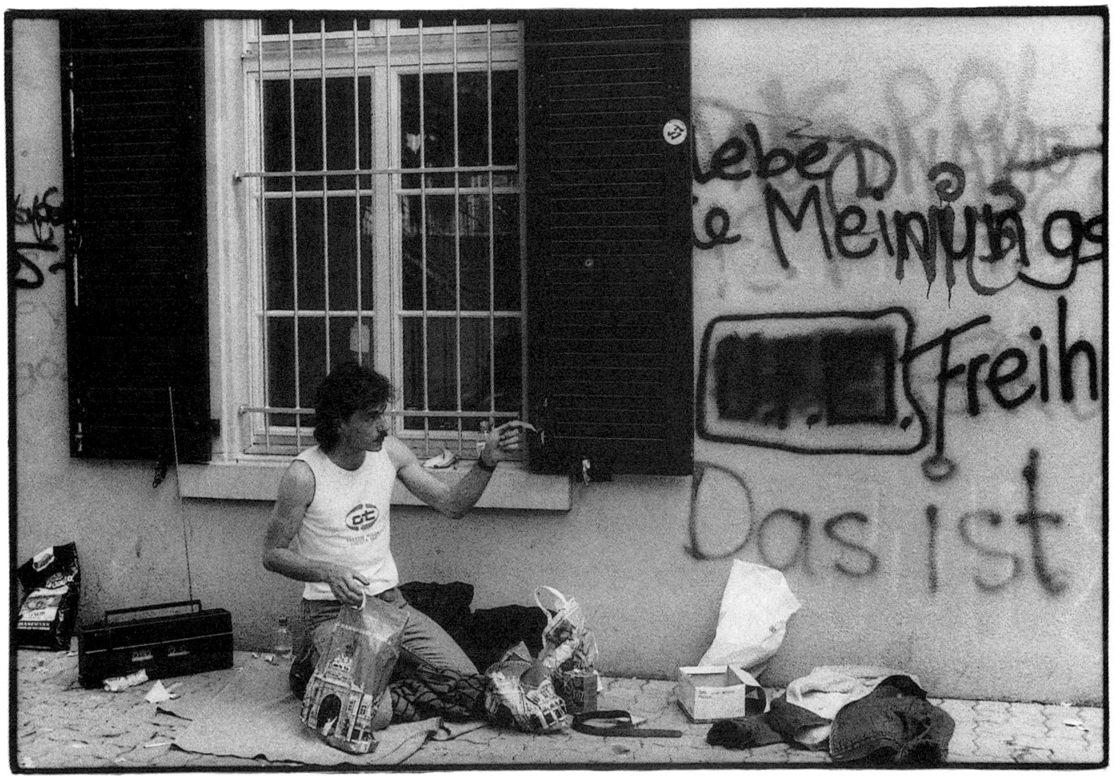

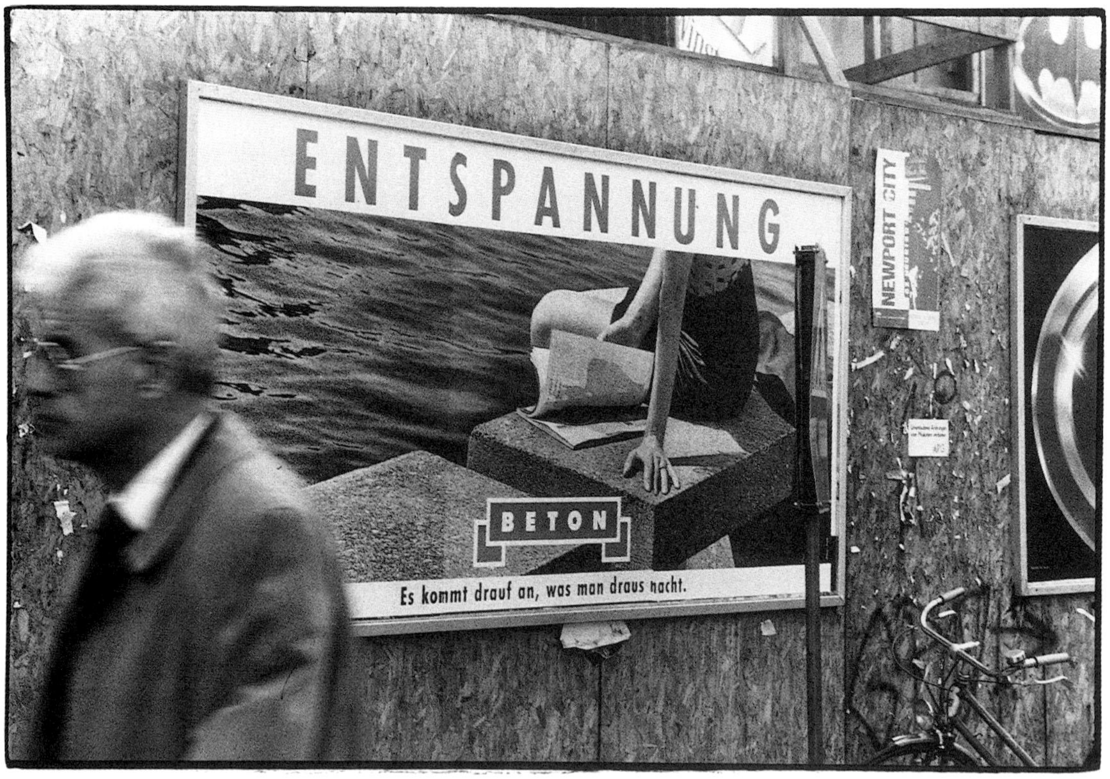
ENTSPANNUNG
BETON
Es kommt drauf an, was man draus nacht.
NEWPORT CITY

Wie
der Stadt Zürich
die eigenen
Problemlösungen
immer mehr
Probleme
einbrachten,
und wie
sie diese
Probleme
mutig
bekämpfte.

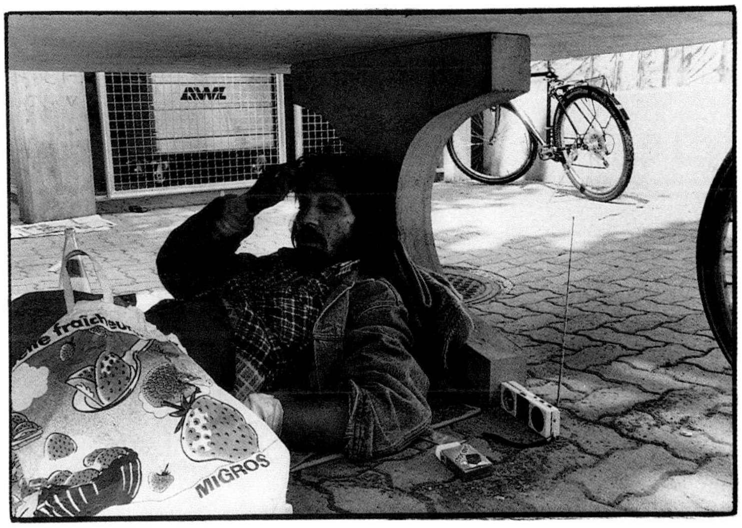

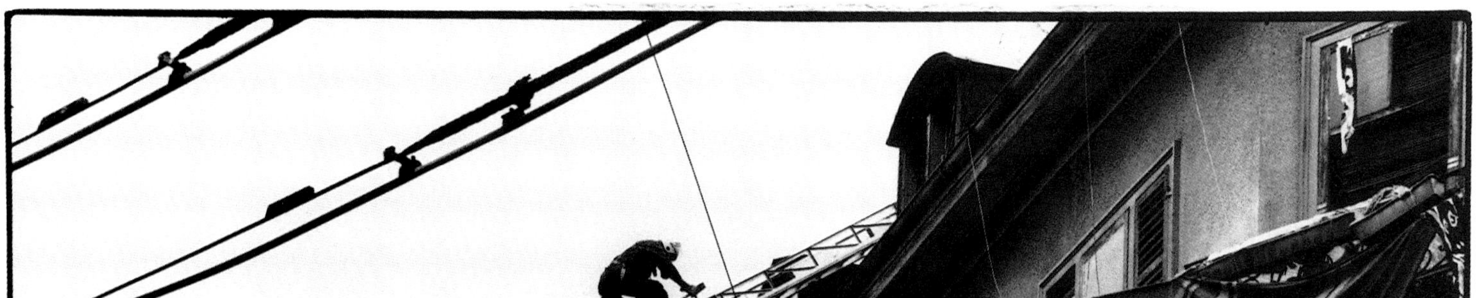

Schmiede Wiedikon, 16. Juni 1987

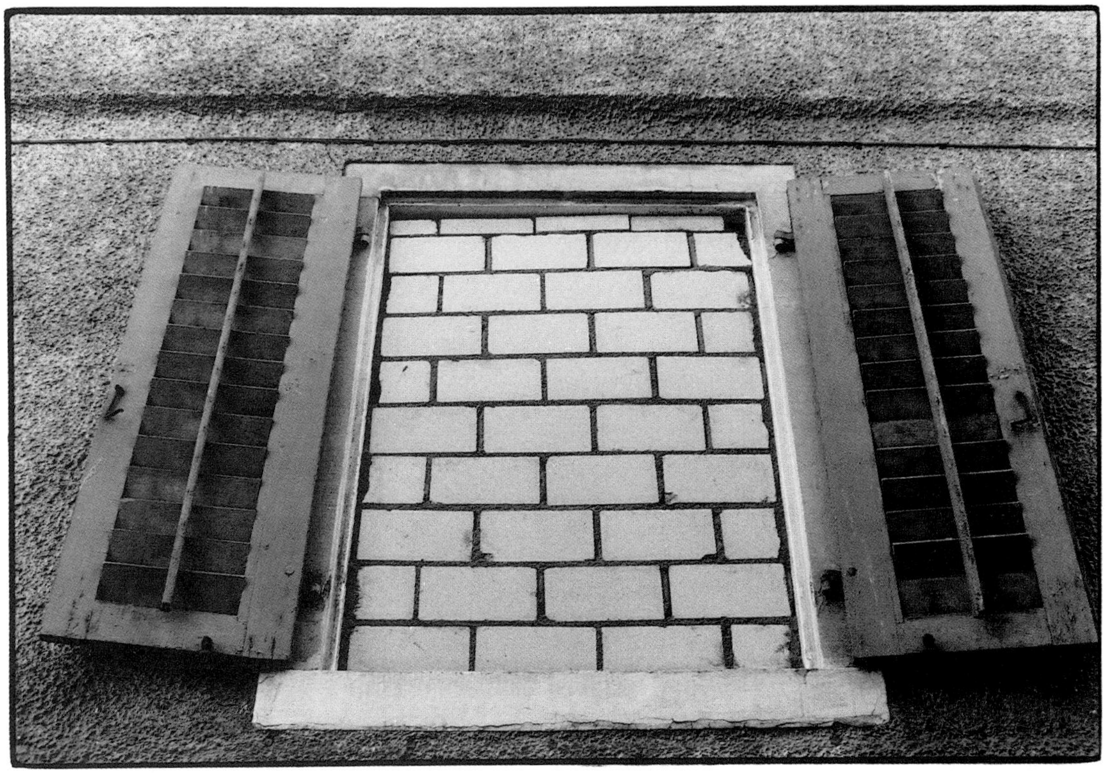

Schmiede Wiedikon, November 1984

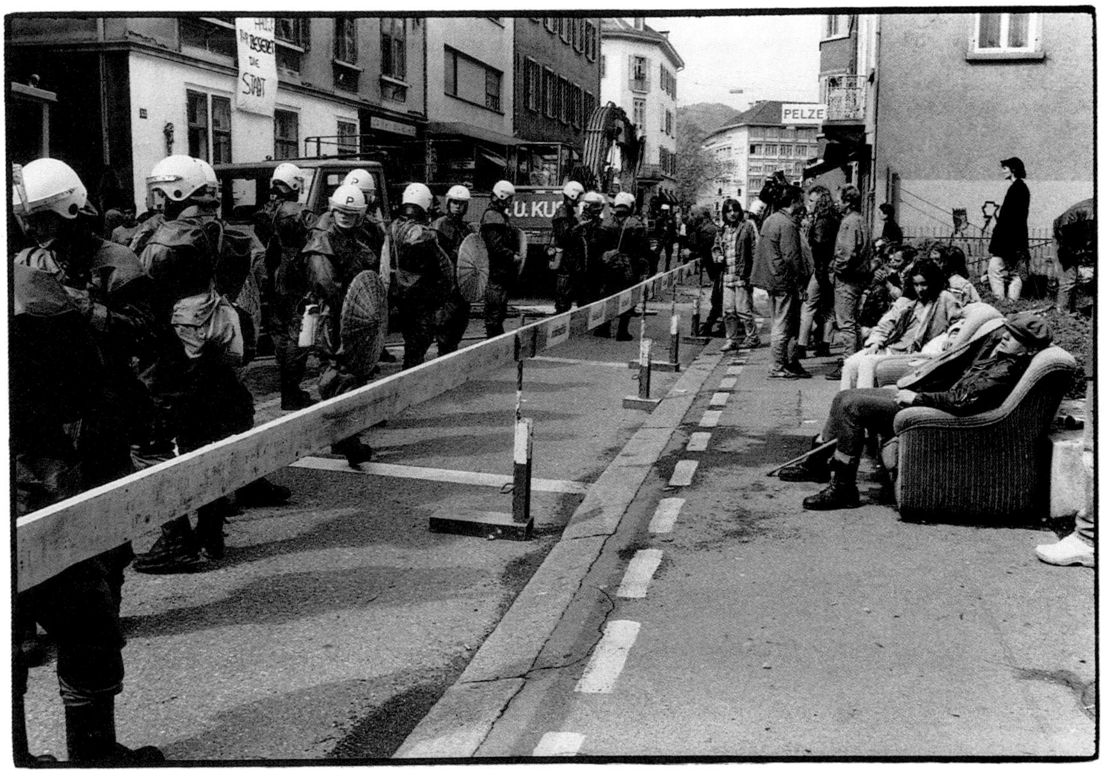

Zweierstrasse, 12. Mai 1989

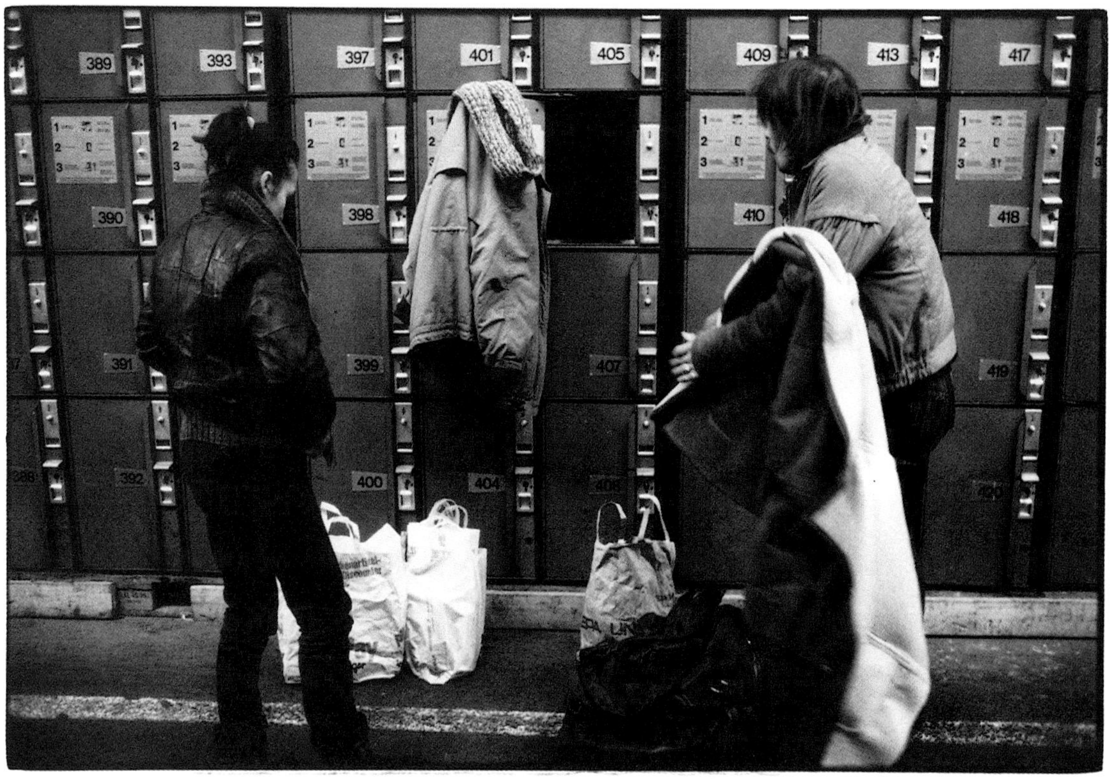

8.00, Bahnhof: »Das Nötigste hast du im Schliessfach –«

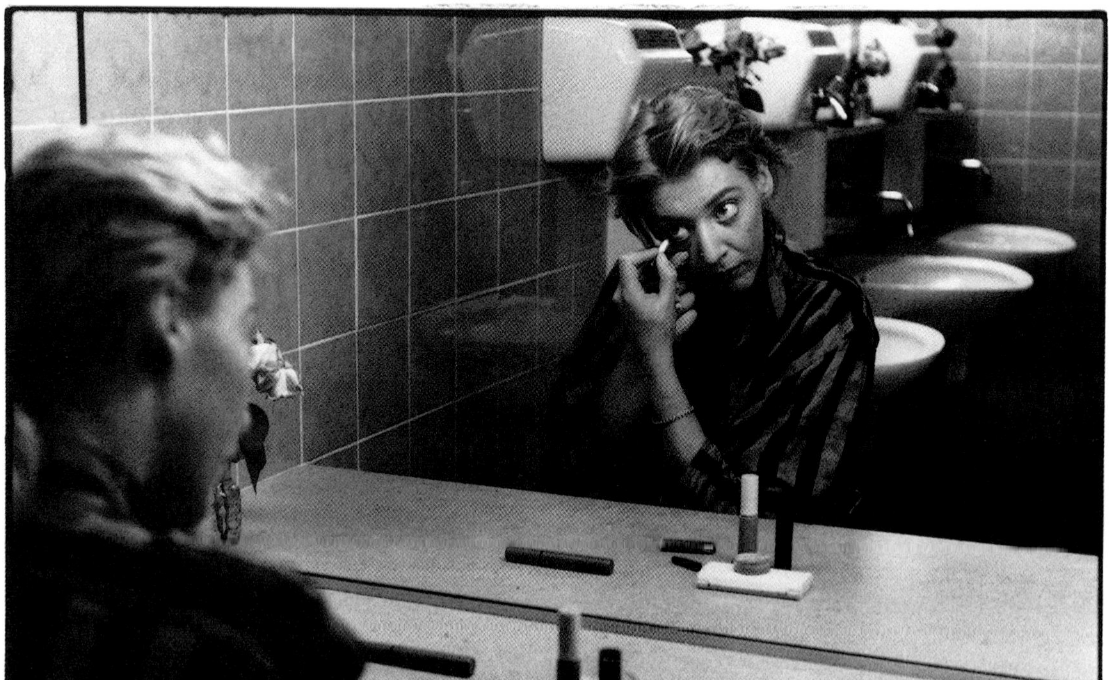

8.30, Shopville: »– die Morgentoilette machst du im WC.«

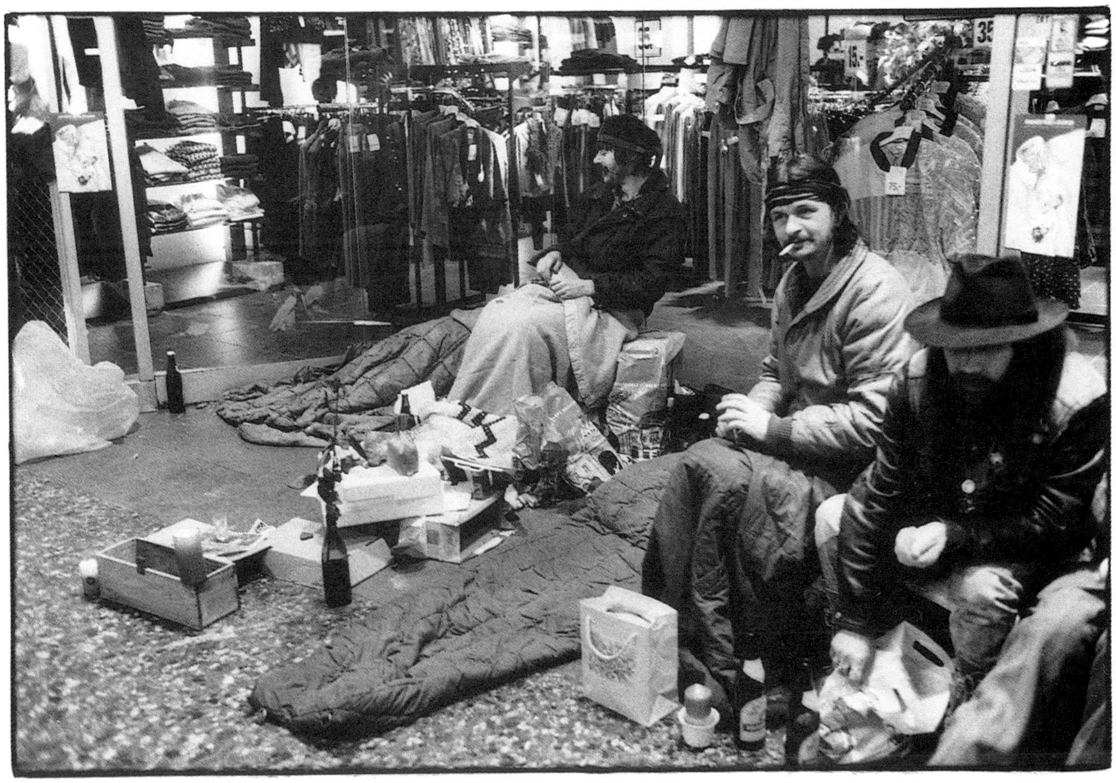

15.00, Shopville: »Ohne festen Wohnsitz findest du keinen Job –«

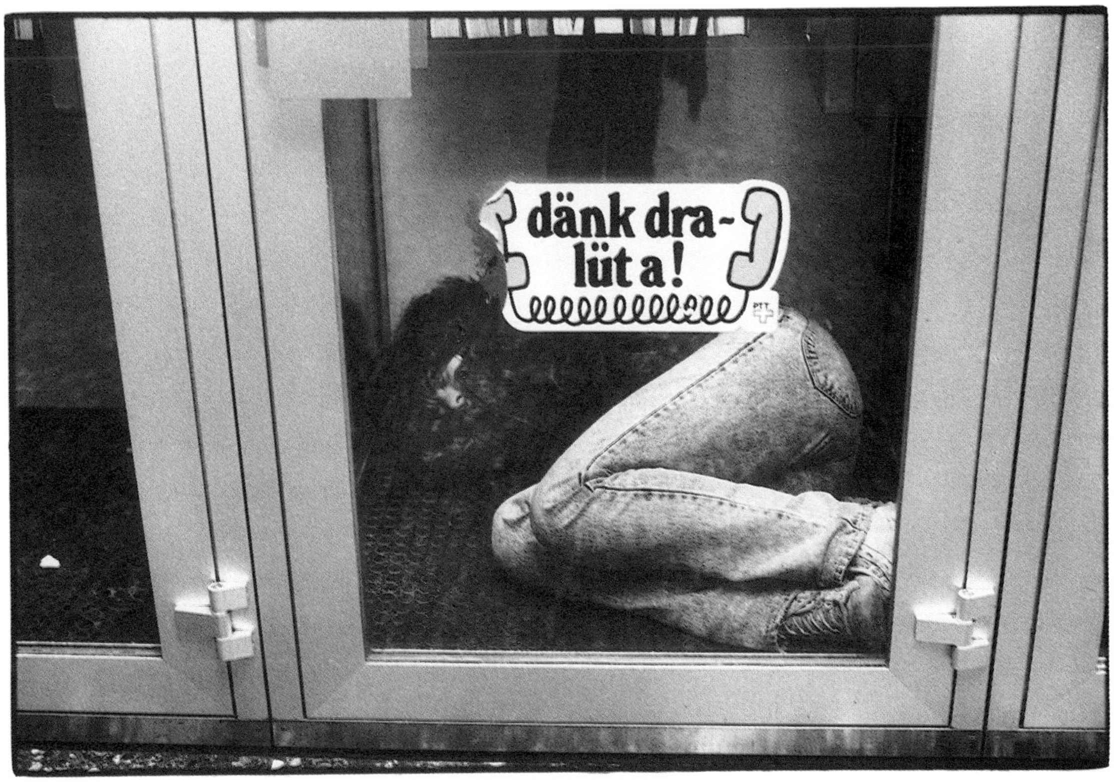

nachts, Shopville: »– und ohne festes Einkommen findest du keine Wohnung.«

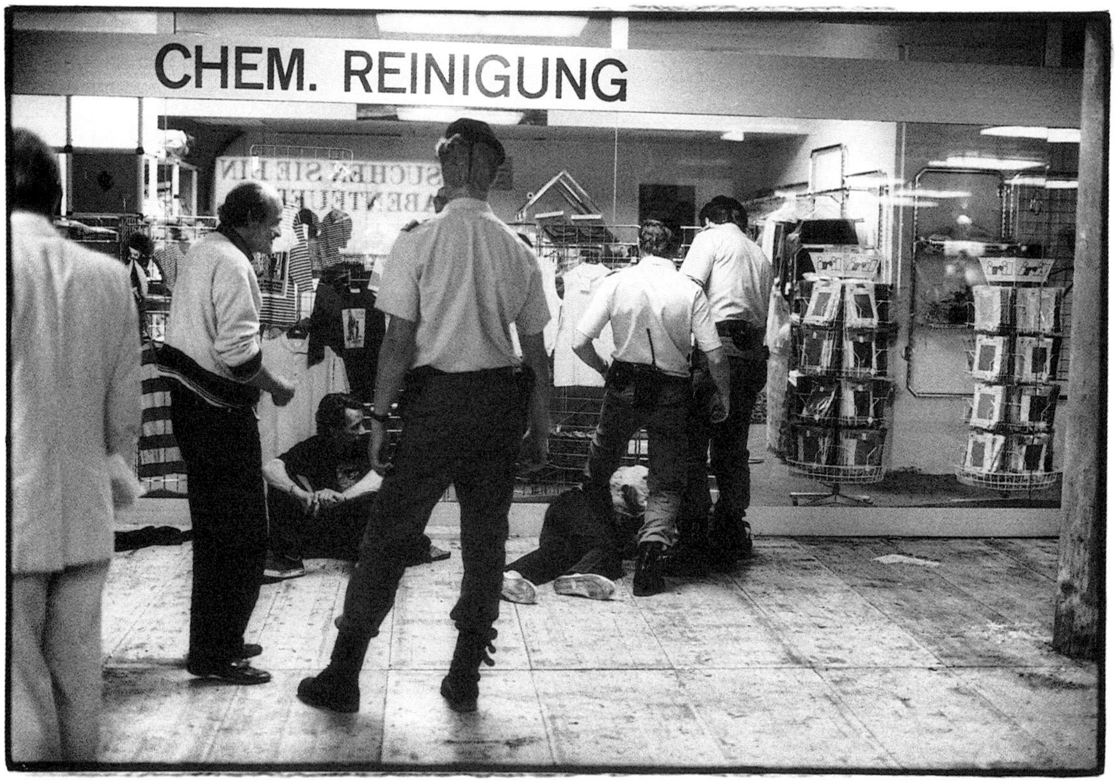

24.00, Shopville

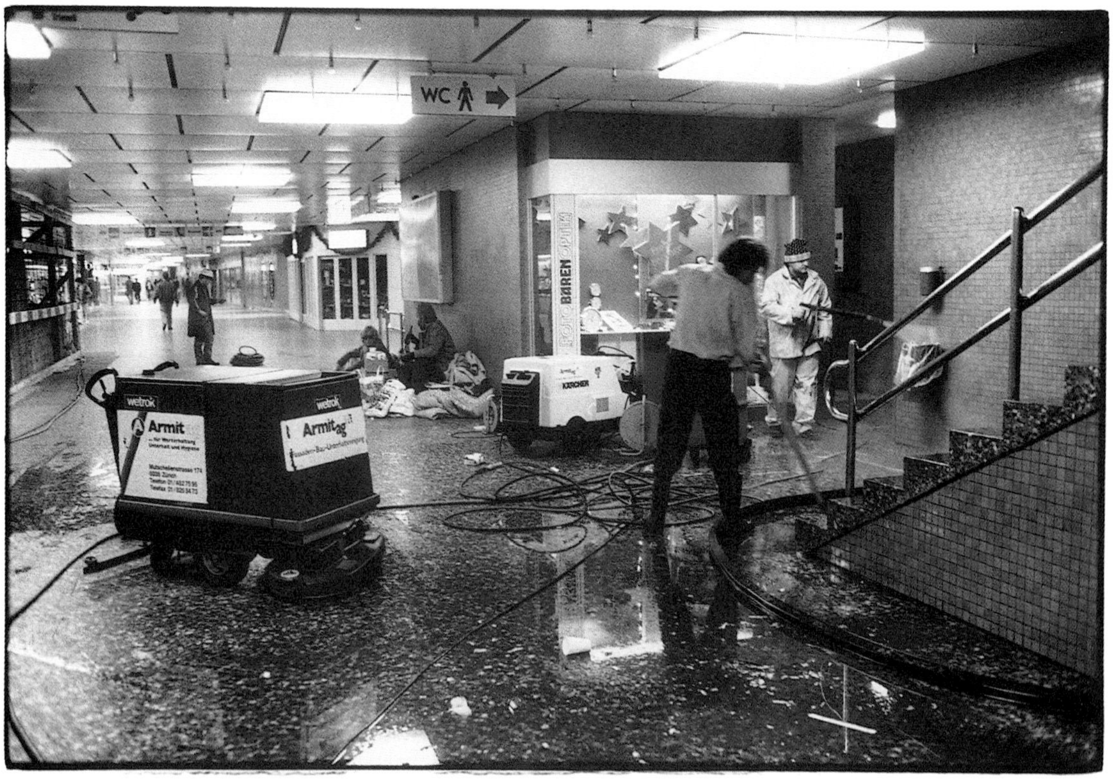

6.30, Shopville

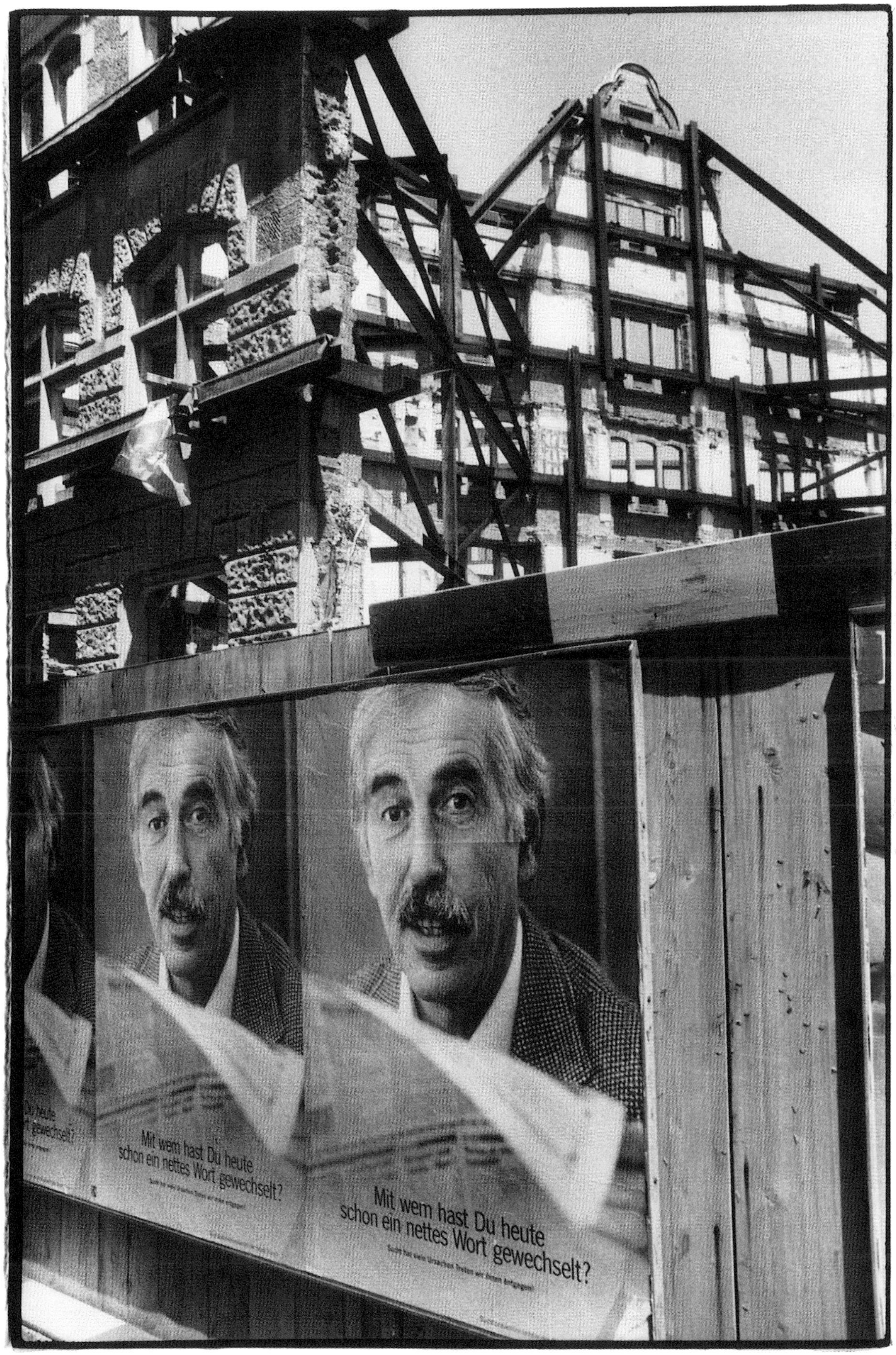

Kampagne der Suchtpräventionsstelle der Stadt Zürich

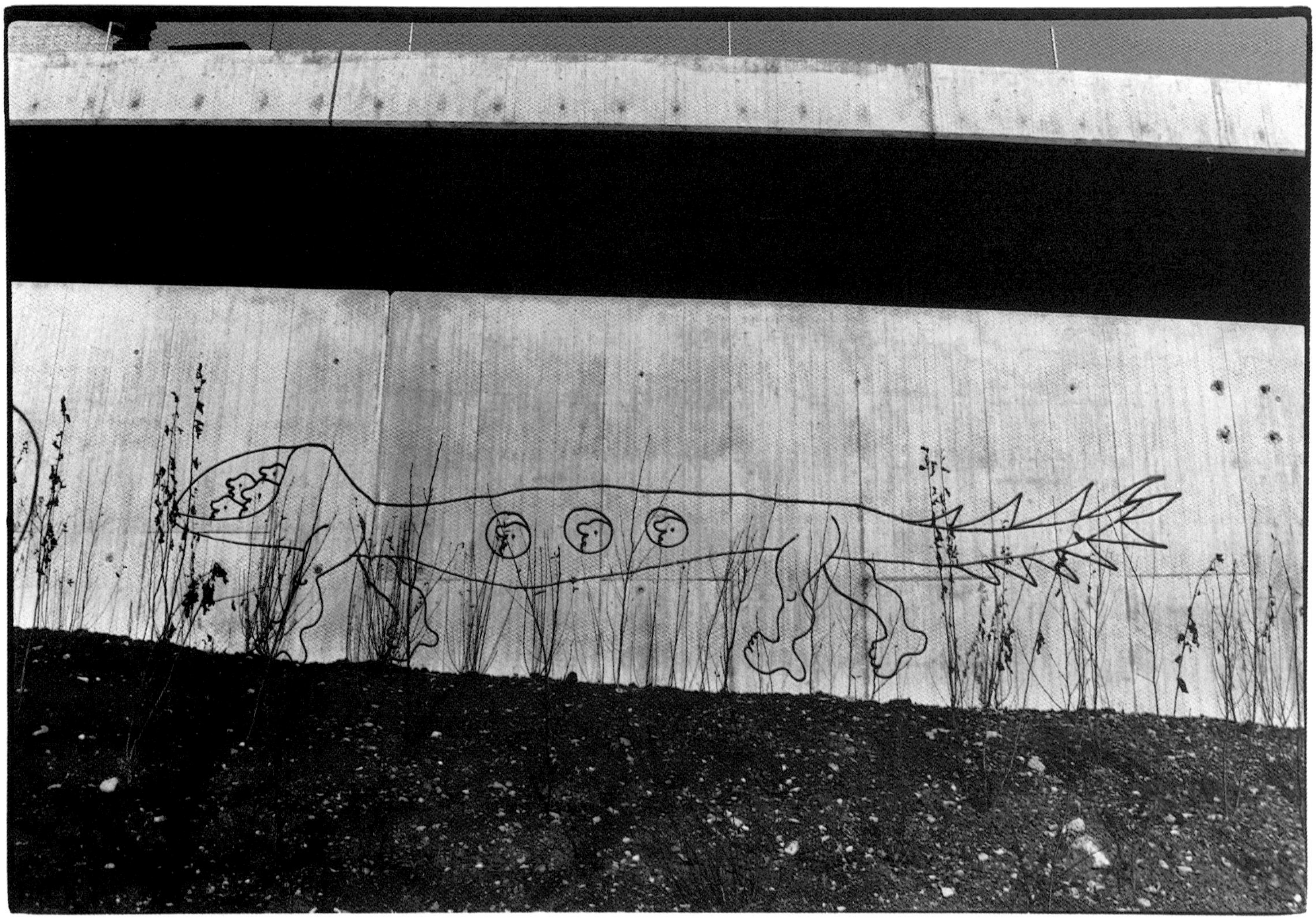

Wie
der Stadt Zürich
die um sich greifende
Autonomie
ein Unkraut
im Auge war
und wie sie
mit allen Mitteln versuchte,
dem selbstgesäten
neuen Nomadentum
den teuren Boden
wieder
wegzunehmen.

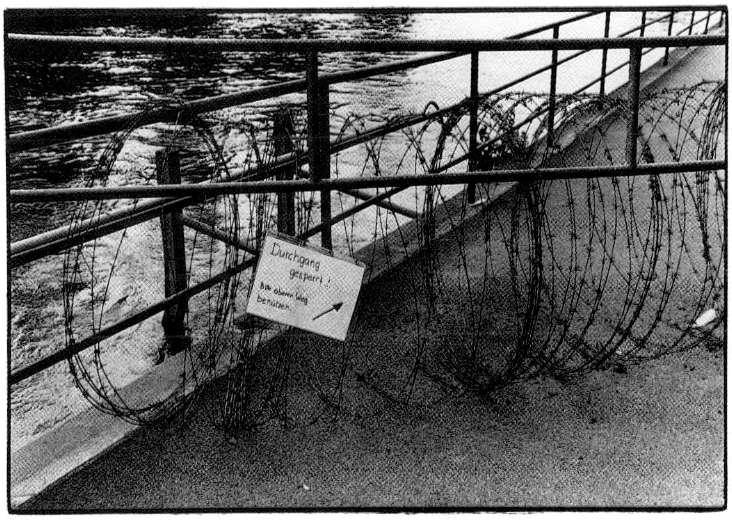

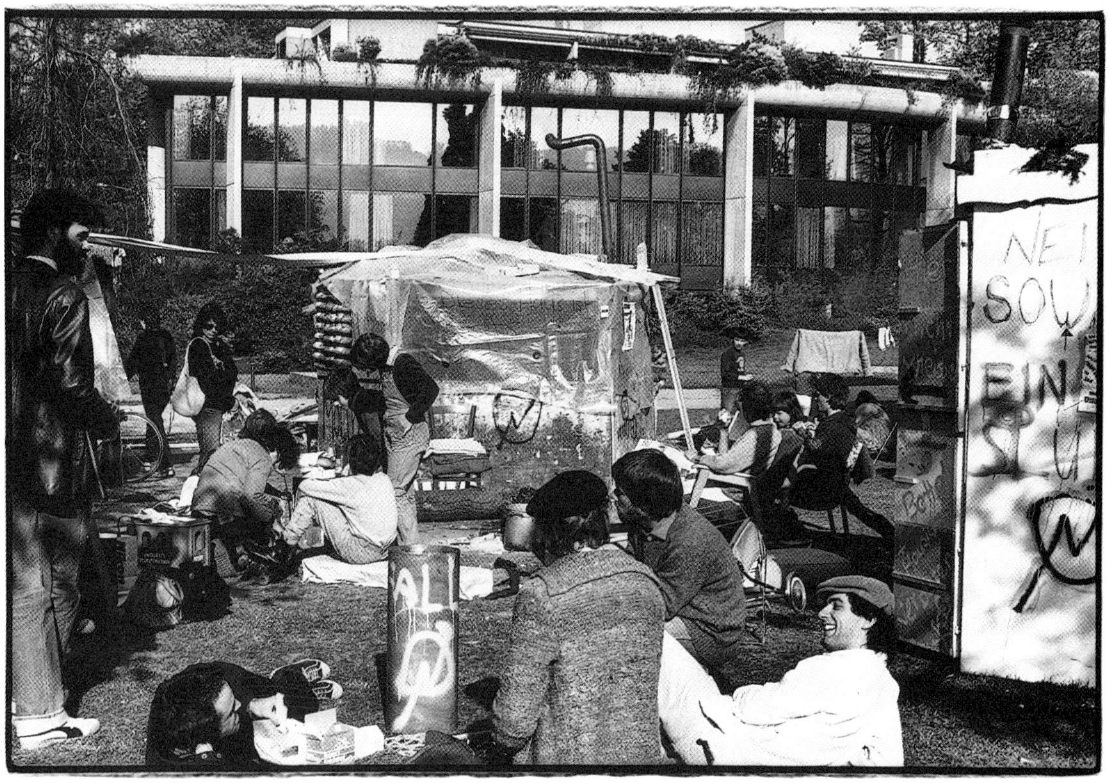

Chaotikon I: erbaut im April 1981, von den Ordnungshütern zerstört Ende April 1981

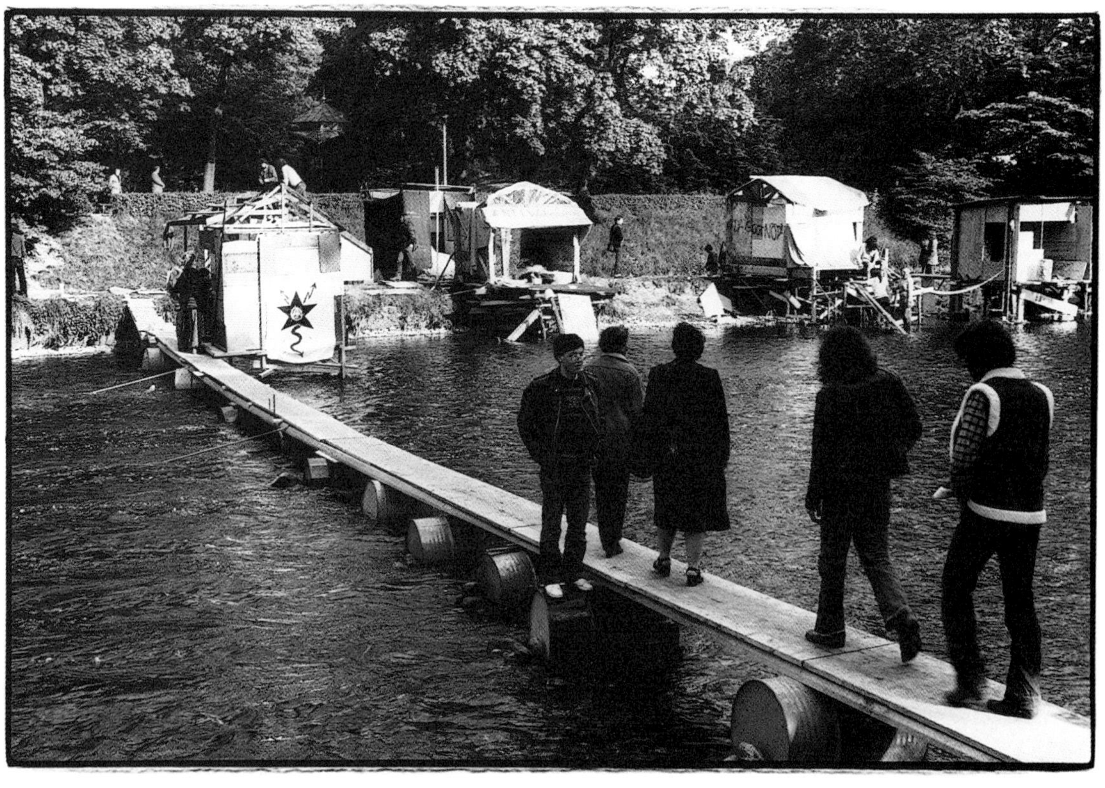

Chaotikon II: erbaut im Mai 1981, von den Ordnungshütern zerstört im Mai 1981

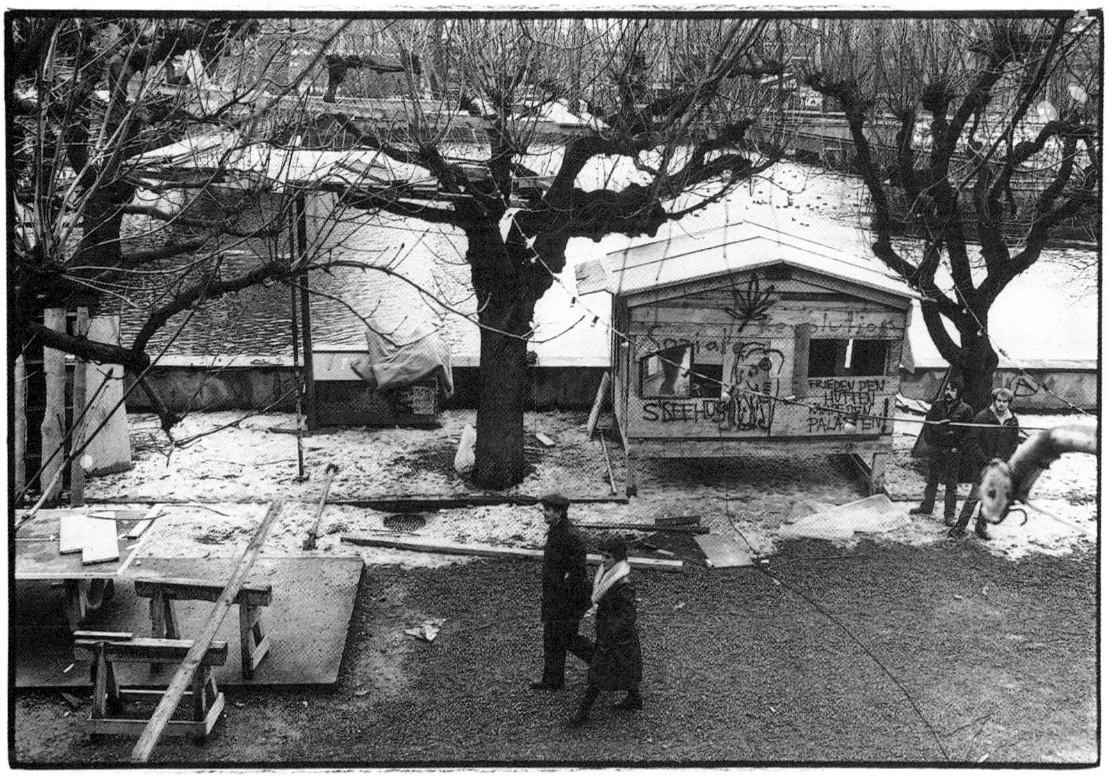

Obdachlose an der Limmat, März 1984

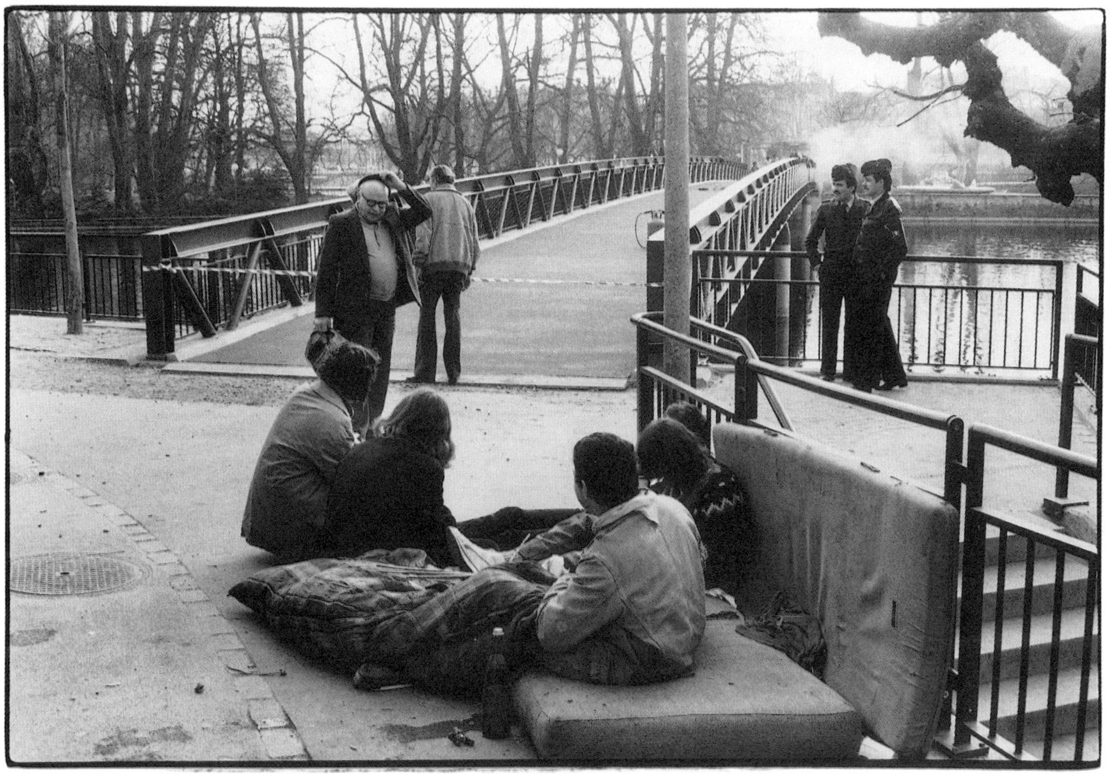

Nach der polizeilichen Räumung, März 1984

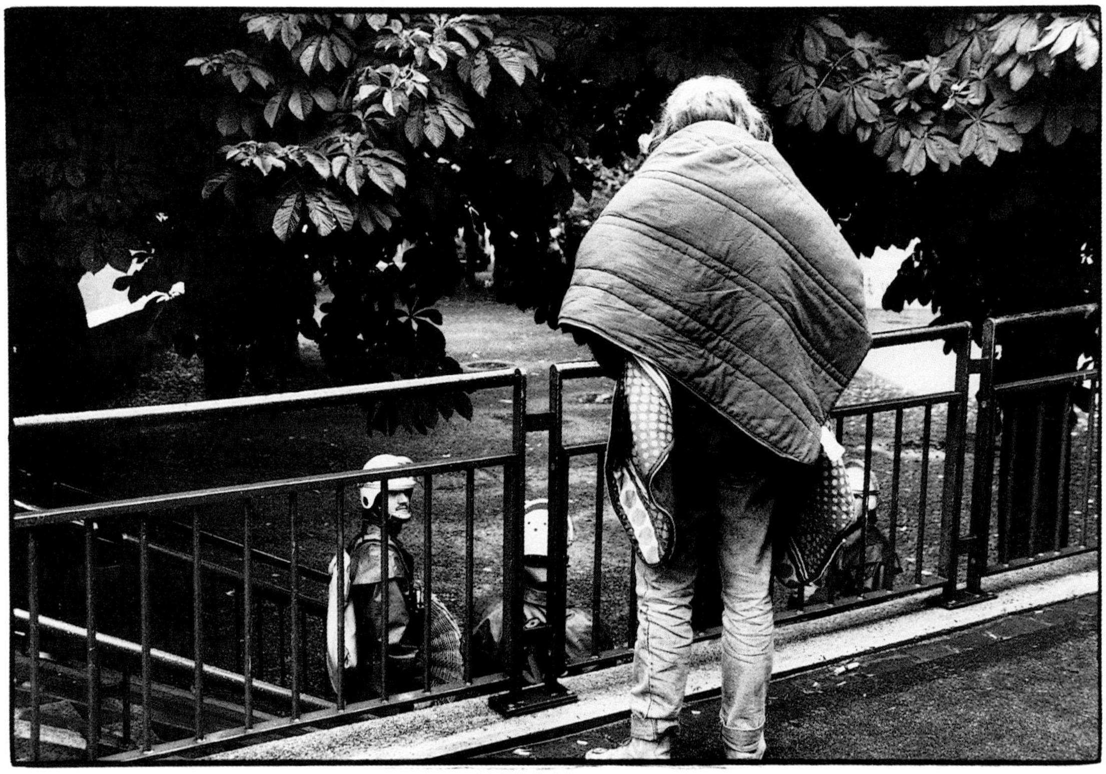

Ein Vertriebener, Juli 1988

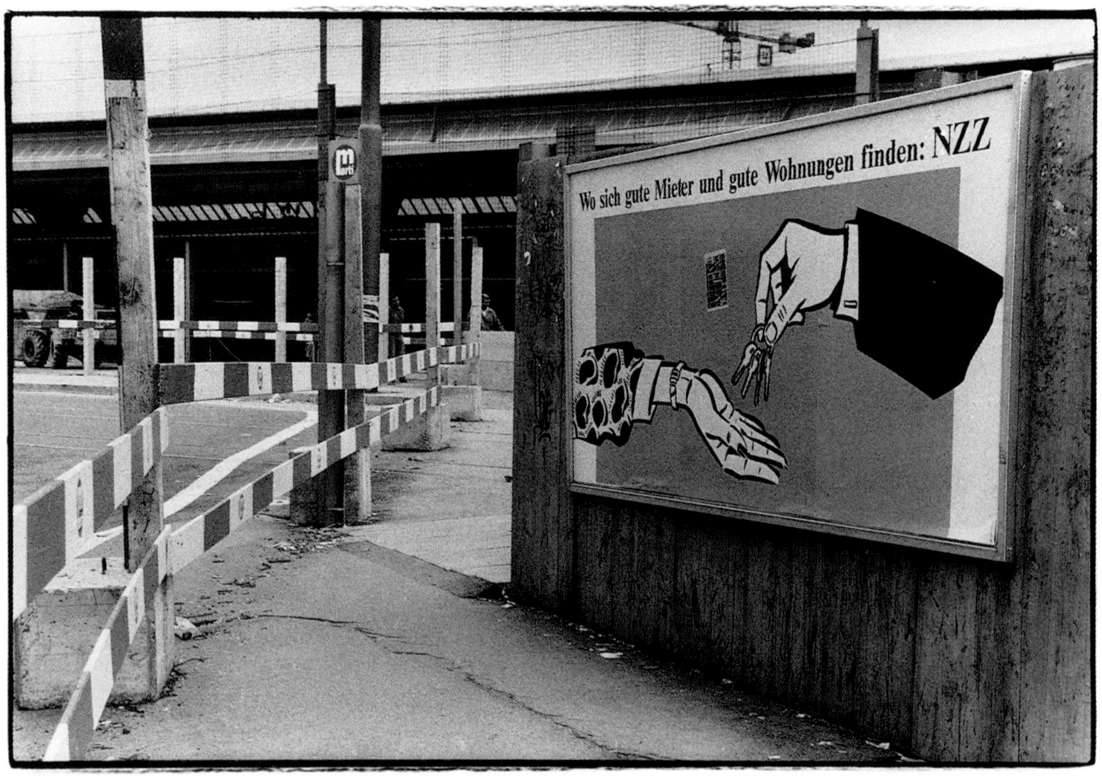

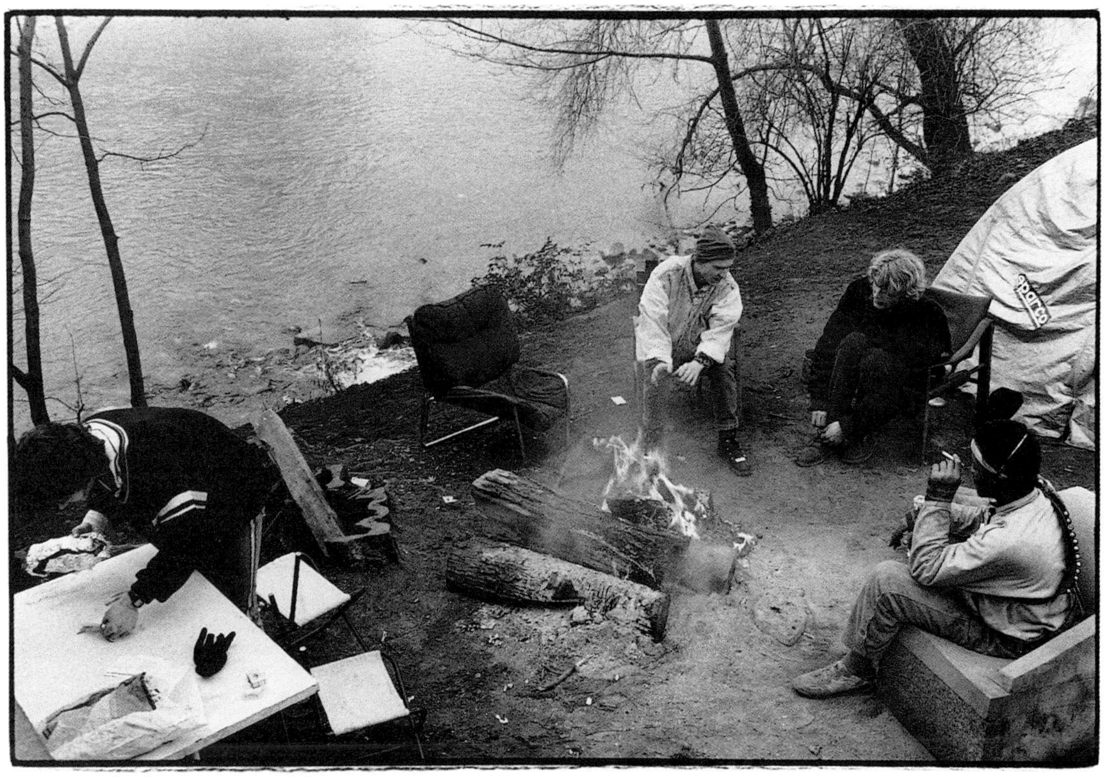

Obdachlose an der Sihl, Februar 1989

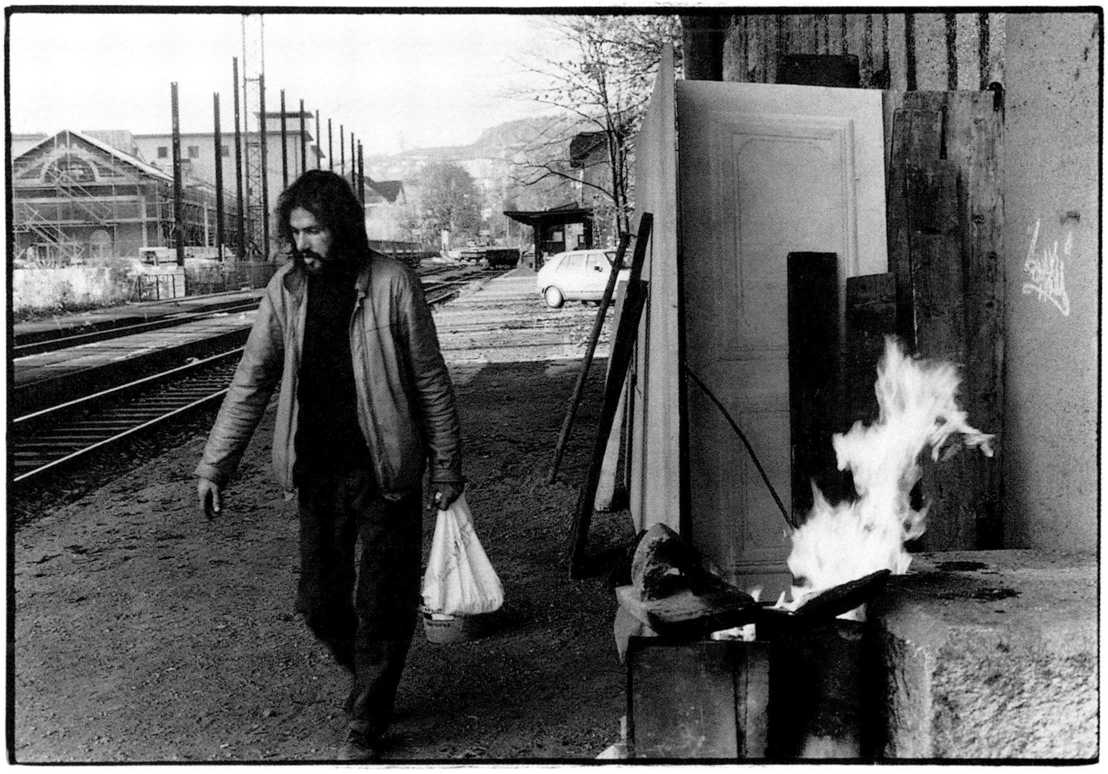

Obdachloser unter der Kornhausbrücke, November 1989

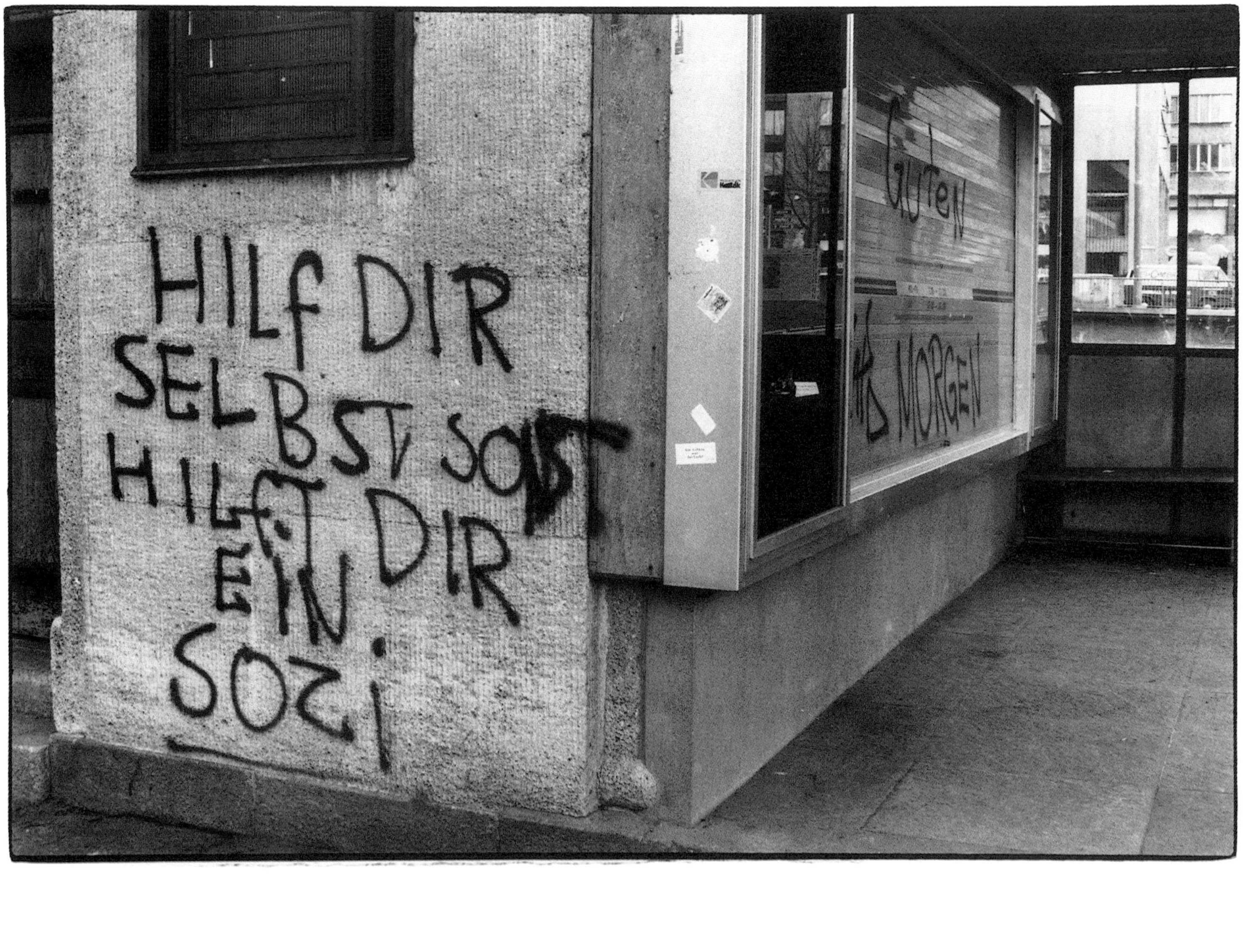
HILf DIR
SELBST
DIR
EIN
SOZi
GUTEN
MORGEN

Wie
die Stadt Zürich
sauberbetreute
Lösungen
mit integrierten
Nasszellen
und einem
oder auch keinem
Fenster
verordnete.

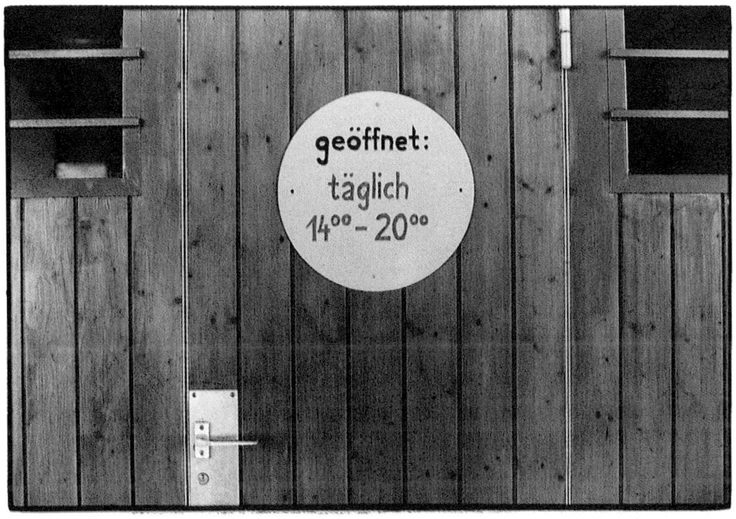

Tagesraum für Obdachlose, 1990

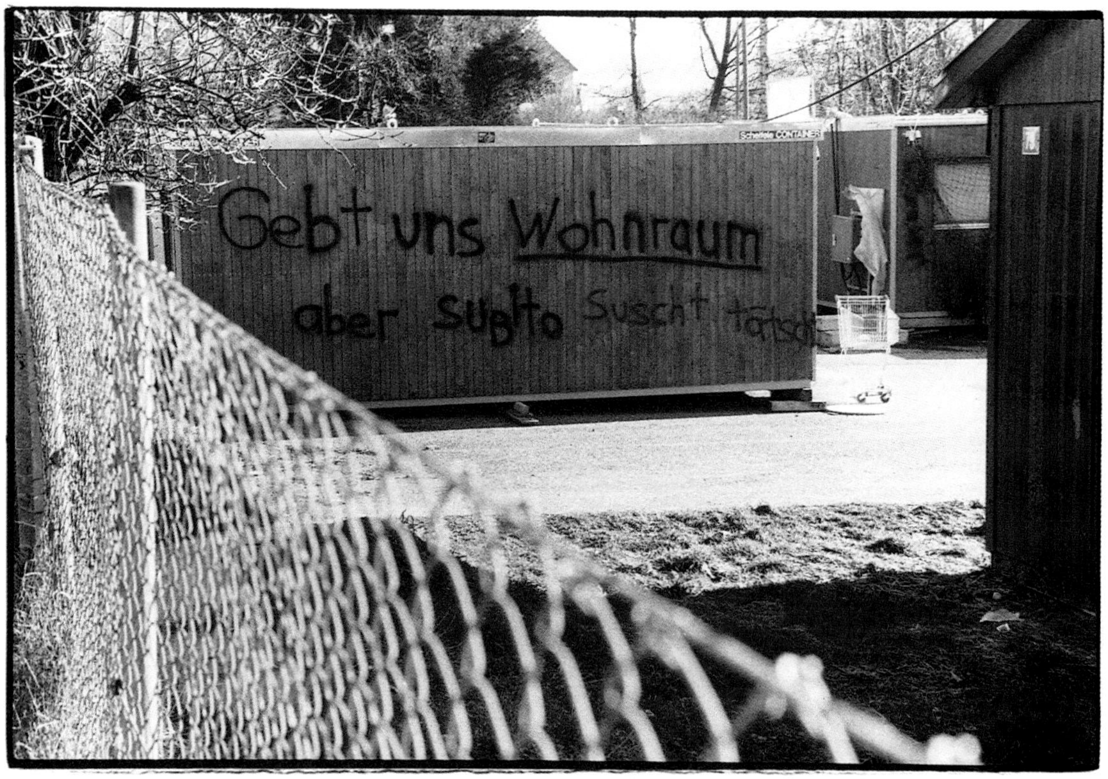

Notschlafstelle Kronenwiese, Februar 1989

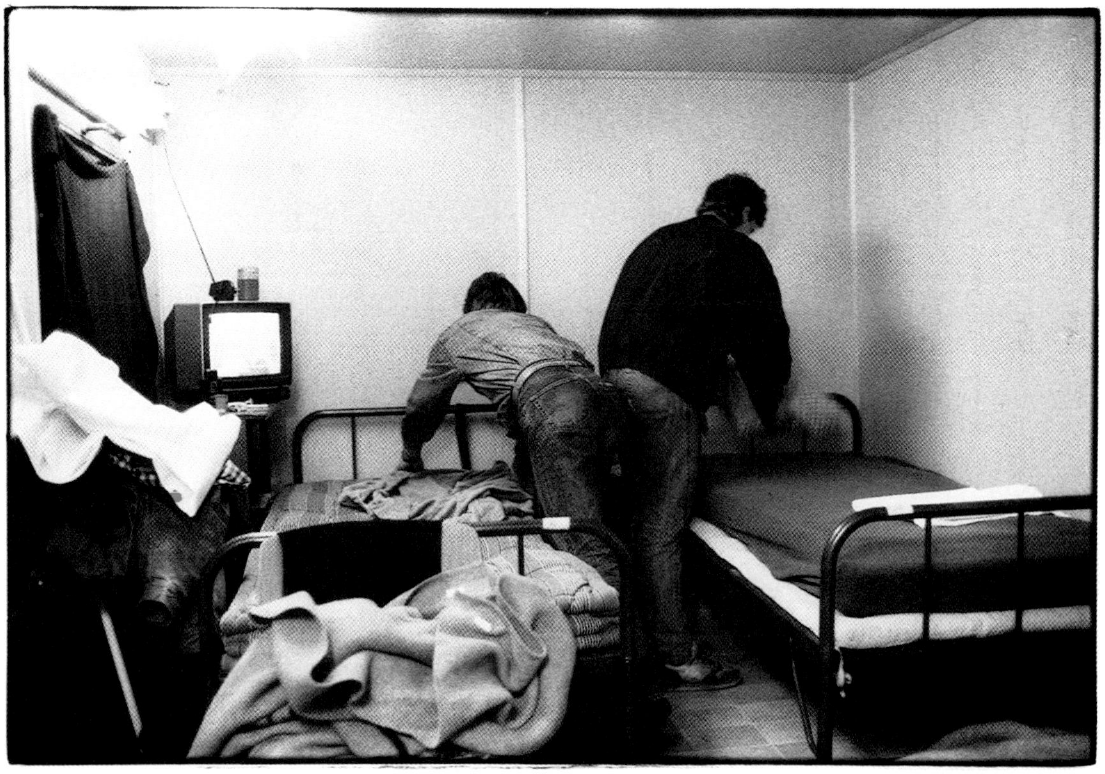

Notschlafstelle Gessnerallee, Februar 1989

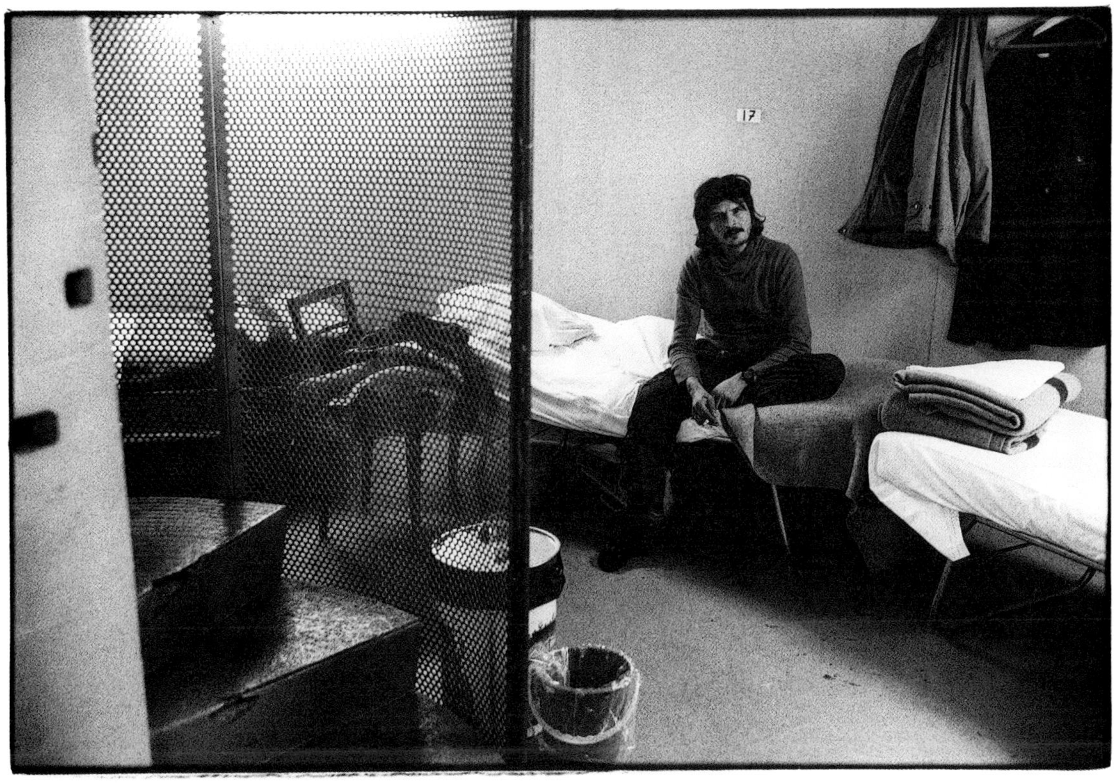

Zivilschutzbunker, Obmannamtsgasse, Dezember 1989

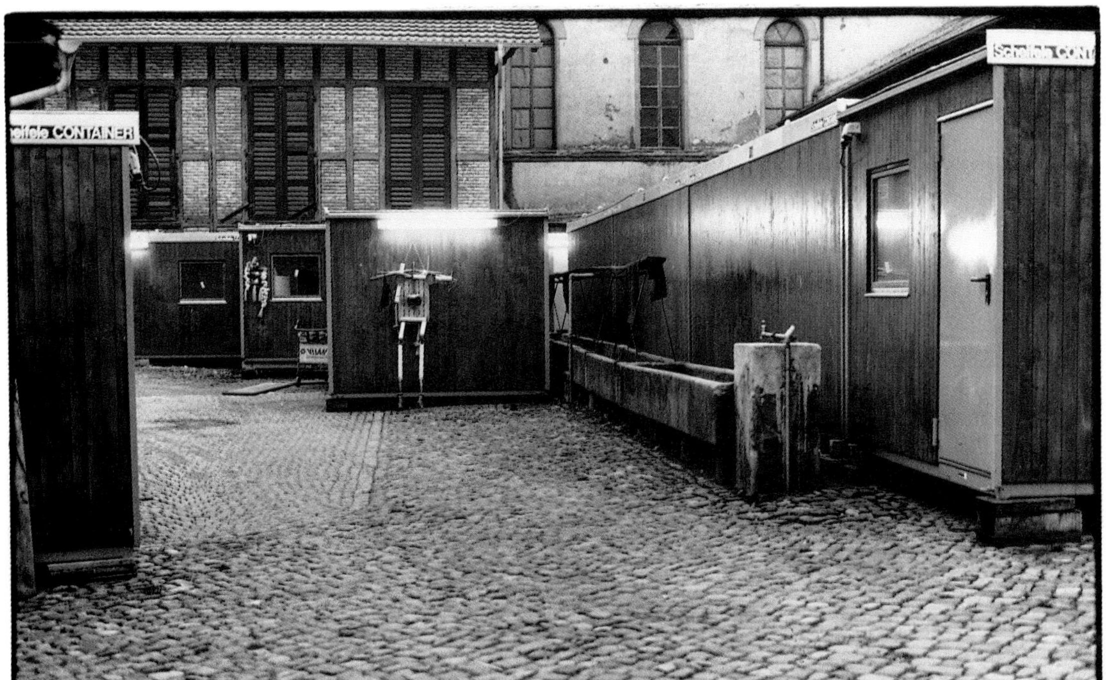

Notschlafstelle Gessnerallee, Februar 1989

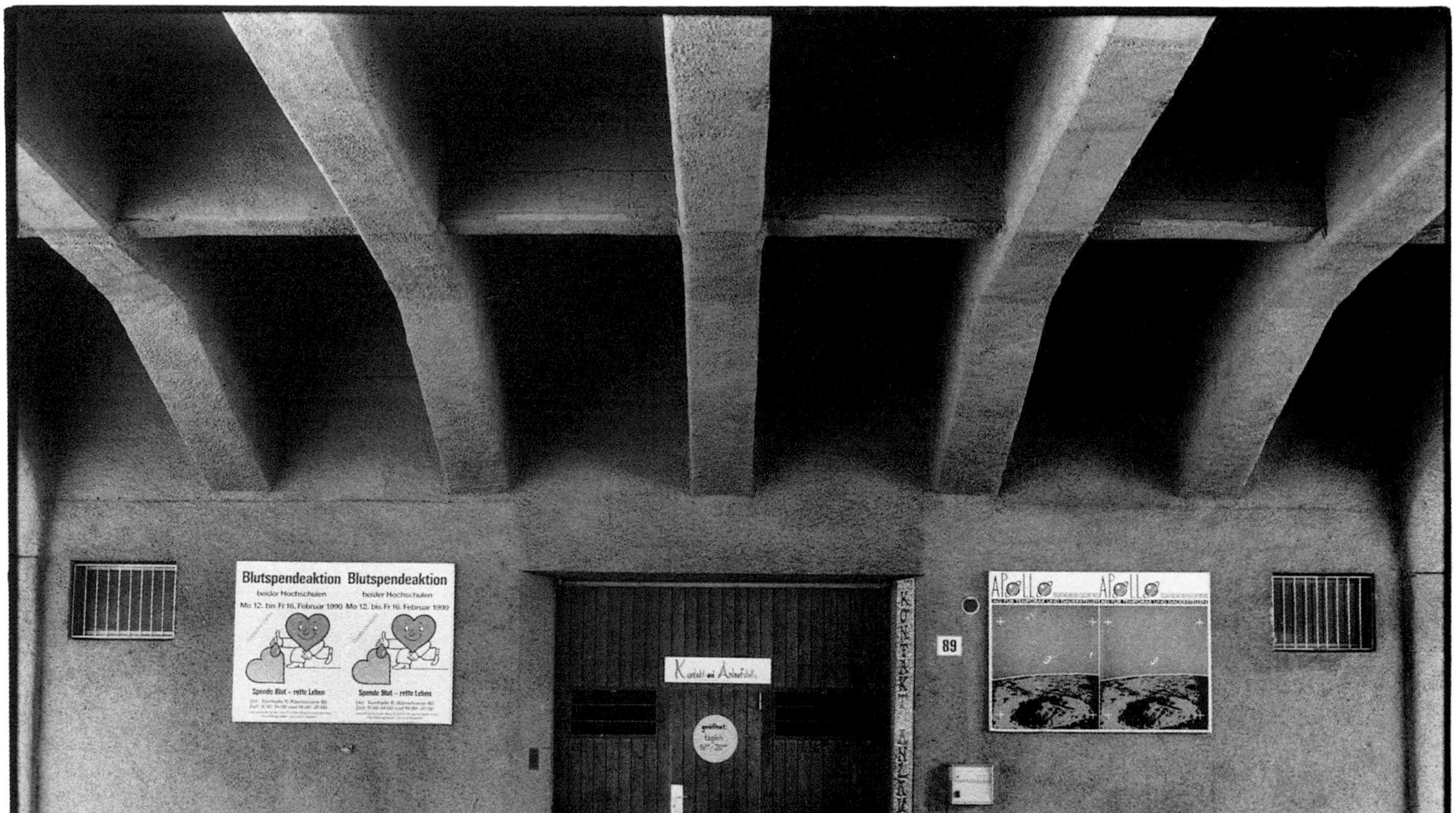

Tagesraum für Obdachlose, 1990

Einfach höllisch

It's easy to say, when you're so down,
that everything's pointless;
your eyes burn, your ears howl,
your limbs are disjointed.
Barren fields, the barren earth, never more will it flower –
rub your face and your hands in the dirt:
now it's the hour.
So stand straight looking over your shoulder,
walk on though you fear to arrive,
don't wait till you know that it's over,
be strong – it's your place to survive.

(Van der Graaf Generator: A place to survive)

Nach dem Erwachen kurz um mich schauen, begreifen, wo ich bin, aha, in der Wohnung eines ehemaligen Therapiekollegen in Zurzach, eineinhalb Stunden von Zürich entfernt – und halt eben: jede Stunde ein Zug. Ihre SBB – dann dem üblichen Kälteschock, den dumpfen Schmerzwellen und den Schweissausbrüchen gleichzeitig Folge leisten, schnell einen Kick vorbereitet und gleich auch verpasst. Am Morgen ist das selten problematisch, wegen der Wärme unter der Decke sind die Venen sichtbarer als sonst, treten dick und erwartungsvoll aus dem zurückweichenden Fleisch hervor, um die Nadel aufzunehmen. Jetzt, nach dem einzigen Kick des Tages, der mich auf jeden Fall befriedigt, kann ich aufstehen, wasche mich in Ermangelung eines Badezimmers in der Küche, frühstücke, koche gleichzeitig Wasser – es ist schon hart genug, die morgendliche Katzenwäsche mit kaltem Wasser durchzuführen, aber Rasieren mit kaltem Wasser liegt einfach nicht drin. Doch die Rasur gehört dazu, will ich den Nachbarn gegenüber die Illusion aufrechterhalten, ein ganz normaler junger Mann zu sein, der ein ganz normales Leben führt, am Morgen wie jeder andere zur Arbeit fährt, am Abend dann das Nachtleben in Zürich geniesst, bevor ich, lange nach Mitternacht, heimkehre. Ja nicht auffallen, heisst die Devise, den sensationslüsternen Nachbarn keinen Anlass geben, ihre Sperberblicke auf mich zu richten...

Jetzt noch die Zähne putzen, kämmen, ein prüfender Blick in den Spiegel – ein gepflegter junger Mann strahlt mich an, mit sauber gekämmtem Haar und sauberem weissem Hemdkragen, schwarzen Hosen, worauf man die Blutflecken nicht sieht, darüber die unvermeidliche schwarze Lederjacke. Die Fassade stimmt. Ich bin zufrieden mit dem Anblick, weil ich so kaum Probleme haben werde, etwa Polizeikontrollen oder ähnlich mühsamen Situationen zu entgehen. Ich bin ausgangsbereit, werfe mir die Tragtasche mit dem notwendigen Werkzeug, d.h. den Fixerutensilien, etwas Lektüre und Kassetten für den Walkman, über die Schulter, verlasse die Wohnung. Auf der Strasse reihe ich mich ein in den Strom der zum Bahnhof strebenden Pendler, betrete unterwegs das Kioskgebäude an der Zurzacher Hauptstrasse, um Zigaretten, Zeitungen und irgendeine Zeitschrift zu kaufen.

Mit voller Wucht springt mich die Schlagzeile »Drogenhölle am Platzspitz« an, und obwohl ich sonst keine Ringier-Zeitschriften kaufe, weil ich diese journalistischen Schmierereien finanziell nicht unterstützen möchte, erstehe ich die »Schweizer Illustrierte«, will den zu erwartenden heuchlerischen Aufschrei des Entsetzens geniessen, diese Inszenierung einer Empörung, die, wenn in der Öffentlichkeit einmal entfacht, der Redaktion erneut Gelegenheit zur nächsten verlogenen Berichterstattung, diesmal mit Distanz, gibt. So wird die Bevölkerung langsam, aber sicher darauf vorbereitet, dass die Endlösung des Drogenproblems in Sicht ist, und das Wechselbad aus Empörung, Wut und Mitleid, das der sogenannten Volksseele bereitet wird, ist die notwendige publizistische Begleitung einer Drogenpolitik, die aus uns Konsumenten Kriminelle, aus Grossdealern aber die ehrenwerte Kundschaft unserer Grossbanken macht.

Nachdem ich mir im Zug einen Platz erobert habe, schlage ich das Blatt auf und entdecke unter dem Titel »Drogenhölle« eine dieser aperiodisch, doch regelmässig erscheinenden Lebensbeichten, genau in jenem weinerlichen Ton geschrieben, in welchem ein Fixer nicht spricht, der uns aber von Journalisten immer in den Mund gelegt wird, seit der »Stern« mit seinem Kind vom Bahnhof Zoo diesen Irrsinnserfolg hatte, und das war genauso tränenselig geschrieben – das bringt Erfolg, weil sich Emotionen gut verkaufen. Informationen, Auseinandersetzungen sind langweilig, nicht zu vergleichen mit jenen Geschichten, die das Leben so schreibt... Das wissen die Chefredaktionen aller Medien sehr genau, und so sind wir traurig, zufrieden, wütend, betroffen oder gar voller Mitleid, ganz wie uns die Zeitungsbosse in Zürich oder Zofingen, Bern oder Basel gern haben. Diesmal also Mitleid... Ich überfliege den Artikel, frage mich, warum sich in der Szene immer wieder Idioten dafür finden lassen; aber vermutlich sind die stolz darauf, haben sich gut bezahlen lassen und merken nicht, wie mit solchen Geschichten die Stimmung gegen uns angeheizt wird. Ich nehme mir vor, mit dem Typen darüber zu reden, lege die SI neben mich; sofort fragt die gegenübersitzende Frau, die ihren »Blick« fertig gelesen hat, ob sie die SI haben dürfe. Sie darf, und während sie beginnt, sich mit dem stumpenrauchenden Mann von nebenan über dieses Sündenbabel Zürich zu unterhalten, über die Jugend im allgemeinen und die Fixer im speziellen, nicke ich langsam ein, im Takt des Eisenbahngeratters die Worte Schandfleck für Zürich, Drogenhölle, Fixerpack, Platzspitz im Ohr; ratternd fährt der Zug über Schienen, Weichen, durch Wiesen, vorbei an Feldern, Vorstadtfassaden und Autobahnbaustellen, während ich langsam in den tiefen Schlaf des Morphinisten versinke, immer leiser werden die Worte Fixerpack, Schandfleck, Drogenhölle und Platzspitz, und langsam träume ich zurück, dorthin, wo das alles begann, damals, vor dreizehn Jahren... da stehe ich, draussen auf der Allmend, im strömenden Regen, ziemlich bekifft, ganz allein, obwohl ich sonst gern mit andern zusammen bin beim Kiffen – das gehört dazu, dieses Gemeinschaftsgefühl, diese Geselligkeit beinahe, die in diesen Runden entsteht; drei, vier, manchmal sogar zehn, elf, zwölf ziehen am selben Joint, oder an denselben Joints, man lacht zusammen, erzählt allein oder gemeinsam erlebte Geschichten, über die alle lachen, wenn sie gut einfahren, d.h. gut pointiert und ohne übertriebene Bluffs in die Runde getragen werden; ganz anders die Stimmung als in den Stammtischrunden der Väter und Onkel und deren Freunde, wo mit zunehmendem Alkoholkonsum immer primitivere, von Ressentiments gegen alles für sie Unverständliche strotzende Männersprüche fallen, die Lautstärke anschwillt – grölende Männerrunden, wo der Männlichkeitswahn sich an den Arschbacken vorbeigehender Frauen, insbesondere der Serviererinnen offenbart, auf die möglichst laut und fest geschlagen werden muss, damit die ganze Runde zufriedengestellt ist, bis zum nächsten Schlag, versteht sich. Und während solche aufregende Aktionen von wieherndem Gelächter, pubertären Sprüchen und primitiven sexistischen Anspielungen auf Aussehen und Figur der anwesenden Frauen begleitet werden, wobei sich der einzelne immer schön in der Gruppe versteckt, wird munter weiter gesoffen und gebechert, bis sich nach gemeinsam absolviertem Pissoirbesuch die Runde auflöst... Am nächsten Abend folgt die Fortsetzung, und wenn sie nicht gestorben sind, so saufen sie noch heute, der AHV, dem »Blick« und den ultrarechten Parteien zuliebe – und der Alkoholikerstatistik beim Bundesamt für Gesundheitswesen natürlich.

Diesmal also stehe ich allein draussen, habe mich abgesondert, der Entschluss steht fest: heute Abend habe ich mein erstes Rendezvous mit Erowina, der bleichen Lady, mit Heroin. In meinem Zelt ist alles bereit dafür, eine Flasche mit reinem Wasser, ein Löffel, eine Spritze, ein Gurt, um die Venen abzubinden, wie ich es schon oft bei andern gesehen habe. Nur der Stoff fehlt – noch. Aber ich habe mit einem Freund abgemacht, und der wird mir den Stoff bringen. Nein, ich bin nicht aufgeregt, eher nachdenklich; ich habe mich zu diesem Entschluss durchgerungen, aus Verzweiflung, aus Neugierde, aus einer Protesthaltung gegen die Welt, in der man ungefragt zu leben gezwungen wird, zum Einhalten von Normen, die ich als lebensfeindlich betrachte... aus philosophischen Gründen also. Vielleicht liegt in diesem verzweifelten, gegen alle Mahnungen und Vernunft, gegen jegliche Moral verstossenden Akt Sinn, der Sinn, den ich weder in der Religion noch in den verschiedenen Philosophien gefunden habe – so viele Fragen gestellt, soviel gelesen, auch so viele Antworten erhalten, nur nicht auf die eine Frage: WARUM???

Ich habe mich also entschlossen – entschlossen? An dieser Stelle sei's gesagt: kein Fixer, keine Drogensüchtige ist je verführt worden, keineR je gezwungen zu fixen, weder Überredung noch Gewalt standen am Anfang einer Sucht. Mag sein, dass der Stoff, aus dem unsere Träume sein sollen, anfangs billiger oder gar gratis abgegeben wurde, von Kollegen oder so, aber der dunkel gekleidete Mann hinter der Hausecke, der, sein Gesicht im Schatten eines breitkrempigen Hutes verborgen, mit leiser, heiserer Stimme fragt: na, Kleiner, möchtest du etwas ganz Besonderes erleben? Die Reise zu den Sternen? Das wahre Leben, wo die Geister schweben?, existiert ganz einfach nicht, ist eine plumpe Erfindung aus schlecht recherchierten Aufklärungsserien im Fernsehen oder den verschiedenen Illustrierten, bestenfalls gutgemeint als – unglaubwürdiger – Teil von Präventionskampagnen, wohl eher als modernes Ammenmärchen in die Welt gesetzt, von Journalisten, um den Sensationsgehalt mieser Drogenserien anzuheben, oder als nachträgliche Rechtfertigung durch Fixer, die die Verantwortung für ihre Sucht auf andere abschieben wollen. Dazu hat Verführung ja immer eine unterschwellig oder direkt sexuelle Komponente – könnte es sein, dass ein Teil der Drogenhysterie auf die lustfeindliche Grundstimmung der Schweizer Gesellschaft zurückzuführen ist? Auf jeden Fall stammt das Verdammen von Sexualität ohne Angst und die Ablehnung von Drogen aus derselben moralinschwangeren Gesellschaftsecke – lustfeindlich, moralisch bis zum Stehkragen, sich modern und aufgeklärt gebend, den Verlust der alten Werte beklagend, Sittenzerfall und die Auswüchse der modernen Mode beschimpfend, aber hinter jeder minijupetragenden Frau herpfeifend: Wasserpredigt – Weingelage...

Ich habe mich also entschlossen.

Doch jetzt kein Nachdenken mehr, in mir steigt Erregung auf, denn ich sehe Mark kommen. Er hat es gebracht, das Pulver, in dem Tod und Leben, Schlaf und Aktion verborgen sind, sagt noch, wieviel ich in etwa in den Löffel streuen soll, wünscht mir viel Spass. Spass? Das ist ernst, Mark. Er zieht die Schultern hoch. Ist eh egal. Also denn, machs gut.

Ich sitze im Zelt, habe den Stoff aufgelöst, bin bereit – nein, kein Weg zurück; ich habe Glück, treffe die Vene sofort (waren das goldene Zeiten! Heute stochere ich manchmal viertelstundenlang in den Venen rum, bis ich fündig werde...), das Blut strömt in die Spritze, ich drücke langsam ab – was ist das? Mir wird warm, wie wenn ich in heisses Wasser getaucht würde, in ein badewannenwarmes Meer, ein Sturm fegt durch meinen Kopf, schwemmt alles mit sich fort, die Fragen, die Antworten, die quälenden Unsicherheiten und Zweifel ... und schon kommt alles zurück, glasklar konzentriert, eine gläserne Kristallwelt umgibt mich, gebündelter Intellekt im gleissenden Licht einer Wüstenlandschaft ... eiskaltes Feuer, glühendes Eis. Danach Ruhe, Wärme, ein Gefühl von Geborgenheit, Unverletzlichkeit, Stärke. Fast beängstigend, unheimlich, und doch: einfach schön. Wellengleiche Wärme umgibt mich, verebbt, kommt wieder. Das also ist es ...

Die Begeisterung wird zum regelmässigen Erlebnis, ich gewöhne mir einen spielerischen Umgang mit der sogenannten Teufelsdroge an. Beinahe drei Jahre lang bleibe ich Wochenendfixer, samstagsabends, einmal in der Woche oder nur einmal im Monat, lerne viele Leute kennen in dieser Zeit, denen ich später auch als Süchtiger begegnen werde – doch oft total verändert: da werden Feinde zu Freunden und der Blutsbruder aus der Blumenkinderzeit der ersten Kicks und der Trips und Träume in andern Dimensionen zum erbitterten Feind, weil er mich gelinkt hat oder meint, ich hätte ihm Schwachstromstoff verdealt. Ich lerne Leute kennen, die ähnliche, ja die gleichen Fragen an die Welt gestellt haben wie ich, und andere, deren Zugang zur Welt völlig verschieden von meinem ist, Prostituierte und Zuhälter, kleine und grosse Diebe und Dealer, und alles ist neu, und anziehend, und faszinierend, und überhaupt nicht dem entsprechend, was Verwandte und Bekannte als idealen Umgang bezeichnet hätten, hätte ich sie gefragt.

Und ganz langsam werde ich ein Mitglied dieser kleinen verschworenen Gemeinde, der – noch – kleinen Szene rund um den Hirschenplatz, verbringe auch nüchtern oder höchstens bekifft viel Zeit in dieser Gegend, in den verschiedenen Spunten, in denen sich die Junkies treffen, im »Malatesta«, im »Shorts« vor allem, im »Hirschen«, im »Barfüsser«, bewahre für andere Stoff oder Geld auf, um es dem gierigen Zugriff der Strassenräuber zu entziehen – der Bullen oder derjenigen Junkies, die keine andere Möglichkeit gefunden haben, an Stoff oder Geld dafür zu kommen, als Schwächere auszunehmen, auszurauben.

So lerne ich viele Leute kennen, verdiene mir mit solchen Gefälligkeiten einige Kicks, weil ich mir diese mit meinem mageren Gymnasiastentaschengeld nicht leisten könnte, und bekomme gleichzeitig einen guten Ruf auf der Gasse, weil ich die Leute dabei nie gelinkt habe, obwohl ich in diesen Jahren mehr als genug Gelegenheit dazu gehabt hätte.

Und dann habe ich plötzlich viel Stoff in der Tasche, und das lockere Leben hat ein Ende ...

Zürich-Hirschenplatz. Die siebziger Jahre

In der Zeit bis zur Vertreibung während der sogenannten Jugendunruhen ist die Junkieszene auf dem Hirschenplatz zwar nicht zu Hause, zumindest aber dort angesiedelt und sogar geduldet. Einerseits auf dem Platz, vor dem Kino Wellenberg und beim Spielsalon, dazu in den verschiedenen Kneipen, den schmalen Gassen, den verschiedenen Hinterhöfen verteilen sich die Süchtigen, integriert in die Menge der Passanten, die beinahe zu jeder Tages- und Nachtzeit den Platz bevölkert. In den Szenebars »KonTiki« und »Züribar«, im »Shorts« unten am Limmatquai, in verschiedenen Nachtklubs spielt sich ein Grossteil des Deals ab; mit der Zeit, d. h. mit zunehmender Polizeirepression dient der Hirschenplatz nur noch als Kontaktort ... mehrere Vermittler holen die Kunden ab, fahren mit diesen zu den Plätzen, wo der Deal laufen soll – an den See, zur Uni Irchel, nach Oerlikon; dort warten die verschiedenen Dealer, in aller Eile werden die Geschäfte abgewickelt, und in kleinen Gruppen fährt man danach wieder zurück zum Hirschenplatz.

In den verschiedenen Kneipen sind wir Junkies einfach ein Teil der Gäste, kaum zu unterscheiden von andern; höchstens dass mal ein Uneingeweihter sich belästigt fühlt durch die immer spürbarere Zivilbullenpräsenz oder durch unerfahrene Vermittler, die mögliche Kunden für ihren Dealer suchen, um sich die nötige Menge Stoff zu verdienen. Die Ghettoatmosphäre, die heute jeder empfindet, der sich auf den Platzspitz begibt, ist noch nicht entstanden; Medienberichte über uns Süchtige versuchen – noch – zu verstehen, lösen auch eher Mitleid als Abscheu aus, und die Isolation der Junkies ist schon durch die ortsbedingten Umstände auf dem Hirschenplatz unmöglich.

Verschiedene Ereignisse und Erscheinungen in den sechziger Jahren haben dazu beigetragen, dass sich die Junkieszene in Zürich etablieren kann. Da ist das legendäre Stoneskonzert im Zürcher Hallenstadion im Jahr 1965, welches für die erschreckte Öffentlichkeit völlig unerwartete Folgen hat; die bis anhin im Vergleich zum Ausland sehr anständigen und wohlerzogenen Zürcher Jugendlichen lassen ihre Zurückhaltung, den anerzogenen Drill und Gehorsam vermissen und zerlegen die ohnehin deplazierte Bestuhlung des Hallenstadions in ihre Bestandteile, wobei die Stuhlbeine zu handlichen Wurfgeschossen gegen die anrückende Polizei werden. Da sind die Demonstrationen und Diskussionen – Stichwort: 68 –, in deren Verlauf auch den Drogen gegenüber eine tolerante Haltung eingenommen, verschiedentlich sogar der antikapitalistische und systemzerstörerische Effekt der verschiedenen Drogen beschworen wird; auch in Zürich taucht der Flower-Power auf und gewinnt seine Anhänger. Während die rebellierenden Studenten im Café

»Odéon« und anderswo über den antiimperialistischen Kampf diskutieren, ertönen aus den Lautsprechern die düster-magischen Klänge des Velvet-Underground-Songs »Heroin« – it's my wife and it's my life. Die ersten Trips werden im verrauchten Konzertraum des Hotels »Hirschen« verkauft; dort treten Pink Floyd, noch in der Urbesetzung mit Syd Barrett an der Gitarre, auf und zelebrieren eine fast halbstündige Monsterfassung von »Astronomy Dominée«. Während des ersten Allmendfestes 1971 spielt die deutsche Anarcho-Band »Ton Steine Scherben« zur Besetzung eines leerstehenden Hauses an der Venedigstrasse auf, was zu ihrer Ausweisung durch die Fremdenpolizei führt und Zürich die erste Hausbesetzung seit den Globuskrawallen und dem herbeigeprügelten Ende der Autonomen Republik Bunker in Folge der 68er Rebellion beschert.

Später verlieren die verschiedenen Bestandteile der Rebellion, Studierende, Lehrlinge, Intellektuelle, Kiffer, Schauspieler und Musiker die kurze Zeit wirksame Beziehung zueinander, man trifft sich zwar, aber das noch bis zur Rezession Mitte der siebziger Jahre weiterlebende Gefühl, dass alles möglich sei, wenn wir es nur wollen, dass Geschichte nicht etwas sei, das uns geschehe, sondern täglich durch uns gemacht wird, verliert sich immer mehr, weicht für viele einer tiefen Resignation. Innere und äussere Emigration, neue Innerlichkeit und Alternativleben auf dem Land, ein Nachholen der einige Jahre lang verpönten Konsumhaltung, die völlige Rückbesinnung auf die bürgerlichen Werte – Fleiss, Bescheidenheit, Anpassung – oder die konzentrierte politische Arbeit in den (Kleinst-)Parteien...

...die Bewegung, Ausdruck einer gemeinsamen Rebellion, entschläft still und leise. Die Flower-Power-Bewegten treffen sich an der Riviera, die Treppen am Limmatufer beim Bellevue bevölkern sich während der warmen Monate mit einer Mélange aus nonkonformistischen Intellektuellen, Ausgestiegenen, resignierten Politfreaks, Kiffern, Lehrlingen und Mittelschülern. Farbige Tücher aus Indien, Gitarren, lange Haare, Superfly-Jeans-Aufschläge, lange Röcke, Bongos, Shiloms, Hasch aus Afghanistan, Marokko und Gras aus Afrika und Südamerika, Trips und Träume, Freaks aus ganz Europa, dazwischen einige Polizeikontrollen, Querflöten, Zigarettenpapierchen, Staniolpapier, farbige Flugblätter, bemalte Deux-Chevaux und Minis, Imitationssilberschmuck aus den Headshops, verrückte Ohrringe, psychedelischer Rock und keine Walkman, das »tibetanische Totenbuch« nach Timothy Leary und die »Politik der Ekstase«, Joints, Erzählungen aus Knästen und von Indienreisen... Durchwachte Nächte, Trips am Katzensee, viele Joints, und unverhältnismässige Reaktionen von Bürgern und Bullen lassen einen Zusammenhalt in dieser Szene entstehen, welche für die noch wenigen Heroinkonsumenten dieser Anfangsjahre so etwas wie Heimat bedeutet.

Sister Morphine

Langsam aber sicher erhöht sich der Anteil derjenigen Leute in der Szene, die Heroin brauchen, süchtig werden; einige sind süchtig von Indientrips zurückgekehrt, andere bringen aus der Europa-Hauptstadt der Freaks, Amsterdam, jede Menge Heroin mit, konsumieren pausenlos und merken erst, wenn ihr Vorrat zur Neige geht, dass der Stoff abhängig macht.

Und so schleichen Sister Morphine und ihre Freunde durch die Gassen der Zürcher Altstadt, auf der verzweifelten Suche nach Stoff, nach einem Dealer, und oft hinterlässt eine solche Suche nur die Schlagzeile, die man in dieser Zeit öfters zu lesen bekommt: Schon wieder Einbruch in eine Apotheke; Süchtige am Werk... Stadtpolizei und Beamte des Erziehungsdepartements starten zu Beginn der siebziger Jahre mit einer Serie von Plakaten die ersten Drogenpräventionskampagnen; besonders eindrücklich das bleiche Gesicht einer jungen Frau auf schwarzem Hintergrund, durchschimmernd unter ihr Gesicht ein Totenschädel montiert... Nein, Information ist kaum angesagt, Diskussion auch nicht; Angst soll gemacht werden, die Verdrängung des Todes und Gefühle wie die Angst vor Krankheit oder Siechtum werden angesprochen. Das Plakat wirkt nur auf die nicht Gefährdeten, deren Angst sich in Abscheu und Hass gegen die Süchtigen wandelt. Andere, darunter ich, sind von dieser Fotomontage fasziniert, die schwelende Neugierde und die immer stärker spürbare Desorientierung tun ihr Werk. Sister Morphine findet ihre Freunde unter den Ausgestossenen und Entwurzelten. Viele Kinder von Arbeitsemigranten, weder in der Schweiz noch in den Herkunftsländern der Eltern zu Hause, finden ihre Heimat in ihren warmen Armen, und sie nimmt alle auf, verkrachte Existenzen und Resignierte aus der Politszene, ewige Studenten und pubertierende Jugendliche, Sinnsuchende und Verzweifelte.

Gar kein Verständnis dafür finden die Juristen, die in diesen Jahren an einer Revision des Betäubungsmittelgesetzes arbeiten, und die Polizei, die gegen harmlose Kiffer und Süchtige mit gleicher Brutalität vorgeht wie Jahre zuvor gegen rebellierende Studenten; die Undifferenziertheit und Uninformiertheit der Presseberichte, die Kiffer zu Süchtigen und Süchtige zu Kriminellen machen, verstärken noch das Unverständnis und den Hass von Bullen und Bürgern.

Deals und Dealer

Auf der Gasse ist in diesen Jahren alles mögliche zu finden – Apo-Morph, d. h. Ampullen mit geklautem Morphin aus Spitälern und Apotheken; M-Base, Morphin-Base hat nichts mit verwandtschaftlichen Beziehungen zu tun, sondern ist der natürliche Grundstoff zur Herstellung von Heroin; da gibt es indisches Morphium, das kaum zu unterscheiden ist von weissem Heroin aus dem goldenen Dreieck, aber viel stärkere Flashs hervorruft, Heroin aus der Türkei und dem Libanon, aus China und dem goldenen Dreieck. Solange du Geld hast, ist die Versorgung mit gutem Stoff kein Problem. In der Presse wird in dieser Zeit viel von der Mafia und ihren chinesischen Konkurrenten in Amsterdam geschwafelt; genauso wie die »Stern«-Sensationsberichterstattung, der Millionenerfolg Christiane F., enthalten diese Berichte beruhigend wenig Information und Fakten – während alles von Mafia redet und Krokodilstränen über die armen Süchtigen vergiesst, ist in der Junkieszene Selbstversorgung Trumpf. Man reist und kauft ein, schmuggelt und verkauft an die Zuhausegebliebenen; Amsterdam und Mailand sind die bevorzugten Reiseziele, weil der Stoff dort billiger und massenweise vorhanden ist, die beiden Städte sind aber polizeilich dermassen verseucht, dass es bald einem Kunststück und grossen Schauspieldarbietungen gleichkommt, unkontrolliert über die Grenzen zu gelangen und die Einkäufe in Zürich unter die Leute zu bringen. Natürlich sucht man nach Alternativen; mehrmals reise ich nach Tuttlingen in Süddeutschland, weil dort der Stoff sehr billig sein soll, kehre aber enttäuscht zurück: billig ist der Stoff schon, aber qualitativ noch schlechter als in Zürich. Und dann entdecke ich die Frankfurter Drogenszene und finde, wonach ich gesucht habe – saubere Connection, sehr billiger Stoff, dazu doppelt so stark wie in Zürich üblich... In der Schweiz herrschen die höchsten Drogenpreise im Drogengeschäft; die Entwicklung – 1975 kostet ein Gramm Heroin auf der Gasse Fr. 300.–, zwischen 77 und 80 steigt der Preis bis auf Fr. 700.–, sinkt in der Bewegungszeit auf Fr. 400.– und pendelt sich danach auf Fr. 500.– pro Gramm ein – widerspricht eigentlich den Marktgesetzen, und das hat seine Gründe in der vielfältigen Funktion der Schweiz im internationalen Finanzverkehr... und in der Transitrolle im Drogengeschäft. Das Verhältnis zwischen Angebot und Nachfrage regelt die Preise, heisst es; aber trotz grossem Angebot und steigender Nachfrage fallen die Preise nicht. Sie steigen, weil...

im Frühjahr 76

plötzlich das bis zu diesem Zeitpunkt massenhaft vorhandene Haschisch vom Markt verschwunden ist. Wir verkiffen die Vorräte, suchen nach Nachschub und müssen feststellen, dass in der ganzen Stadt nichts zu finden ist. Verschiedenen Kollegen geht es gar nicht gut; vor allem die Leute, die in den letzten Monaten schwarzen Afghan geraucht haben, fühlen sich krank, schlapp, leiden an Schweissausbrüchen, zittern vor Kälte auch im schönsten Sonnenschein und riechen eigenartig schlecht... Wir merken bald, dass zwischen ihrem Aussehen und dem massenhaften Kiffen irgendein Zusammenhang bestehen muss, begreifen noch nicht. Heroin ist plötzlich überall zu haben. Immer mehr Kollegen steigen um auf die Nadel. Die Junkieszene hat sich in kürzester Zeit verdoppelt... Ein Jahr später geschieht das gleiche – der im Herbst 76 wieder massenhaft verkaufte Shit aus Afghanistan und das gesamte Angebot auf dem Haschmarkt verschwinden; wieder steigen Leute auf die Nadel um, vor allem Leute, die zuvor viel gekifft haben... Monate später begreifen dann alle, was geschehen ist: Illustrierte und Traktate behaupten plötzlich, Heroin mache nach einem Kick süchtig... Ein Kollege lässt ein Piece schwarzen Afghan untersuchen. Das Ergebnis: 60 Prozent Haschisch, 25 Prozent Opium, 15 Prozent Heroin.

Über längere Zeit an diese Mischung Gewöhnte steigen um auf die Nadel: EIN Kick, und sie sind süchtig. Dass hier eine grössere Verteilerorganisation ihre Finger im Spiel hat, ist klar, welche, bleibt Spekulation. Trotz Einflussnahme auf das Wachstum der Szene, bestimmen die Zürcher Vertreter des organisierten Verbrechens aber nur einen kleinen Teil des Geschehens auf dem Zürcher Heroinmarkt; viele Junkies organisieren sich ihre Süchtigenexistenz selbst, indem sie nach Amsterdam, Mailand und Frankfurt fahren, dort einkaufen und damit zumindest von den Grossverteilern in Zürich unabhängig bleiben. Die Polizeiaktivitäten richten sich bei gleichbleibender oder gar steigender Nachfrage, in deren Versorgung selten bis nie Engpässe vorkommen, vor allem gegen diese Unabhängigen...

In kurzer Zeit ist aus einer kleinen Szene von vielleicht zwei-, dreihundert Junkies eine Massenszene geworden. Verschiedene Ereignisse wirken dabei mit...

Neben der künstlich erzeugten Haschischverknappung wirkt die im Winter 77/78 veröffentlichte Drogenserie im »Stern« von den »Kindern am Bahnhof Zoo« wie eine Werbekampagne für Heroin, deren Wirkung nur noch durch die einige Jahre später erfolgte Verfilmung der Story übertroffen wird. Die Tatsache, dass dieser Film dann auch noch in einem Kino am Hirschenplatz, also mit Blick auf die reale Drogenszene läuft, verstärkt die Werbewirkung für Heroin. Dazu spüren viele sensible Jugendliche das gesellschaftliche Sinndefizit, finden wenig Verständnis bei Eltern und Lehrern, suchen Wärme und finden diese in den paar Jugendcafés, bei Kollegen, anderen Suchenden. Ratlosigkeit findet Antwort im Stoff...

Auch die rasante technologische Entwicklung trägt wohl einiges dazu bei. Während es in den Anfangszeiten der Kifferszene an der Riviera zum guten Ton gehörte, ein Instrument zu spielen, Gitarren, Bongos, Flöten, auch Geigen täglich zu hören waren, einen guten Teil der Kommunikation ausmachten, schleppen nun viele Leute ihren Ghettoblaster mit an die Riviera, mit dessen Lautstärke die akustischen Instrumente mühelos übertönt werden können. Natürlich verdrängen die Tonkonserven mit den sauber abgemischten und aufgenommenen Platten der verschiedenen Rockbands die selbstgemachte Musik auch qualitativ, und so vertauscht sich der jahrelang bestehende Anreiz, sich zu profilieren, indem man irgendein Instrument beherrscht, mit dem Drang, sich flachzulegen, rumzuhängen. Bald darauf tauchen die Walkman auf, und so verschwindet langsam, aber sicher der Zusammenhang zwischen den Rivierabesuchern – die Kommunikation geht, die Isolation kommt.

Die Gesellschaft zeigt sich starr, festgefügt, betrachtet die ersten Grossdemos seit Jahren – wie diejenige gegen die Wehrschau in Zürich 1979 – mit Unverständnis und Ablehnung oder lässt den Protest zusammenknüppeln. Freiräume sind kaum zu finden, und die Suche nach Freiheit und Abenteuer wird genauso vermarktet wie zuvor jeder Versuch eines Ausbruchs aus dem starren, althergebrachten System.

Und so liest man immer öfter ähnliche Notizen in den Zeitungen: der 24jährige G. R. ist an den Folgen einer Drogenüberdosis gestorben. Er wurde von Beamten der Stadtpolizei in seiner Wohnung gefunden...

Sucht

... I'm still running
I just can't stop
I must get to the bottom
just to get to the top (...)
I've got the dark alleys
and the open skies
I've got the yellow fever
from the cat's eyes –
o – I let you know
how it goes in the nineth live

(Van der Graaf Generator:
Yellow fever/cat's eyes)

Im Frühjahr 79 reise ich zum erstenmal nach Amsterdam, um Heroin einzukaufen. Problemlos verlaufen Einkauf und Transport nach Zürich; nachdem die Zöllner gemerkt haben, dass ich nicht süchtig bin, an den Armen keine Einstiche habe, durchsuchen sie mein Gepäck nicht. Den Stoff will ich verkaufen; in Zürich bezahlen die Leute Fr. 700.– für ein Gramm, wofür ich in Amsterdam gerade Fr. 75.– bezahlt habe. Kein schlechtes Geschäft, und die Instrumente für die Experimental-Rockband, in der ich Gitarrist bin, sind teuer. Selbst brauche ich ja nicht viel Stoff, denke ich, und mit dem Rest werde ich Synthies und Verstärker undundund kaufen. Denke ich. Nach dieser Fahrt also beginne ich den Stoff zu verdealen. Die Leute stehen Schlange, ich habe den besten Stoff der Stadt, und das macht sich auch bei mir selbst bemerkbar...

Zum erstenmal beginne ich den Tag mit einem Kick. Noch vor dem Frühstück, auf nüchternen Magen fährt das Dope noch extremer ein als sonst. Ich gewöhne mir an, am Morgen zu kicken; wenn der Stoff am Mittag ausfährt, habe ich genug zu Hause, um mir wieder auf die Sprünge zu helfen. Der ersten Fahrt folgt eine zweite, eine dritte; ich kaufe immer mehr ein, zwanzig, dreissig Gramm bringe ich heim. Doch das noch ein Jahr zuvor leichte Leben, der lockere Umgang mit H haben ein Ende. Ohne es zu merken, werde ich süchtig, problemlos noch immer, schliesslich habe ich genug Stoff in der Schreibtischschublade, bin auch vorsichtig beim Deal, tauche unregelmässig auf, lasse einen Kollegen für mich verkaufen, den ich am Gewinn beteilige, führe daneben das normale Gymnasiastenleben weiter. Nach dem Ausscheiden aus dem sogenannten Freien Gymnasium Zürich mache ich erst mal gar nichts, deale ein wenig, übe jeden Tag drei, vier Stunden auf der Gitarre, Tonleitern, Akkorde, ziehe endlich zu Hause aus, in eine WG am Zürichberg. Noch immer glaube ich, das H im Griff zu haben, die Kontrolle zu behalten über die Droge, und merke nicht, wie ich langsam alle Grundsätze über Bord werfe. Die altbekannte Geschichte... Jeder Süchtige weiss genau, wie man es anstellen muss, um nicht süchtig zu werden, zum Beispiel nur jeden zweiten Tag fixen, die Dosis dabei niedrig halten und ähnlich gute Vorsätze. Jede Ausnahme von der Regel aber wird toleriert, ist ja nur für einmal, sagst du dir, und in kürzester Zeit verlieren sich so die guten Vorsätze und die Kontrolle bleibt auf der Strecke.

Wenn ich nicht gerade deale oder auf der Gitarre übe, lese ich. In diesem Jahr 79 ist Amérys »Hand an sich legen – Diskurs über den Freitod« mein ständiger Begleiter... Die Angst vor dem Sterben weicht der Auseinandersetzung mit dem Tod, ausgelöst durch den Tod der einen Grossmutter, dann einiger Freunde aus der kleinen Gruppe von Bürgerkindern, mit denen ich viel Zeit verbringe, die wie ich die Antwort auf viele Fragen von der Droge erhofft haben. Nun also der Tod. Die Reihe von Freunden, die an einer Überdosis sterben, wird immer länger. Einmal gehe ich an eine Beerdigung. Einer der engsten Freunde, gestorben an einer Überdosis Koks, wird begraben. Es ist kalt, es regnet. Mit mir sind andere Freunde von Gianni gekommen, um von ihm Abschied zu nehmen. Nach der Predigt kommt Giannis Mutter auf uns zu, schaut uns lange an, drückt uns die Hände, sagt leise, eindringlich: passt auf, passt auf!

Wir haben nicht aufgepasst: von den zwölf Freunden Giannis, die an diese Beerdigung kamen, sind in der Zwischenzeit acht gestorben, einer ist in Indien verschollen.

Auf der Gasse läuft alles so weiter wie gehabt. Verfolgung und Verhaftungen durch Polizei und Justiz sind an der Tagesordnung. Die Reisen nach Amsterdam werden immer gefährlicher, verschiedene Leute kommen nicht zurück, landen in holländischen oder Schweizer Knästen. In die entstandenen Lücken in der Heroinversorgung der Zürcher Szene steigen Vertreter des organisierten Verbrechens, wie es so schön gruselig in den Medien genannt wird. Der Zürcher Heroinmarkt vergrössert sich stetig und wird damit immer interessanter für den internationalen Grossdeal. Dass sich Mafia und andere Grossverteiler immer grössere Anteile des zu verteilenden Kuchens sichern können, dass sich das organisierte Verbrechen in Zürich endgültig etablieren kann, verdanken sie alle den Anstrengungen der Schweizer Drogenfahnder, die sich voll auf die süchtigen Kleindealer konzentrieren, weil sie meinen – oder ihr Vorgehen gegenüber der Öffentlichkeit so begründen –, durch uns an die Hintermänner des Drogengeschäfts zu kommen. Dass zumindest in Zürich die meisten Kleindealer auf der Gasse sich ihren Stoff selbst im Ausland besorgen, wollen sie nicht zur Kenntnis nehmen.

Verschiedene international gesuchte sogenannte Drahtzieher des Drogengeschäfts werden von den Schweizer Bullen nicht behelligt, steigen in Zürcher Nobelhotels ab, mieten sich Villen in teuren Vororten Zürichs, ohne dass die Schweizer Justizbehörden den Hinweisen von ausländischen Fahndern und Justizbeamten nachgehen. Nur in den Pressekonferenzen beschäftigen sich die Schweizer und vor allem die Zürcher Drogenfahnder mit dem Heroingrosshandel – ohne Namen zu nennen, als theoretische Grösse. Über uns, die süchtigen Kleindealer, wissen sie alles. So sorgt die Drogenpolizei, und mit ihr auch die Justiz, dafür, dass sich die Marktverteilung auf der Gasse zugunsten des organisierten Verbrechens verschiebt; die heute fast vollständige Kontrolle des Markts durch verschiedene Grossverteiler ist eine Folge der faktischen Marktkorrekturarbeit der Drogenverfolgungsbehörden. Der Anspruch dieser Beamten, das grosse Geschäft mit der Sucht zu verhindern, zumindest stark zu behindern, entpuppt sich bei näherer Betrachtung als Kampf für das Recht des organisierten Verbrechens, möglichst das ganze Geschäft in Zürich und in der Schweiz zu kontrollieren...

Das Ergebnis ihrer Anstrengungen erinnert fatal an das Votum der Schweizer Delegation anlässlich der Genfer Opiumkonferenz des Völkerbundes im Jahr 1925. Die Schweizer Vertretung wehrte sich damals gegen eine internationale Ächtung der Drogen mit dem Argument, dass im Geschäft mit den Drogen nur die Versorgung der einzelnen Konsumenten problematisch sei; nationale Gesetzgebungen böten genug Handhabe zur Behinderung eines Schwarzmarkts, auf dem sich Süchtige versorgen könnten. Wichtig aber sei, das grosse Geschäft mit den Arzneimitteln, die hier zur Debatte stünden – Morphium und Heroin –, ungehindert fortzusetzen.

Dahinter stand wohl das Interesse verschiedener Schweizer Chemiekonzerne, die finanziell und technologisch an deutschen Chemiegiganten – wie der grössten Heroinherstellerfirma Bayer & Co. – und somit am weltweiten Grosshandel mit den Opiaten beteiligt waren. Die Schweiz setzte sich damals nicht durch, nur gerade Grossdeutschland unterstützte den Antrag. Letztendlich wurde dann auch der Verlust des Drogengeschäfts mehr als wettgemacht durch den Siegeszug der die Opiate ersetzenden Valium, Librium etc.

Zurück zur heutigen Drogenrealität. Wie gross das Interesse am ungestörten Ablauf der Drogengeschäfte, wie stark der Einfluss dieser Geschäfte auf den Schweizer Finanzmarkt bereits ist, lässt sich allein schon an der Reaktion der Zürcher Börse auf die Ankündigung der Schweizer Bankenkommission ablesen, in Zukunft die Sorgfaltspflicht gegen Fremdanleger, Flucht- und Drogengelder etc. anzuwenden: innert sechs Stunden verlor der Franken gegenüber dem US-Dollar vier Rappen (Juni 89).

Man kann sich mit gutem Recht fragen, wie unabhängig der Finanzplatz Schweiz von schmutzigen Flucht- und Drogengeldern von Diktatoren und andern Bösewichten noch ist, wie klar aber auch das Bewusstsein der Verantwortlichen dieses Finanzplatzes darüber ist, dass ohne die Narcomilliarden von Mafia und Medellín-Kartell, gegen das der amerikanische Präsident gleich den heiligen Drogenkrieg gestartet hat, gar nichts geht, wenn schon die blosse Ankündigung der künftigen Anwendung bestehender Gesetze die Börse so panisch reagieren lässt.

Wem steigt da nicht der Kaffee hoch beim Gedanken an diese Doppelmoral, einerseits ganz offensichtlich die Milliarden aus dem Drogengeschäft entgegenzunehmen, sie entweder in Nummernkonti zu verbergen oder sie in Schweizer Firmen sauberwaschen zu lassen – dem Gedeihen des Bankwesens zuliebe –, auf dass die wenigen NOCH NICHT korrupten Beamten bei unangenehmen Nachforschungen und Untersuchungen ins Leere stossen, andererseits aber eine brutale Menschenjagd ohnegleichen auf die paar Süchtigen auf dem Platzspitz zu veranstalten, die, zum grossen Teil aidskrank, mit offenen Abszessen an Armen und Beinen kaum in der Lage sind, sich zu wehren, wohl aber ärztliche Versorgung und – ja, verflucht – sauberes Dope benötigten, um zu überleben, anstelle der publikumswirksamen Bullen- und Politikershow, die sich hier Drogenpolitik nennt.

Graue Wölfe, Mafia, Camorra, 'N draghetta, Cosa nostra – und andere Ehrenwerte Gesellschaften – wissen wohl nur zu gut, was sie am Finanzplatz Zürich haben, haben dabei aber nicht nur den verschiedenen Finanzgesellschaften, Banken und Geldwaschinstituten zu danken, sondern vor allem der teilweisen Blindheit von Polizei und Justiz, die sich bei ihrer Arbeit voll auf die Gasse konzentrieren und sich die sensiblen Finger nicht am Paradeplatz oder am Zürichberg, in Nobelhotels oder an der Goldküste verbrennen wollen.

Das sind Unterstellungen, werden die Drogenfahnder sagen und dabei auf die über hundert Mitglieder der Tamil Tigers hinweisen, denen sie doch den Handel mit sieben Kilogramm Heroin nachweisen konnten, als Beleg dafür, dass sich Polizei und Justiz vor gar nichts fürchten. Sie werden dabei kaum erwähnen, dass dieser angebliche Grosserfolg der Antidrogenbehörden gerade zur Zeit der massivsten Hetze gegen tamilische Asylbewerber in Medien und Bevölkerung stattfand. Sie werden wohl auch kaum erwähnen, dass diese sieben Kilogramm – verteilt auf über hundert Beteiligte – nicht gerade viel sind, vor allem sehr wenig im Vergleich zu den über hundert Kilogramm Heroin, die ein italienisches Gericht dem jahrelang unbehelligt in der Schweiz lebenden türkischen Geschäftsmann Musullulu nachweisen konnte, und dass die Zürcher Justiz jahrelang Hinweise auf Identität und Aufenthaltsort dieses tatsächlichen Grossdealers verschlampte und untergehen liess, ist ja wohl auch nicht besonders erwähnenswert...

Über die Gründe für die Rücksichtnahmen der verschiedenen Schweizer Drogenbehörden gegenüber dem internationalen Geschäft lässt sich lange spekulieren...

1979

Mir ist inzwischen klar geworden, dass ich den Stoff brauche; noch nicht aus körperlicher Erfahrung – das ist mir bislang erspart geblieben. Aber ich mache jeden Tag mehrere Kicks, gehe nur noch selten aus, hänge zu Hause rum, spiele Klavier oder Gitarre, und der aus Amsterdam mitgebrachte Stoff schwindet – durch den Deal, vor allem aber wegen meines Eigenverbrauchs. Verschiedenen Verwandten und Bekannten fällt mein verändertes Aussehen und Verhalten auf, sie versuchen mit mir über Drogen und Sucht zu sprechen, ohne zu ahnen, wie tief ich bereits in solche Geschichten verstrickt bin. Nach einer Serumhepatitis, die ich im Spital auskurieren muss, begreifen sie mehr, ich höre aber bereits nicht mehr hin. Sucht und die intensive Beschäftigung mit Musik und Philosophie kosten zuviel Zeit.

Die Serumhepatitis habe ich auf der Gasse aufgelesen. Der sogenannte Spritzentausch ist verbreitet, schliesslich haben Kantonsarzt Kistler und die Staatsanwaltschaft den Apotheken und Ärzten verboten, Spritzen zu verkaufen – man wolle den Süchtigen ihre illegale Handlungsweise nicht erleichtern, und Anfänger sollten abgehalten werden, sich auf Heroin einzulassen. Am Schreibtisch sehen solche Auffassungen sicher sehr überzeugend aus, unter der Voraussetzung natürlich, dass Grundsatz vor Mensch kommt... (Dazu später mehr; in den siebziger Jahren war Aids noch nicht bekannt, durch den Spritzentausch wurden Serumhepatitis und andere Infektionen übertragen, und dagegen gab es verschiedene Möglichkeiten, sich zu schützen – Impfaktionen zum Beispiel.) Natürlich werden die Nadeln sehr schnell stumpf, und wir versuchen, sie auf den Reibflächen von Streichholzschachteln zu schärfen. Jeder gibt sein Besteck weiter; jeder kann in die Situation kommen, keine Spritze mehr zu besitzen, schliesslich beschlagnahmen die Bullen jedes Besteck.

Noch immer ist die Selbstversorgung auf der Gasse Trumpf; aber die Reisen nach Amsterdam werden immer gefährlicher – bald jede zweite Reise von Kollegen endet im Knast. Die andern haben die Wahl – entweder Alternativen zu suchen, mit der Mafia oder andern Grossverteilern zusammenzuarbeiten oder sich das Geld für den Stoff mit Einbrüchen, Kleinkrediten oder auf dem Strich zusammenzumischeln. Einige alte Kollegen lassen sich mit den Grossverteilern ein; sie zahlen sehr viel für mittelmässigen Stoff, erleben knallharte Bedingungen – in sehr kurzer Zeit, einigen Stunden, soundsoviel Dope verdealen müssen, auf Kommissionsbasis, d.h. erst den Stoff kriegen, verdealen und dann abrechnen. Ich merke schnell, dass sich die Leute zusätzlich zu ihrer Sucht ganz andere, viel perversere Abhängigkeiten einhandeln, weiss auch, dass ich selbst für Einbrüche zu ungeschickt bin. Einige Zeit versuche ich mich mit gefälschten Unterschriften unter fremden Vollmachten durchzumischeln; die Sache fliegt auf, was mir eine Verurteilung wegen Betrug und dazu einiges an Schulden einträgt, und so muss ich mir eine andere Möglichkeit suchen.

Frankfurt, Stadtpark Mitte – Haschwiese

Noch einmal reise ich nach Amsterdam, schaffe es, etwas Dope über die Grenzen zu bringen, habe so ein paar Tage Zeit gewonnen, um eine Alternative zu finden. Ich hänge jetzt viel im »Shorts« herum; in dieser Bar, die einer der wichtigsten Kontaktorte des Gassendeals geworden ist – nachdem »Antares«, »Blow Up«, die »Brasserie Rämi«, »Turm«, »Odéon« etcetc. geschlossen oder so umfunktioniert wurden, dass es niemanden aus der Szene hinzog –, werden Junkies toleriert, wir sind Gäste wie andere auch, der Jungmanager von der Bankfiliale nebenan, die Plattenverkäuferin, Tänzerinnen von den nächstgelegenen Nachtklubs, Lehrlinge, Studierende, Mittelschüler. Hier erklärt mir ein ziemlich besoffener Chemiedozent von der Uni, wie man LSD herstellt, hier treffe ich Kollegen und Kunden, hier verliebe ich mich in eine Junkiefrau, und hier erzählt mir irgendeiner irgendwann in diesem verrückten Frühling 79, dass in Frankfurt der Stoff ebenfalls stinkbillig zu haben sei. Ich überlege mir das gründlich, und einen Kleinkredit und drei gefälschte Vollmachten später reisen wir gemeinsam nach Frankfurt, um uns mal umzusehen und gegebenenfalls so viel Dope wie möglich einzukaufen, um in Zürich den alten Deal wieder aufzunehmen. In Frankfurt staunen wir schon am Bahnhof, wie einfach es hier ist, Spritzen zu kaufen: in die nächste Apo gehen, dreimal Einwegspritze mit Nadel sagen und – pro Stück eine Mark – bezahlen. Wenn du in Zürich eine Spritze kaufen willst, zahlst du bis zu zehn Franken auf der Gasse – Schwarzmarktpreis. So ausgerüstet machen wir uns auf den Weg, finden diesen Stadtpark Mitte, wo sich die Frankfurter Szene aufhalten soll, und staunen noch mehr. Nicht wie in Zürich auf dem Hirschenplatz, wo einige Junkies sich in dunkle Ecken drücken, um nicht aufzufallen – nein, Hunderte von Junkies hängen da rum, machen sich ihre Kicks, dealen, schauen unschuldig in die Gegend, wenn die Bullen auftauchen, und schämen sich ihrer Junkieexistenz überhaupt nicht, wie es scheint. Erstmal kaufen wir ein Gramm H, bezahlen tatsächlich nur grad 120 Mark dafür, umgerechnet etwas mehr als hundert Franken. Der Stoff ist gut, besser als in Zürich jedenfalls. Wir erkundigen uns nach den Preisen für eine Unze, fünfzig oder hundert Gramm, lernen verschiedene Leute kennen. Nach dem ersten, missglückten Versuch, uns linken Stoff anzudrehen, werden wir akzeptiert, und ein Typ führt uns schliesslich zum Hardrockcafé ganz in der Nähe – wir sollten dort warten, es werde bald jemand kommen, der uns weiterhelfen könne. Eine halbe Stunde später kommt eine junge Frau auf uns zu, nennt uns bei unseren Namen, die wir vorher dem Typ gesagt haben, ist also die Sendbotin oder Mitarbeiterin des Dealers. Sie spaziert mit uns durch die Stadt, in einem andern Park setzen wir uns unter eine Baumgruppe. Zwei Leute kommen auf uns zu, die Frau trägt wie unsere Begleiterin eine grosse Sonnenbrille, die das halbe Gesicht verdeckt. Sie bringen einen Picknickkorb mit, breiten ein Tischtuch aus, packen Becher und Thermoskrug aus, wir spielen Picknick. Während die andern die Gegend betrachten, absichern, dass wir nicht überrascht werden, teste ich den Stoff; er ist gut, und aus dem gleichen 100-Gramm-Sack schöpft der Typ nach meinem O. K. die Unze, die wir kaufen – fast dreissig Gramm für 2500 Mark, etwa 2300 Franken. Wir packen unsern Picknickkorb zusammen, nachdem uns die Frankfurter geholfen haben, den Stoff transportfertig zu verpacken. Wir tauschen Adressen aus, machen ein Datum aus, an welchem wir vermutlich wieder nach Frankfurt fahren werden.

Problemlos verläuft die Rückreise; an der Grenze blicken die Zöllner nicht mal in unsere Taschen, geschweige denn in unsere Zigarettenschachteln. Ist auch besser so, denn dort drin steckt der Stoff.

Ein einfaches Verfahren – ein Telefon nach Frankfurt, natürlich nicht an den Dealer direkt; ich rufe ins McDonald's an, jeweils am Mittwochabend ist sein Partner dort, den ich ausrufen lasse, sage meinen Vornamen, nach seinem O. K. sage ich Freitag, 12.58, 30; der Typ antwortet wieder O. K., und wenn ich nach Frankfurt fahre, sitzt er mit den dreissig Gramm bereits im Hardrockcafé, und der Austausch von Geld und Stoff geht sicher über die Bühne. Nach dem zweitenmal ist den Frankfurtern klar, dass wir sie nicht linken, genau die vereinbarte Menge Geld zahlen, sie auch nicht an die Bullen verpfeifen; ebenso wissen wir, dass wir vor Linkereien und Denunziation sicher sind, und so laufen die Deals korrekt und glatt.

Erst in Zürich öffne ich die Zigarettenschachteln, nehme die hineinmontierten Filter weg, darunter ist der Sack mit dem Stoff; für die nächsten Wochen sind Stoffversorgung und Geld gesichert.

Kunst, Knast, Kurve, Kummer

The lady with her skin so white
– you never did quite catch her name –
now she holds you in the night
and she never let go again –

(Van der Graaf Generator:
When she comes)

Einige Monate lang läuft alles glatt; das Dope, welches ich in Frankfurt kaufe, ist in Zürich unübertroffen; die Leute stehen Schlange, wenn wir auftauchen, um das Dope wieder zu Geld zu machen. Das meiste Dope aber verbrauche ich jetzt selbst; ich werfe in der Zwischenzeit beinahe ein ganzes Gramm in den Löffel, um einen Kick zu machen; bis zu fünf Gramm verbrauche ich an einem einzigen Tag.

Mit den Kollegen von der Band – ein ehemaliger Mitschüler spielt Keyboards, sein Bruder Bass, und ich bediene die verschiedenen Gitarren; der Schlagzeuger steigt aus, nachdem wir übrigen seine Begeisterung für Discosound nicht teilen, oder er nicht unseren Hang zu düstermagischem Depressoexperimentalrock – beginne ich wieder vermehrt zu üben; während ihrer Schulsommerferien werden wir im Ferienhaus ihrer Eltern ein Studio einrichten und ein Demotape aufnehmen. Schon ein Jahr zuvor haben wir so ein Band aufgenommen, gegen die chaotischen pink-floyd-artigen Soundmalereien von damals aber haben wir alle Fortschritte gemacht. Wir werden versuchen, Trakls Gedicht »Passion« zu vertonen... Andrea, der Keyboarder von Nomansland, wie wir unsere Band nennen, hat das Gedicht aus der Schule mitgebracht; nach der Lektüre sind die Ideen direkt greifbar... Trakl, der vor dem Ersten Weltkrieg an einer Überdosis Morphin starb, spricht mich zutiefst an: »Dunkel erglüht im Herzen die Höllenblume...«

Wir bauen das Studio auf, schliessen Instrumente am Mischpult an, lassen das auf Kassette aufgenommene letztjährige Band laufen, stimmen uns wieder aufeinander ein – musikalisch, menschlich.

Nach einigen Tagen ist bereits das Grundgerüst des Sounds – ohne Gesang, ohne Soloinstrumentierung – aufgenommen. Irgendwann merkt Andrea, dass ich ziemlich viel Heroin mitgenommen habe, auch täglich konsumiere. Er spricht mich darauf an, sagt, dass er einige Mühe damit habe; ich erkläre, dass ich damit aufhören könne, glaube mir auch selbst, bin ja bis zu diesem Moment immer so vollgepumpt gewesen, dass ich gar nie auf Entzug kommen konnte; rein gefühlsmässig betrachtet vermute ich zwar, dass das Aufhören nicht so einfach sein wird, aber ich weiss es nicht... Ich fahre also am nächsten Tag nach Zürich, kaufe einige Kabel, die uns für die Aufnahmen noch fehlen, fahre nach Hause, mache kurz vor der Rückreise einen letzten Kick. Dann verstaue ich den Stoff in einem zusammengeklebten, ausgehöhlten Buch, die Spritzen schiebe ich unter den Frisbee, der auf dem Schreibtisch liegt; zuletzt fahre ich zurück.

Ich fühle mich nicht besonders gut, gehe darum früh schlafen. In den letzten acht Monaten habe ich jeden Tag Heroin konsumiert, geht mir durch den Kopf, ich überlege mir, dass ich bald wieder nach Frankfurt fahren muss, um den Konsum der letzten Zeit wieder wettzumachen. Kaum was eingenommen, nur verbraucht, denkt es in mir, und warum kann ich nicht einschlafen, frage ich mich und wälze mich unruhig hin und her, stehe nochmal auf, koche einen Tee; dazu denkt es ununterbrochen weiter, ich schwitze, registriere ich, bin unruhig, friere, schlottere, einige heisse Wellen, die in einem Kälteschauer verebben. Ich zünde mir eine Zigarette an, drücke sie bald wieder aus – die schmeckt abscheulich. Warum denn, was ist anders als sonst? Bin ich krank, frage ich mich. Heute morgen habe ich mich doch noch gut gefühlt. Ich habe Durst, trinke Tee, bald darauf muss ich kotzen, kotze Abendessen und Gallenflüssigkeit und Schleim, und so geht es immer weiter, die ganze Nacht hindurch. Die beiden andern kommen am Morgen gut ausgeschlafen nach unten, ich erkläre mit viel Mühe, dass ich heute im Bett bleiben muss, dass ich krank sei, rede mir den Mund fusselig, rede ununterbrochen, nein, sage ich, das hat mit dem Dope nichts zu tun, vermutlich habe ich etwas Schlechtes gegessen, gestern in Zürich, und während ich diesen Gedanken noch verfolge und drumrumrede, haben die beiden Freunde schon längst gemerkt, dass ich auf Entzug bin... lange vor mir. Nachdem ich zwei, drei Treupel geschluckt habe, geht es einigermassen, der Tag geht schleppend, quälend langsam vorbei, einige Male versuche ich den hundertmal geübten Lauf auf der Gitarre, den ich eigentlich im Schlaf beherrsche, zu spielen, rutsche mit den Fingern hilflos auf dem Griffbrett rum, vergreife mich. Das hat keinen Zweck, bringt nichts; ich verkrieche mich ins Schlafzimmer, drehe einen Joint – vielleicht läuft's nachher besser. Bekifft begreife ich, endlich, mehr als vierundzwanzig Stunden nach dem letzten Kick, was mir fehlt; ich habe keine Ahnung, wie lange dieser Zustand noch dauern kann, beschliesse aber, todmüde und völlig geschlaucht, wie ich jetzt bin, nochmals früh ins Bett zu gehen, und, für den Fall, dass es mit dem Schlafen wieder nicht klappen will, mit dem Taxi nach Zürich zu fahren, um den Stoff zu holen. Um zehn Uhr bin ich noch immer hellwach, gehe zum Telefon, suche das örtliche Taxiunternehmen im Telefonbuch, rufe an, sage den beiden Mitmusikern, dass ich ins Dorf runterfahren werde, was trinken gehen oder so, wenn ich sowieso nicht schlafen kann. Bald darauf kommt das Taxi; ich sage dem Fahrer das Fahrtziel Zürich, wir fahren los. Draussen stürmt es, aus dem Autoradio tönt alter Rock'n'Roll, Bill Haley, Jerry Lee Lewis, es blitzt, durch die nassen Autoscheiben sieht man eine gespenstische Landschaft verschwommen vorbeiziehen, der Sturm reisst und zerrt an den Bäumen am Strassenrand, jede neue Bö schiebt den Wagen auf die Seite, kaum ein anderes Auto ist unterwegs. Die Stimmung draussen entspricht mehr als genug meiner eigenen, inneren, viel zu langsam geht mir diese Fahrt, auch wenn der Fahrer sein Bestes gibt, einiges schneller fährt als erlaubt – nicht schnell genug für einen Süchtigen auf Entzug. Endlich kommen wir in Zürich an; zum Glück kennt der Typ die Strasse, wo ich wohne. Ich sage ihm, er solle warten, deponiere erstmal hundert Franken, etwas mehr als das Fahrtgeld, reisse die Türe auf, stürme ins Haus hinein, die Treppen hoch, verflucht, warum mussten wir unsere WG im vierten Stock einrichten. Das nächste Hindernis ist meine Zimmertüre; schliesslich habe ich mein ganzes Geld und den Stoff drinnen versteckt, darum ist abgeschlossen. Und der Schlüssel ist in der Reisetasche, die ich auf dem Land gelassen habe... Schliesslich frage ich Dani, der seit zwei Wochen in unserer WG wohnt, ob er, mit seinen Einbrucherfahrungen, helfen könne. Nein, sagt er, du hast dir ein zu gutes Sicherheitsschloss montieren lassen. Zuletzt sprengen wir die Türe auf, mit Brachialgewalt, und nach einigen extremen Fusstritten springt sie in zwei Stücke – ums Schloss herum bleibt sie dort, wo sie hingehört, der Rest springt auf...

Wo habe ich den Stoff hingetan? Und die Spritzen? Und das Geld? Ich finde den Stoff, aber die Spritzen, wo sind diese Scheissdinger? Ich habe doch mehr als zwanzig aus Frankfurt mitgebracht, da müssen doch noch einige vorhanden sein. Das Geld ist noch da, ich stopfe es in die Jackentasche, egal jetzt, ich brauche eine Spritze, ich kann doch nicht warten, bis ich zurückgefahren bin, dort – ja aber dort habe ich nur Nadeln, die Spritzen habe ich weggeschmissen in diesem idiotischen heroischen Anfall. Wozu auch aufhören? Und sowieso, ich spiele doppelt, was heisst doppelt, zehnmal so gut Gitarre auf H, da könnt ihr sagen was ihr wollt wo sind diese verdammten Spritzen VERFLUCHTNOCHMAL... Ich habe resigniert, ich finde die Dinger ja eh nicht, geh ich halt nachher schnell im »Shorts« vorbei, jemandem eine Spritze abkaufen. Für den Moment werde ich einen Schnupf Heroin hochziehen. Ich habe noch nie geschnupft – wozu auch, wo es doch Nadeln und Spritzen gibt. Aber jetzt muss ich. Ein Glas Wasser, um die Schleimhäute danach anzufeuchten, schnell eine Note gerollt, Dope auf den Schreibtisch, ich schiebe den Frisbee, unter dem ich eine Woche später die zwanzig Spritzen finden werde, zur Seite, schnupfe das Heroin, ziehe alles hinein, riecht pervers, auch spüre ich kaum eine Wirkung. Ich verabschiede mich von Dani, verlasse das Haus, gehe zum Taxi, in dem der Fahrer vor sich hin schnarcht, ich wecke ihn, entdecke, dass der Zähler bereits auf zweihundert Franken steht, egal – ich BRAUCHE eine Spritze. Ich zeige ihm, wie wir ins Niederdorf kommen, lasse ihn beim »Shorts« anhalten, wo ich aussteige und bald darauf einen der Junkies entdecke, die regelmässig bei mir Dope kaufen. Los, verkauf mir dein Eisen, ich brauch dringend eins. Nach langem Hin und Her rückt er damit raus, gibt mir aber nur die Spritze, keine Nadel, die brauche er selbst. Egal, Nadeln habe ich ja. Ich schiebe ihm dafür ein Piece H rüber, eine teure Spritze, macht nichts, Geld habe ich, und Stoff genug. Wieder im Taxi – endlich können wir zurückfahren. Der Sturm ist abgeflaut, zeitweise taucht der Mond zwischen einigen Wolken auf, beleuchtet die Landschaft; ich habe mich etwas beruhigt, bin aber weit davon entfernt, mich wohl zu fühlen. Ankommen, die restlichen fünfzig Franken hinblättern, ich stürze ins Haus, hole eine Nadel, den Löffel und das Ascorbin aus der Reisetasche, gehe wieder hinaus ins Freie. Ich fülle die Spritze beim Brunnen, löse den Stoff ebenfalls dort auf, setze mich zwischen die paar Bäume im Garten, wo einige Quader die Grundform einer Pyramide bilden. Nach dem Flash blicke ich auf und sehe einen vollen Mond unbedeckt zwischen abziehenden Gewitterwolken aufsteigen, ruhig seine Bahn ziehen. Leiser Wind spielt auf den Grashalmen, kräuselt die hochstehenden Ähren des Weizenfeldes nebenan. Wellenförmig streicht der Wind darüber. Ruhe. Ruhig stehe ich auf und gehe ins Haus, hole die Gitarre heraus, spiele lange, versuche die Stimmung einzufangen, in Töne zu fassen.

In den nächsten Tagen stellen wir unser Band fertig, räumen das Studio zusammen, kehren zurück nach Zürich. Am Mittwoch abend rufe ich in Frankfurt an, melde unser Kommen an, gebe die Bestellung durch.

Zwei Tage später fahren wir. Wieder werden wir erwartet, der Stoff ist gut wie immer. Diesmal bleiben wir länger, feiern die Wiederaufnahme der Geschäfte nach der Pause, ziehen durch die Frankfurter Bars, geniessen das Nachtleben, besuchen Fressbeizen und Stripbars, ziehen weiter, schnupfen von Zeit zu Zeit ein wenig Koks, unser Dealer reicht sein silbernes Döschen mit dem Stoff herum, wie im Film, denke ich, aber: das ist real. Der Stoff ist sicher im Hotelsafe, nur die nötigen paar Gramm haben wir dabei, verschwinden von Zeit zu Zeit auf dem Klo, um dem drohenden Affen – monkey on my back, sangen, spielten Ten Years After, wussten wohl auch warum – zu entgehen, kehren gutgelaunt zurück. Irgendwann um drei Uhr morgens landen wir in einem Bordell, feiern dort weiter, oder müssen dort weitergefeiert haben – so genau weiss ich das nicht mehr. Auf jeden Fall werde ich gegen zehn Uhr geweckt von einer blonden Schönheit, sie richtet von unserem Dealer Grüsse aus, er sei schon gegangen. Nach einem Kick bin ich einigermassen fähig, meine Gedanken zu ordnen, hole dann den Kollegen in seinem Zimmer ab, wir verabschieden uns von den Frauen, fahren mit einem Taxi in unser Hotel zurück, frühstücken dort ausgiebig, leeren den Safe, machen uns reisefertig.

Im Zug penne ich sofort wieder ein, bin noch recht müde von der Feier am Abend zuvor. Das Dope haben wir geteilt, meinen Anteil habe ich in einem der Klos in den Abfalleimer montiert, behalte nur eine Zigarettenschachtel bei mir, weil ich gerne im Zug einen Kick mache – auf dem Klo Stoff auflösen, dann im Abteil die Nadel in den Arm jagen, mich auf den Polstern flachlegen. Ich erwache wieder, nehme das Besteck aus der Reisetasche, öffne die Abteiltür, sehe von beiden Seiten Zöllner kommen. Ich habe nicht gemerkt, dass wir schon so lange gefahren sind, gehe zurück, werfe die Zigarettenschachtel in die Tasche, das Besteck schiebe ich unter die Bank, nehme den Ausweis hervor. Ich sitze gerade neben der Türe. Der deutsche Zöllner hat seine Arbeit gemacht und nichts gefunden. Dann kommt der Schweizer Zöllner: bitte Ihre Papiere. Ich gebe ihm meinen Ausweis. Er schaut das Foto, dann mich an, darauf ins Fahndungsbuch, entdeckt meinen Namen nicht darin, grüsst, geht hinaus. Ich atme auf, schaue auf den Gang hinaus, sehe den Zöllner, wie er in einem Notizbuch blättert, die letzte Seite aufschlägt, sehe meinen Namen, ganz klar steht da Christian Bänziger, 15-12-58, anhalten. Die nächsten Minuten nehme ich kaum wahr, bin unfähig zu reagieren. Dabei steht das Fenster offen, ich hätte das Zigarettenpäckchen problemlos hinausbefördern können. Aber ich kann mich kaum rühren... der Zöllner kommt zurück, will nochmal meinen Ausweis sehen, vergleicht die Daten miteinander – ja ich bin's tatsächlich. Er will nochmal in meine Tasche sehen, nimmt gleich die Zigarettenschachtel hervor, sagt: wollen Sie sie öffnen, oder soll ich? Ich sage nichts, er findet den Stoff sofort, alarmiert über Funk die Basler Polizei, bleibt sitzen, damit ich nicht flüchten kann.

In Basel werden wir bereits erwartet, Handschellen klicken, ich werde zum Gefangenentransporter geführt, zum Lohnhof befördert, eine Zellentür wird geöffnet, ich werde hineingestossen, die Türe schliesst sich, ich bin allein. Allein? Allein mit meinen Gedanken, zuerst immer wieder die Frage: warum, warum gerade jetzt, woher wussten die Bullen, die Zöllner, dass ich komme, dass ich Dope schmuggle, bin ja in Zürich praktisch nie auf der Gasse gewesen, nur einmal im Zusammenhang mit H verhaftet worden, und das ist über ein Jahr her. Wer hat mich verpfiffen? Denn das muss geschehen sein, zu genau wusste der Beamte am Zoll, wo der Stoff zu finden war. Hoffentlich haben die Bullen die übrigen Päckchen nicht gefunden, sonst sitze ich tief in der Scheisse.

Ich komme auf Entzug. Es wird kalt in mir, um mich. Diesmal weiss ich schon, was kommt, und genau dieses Wissen macht alles noch schlimmer. Schweissausbrüche, frieren, schlottern, kotzen, Rükkenschmerzen – wirklich: der Affe klettert mir den Rücken hoch, mein Rücken ist steif, wie aus Glas, jede Bewegung schmerzt. Kopfschmerzen. Immer wieder der Gedanke DARAN, nur einen Kick, nur einen einzigen Kick möchte ich, einen einzigen kleinen Kick. Alles schmerzt, die Augen tränen, die Nase läuft, jede Menge Rotz fliesst, und dazu dieser ekelhafte Geruch, dieser bittergiftige Schweiss, alles stinkt danach. Die Zellentür öffnet sich, ein Wärter bringt mich zum Staatsanwalt, auch zwei Bullen sitzen im Raum. Kreuzverhör; einer konzentriert sich nur auf die offiziellen Sachen wie Namen, Adresse, Beruf, Eltern; der zweite interessiert sich für die Suchtgeschichte, der dritte, der Staatsanwalt, konzentriert sich auf den zu untersuchenden Fall. Gefunden haben wir genau 13,38 g sehr reines Heroin, sagt er. Ich atme unhörbar auf; die haben den Rest nicht entdeckt, hoffentlich hat mein Partner das Zeug geholt. Sie vermuten, dass sie nicht alles gefunden haben; damit haben sie recht, aber das werden sie mir erst nachweisen müssen. Während die drei ihre Fragen stellen, studiere ich ihre Rollenverteilung – der Typ, der sich für Eltern, Namen, Adressen etc. interessiert, spielt den Bösen, den Wilden Mann, sein Kollege ist der väterlich-mitfühlende Typ – komm doch, zu mir kannst du Vertrauen haben, worauf ich ihm sage, ich verlange, gesiezt zu werden, und er wirke auf mich weder vertrauenerweckend noch so toll, wie er sich selbst finde; der Staatsanwalt ist die neutrale Instanz zwischen den beiden. Der ist gefährlich, merke ich, antworte deshalb nur noch auf die Fragen des Wilden Mannes, mit dem Hinweis darauf, dass ich das Durcheinandersprechen der drei nicht verstehe.

Ich merke, dass ich mich gut gehalten habe, als sich die drei zum Abbruch des Kreuzverhörs entschliessen. Jeden Tag geht es so weiter, stundenlange Verhöre, wofür ich bald einmal ganz dankbar bin, lenkt es mich doch von den Schmerzen, von den quälenden Gedanken an den Stoff ab.

Wieder zurück in der Zelle, versuche ich mich weiterhin abzulenken: ich habe gemerkt, dass während der emotionalen und intellektuellen Belastung der Verhöre die Entzugsschmerzen kaum spürbar waren, begreife auch, dass die Einstellung dem Turkey gegenüber diesen härter oder leichter macht. Ich versuche die Verhöre nochmals durchzudenken, wo ich Fehler gemacht, zuviel geantwortet habe, wo Widersprüche entstanden sind zwischen verschiedenen Teilen der Aussage, die ich zum Eigenverbrauch und den dreizehn Gramm H gemacht habe, lege mir die Strategie für den nächsten Tag zurecht, damit ich nicht unter die Räder komme.

Die Nächte sind am schlimmsten; kaum wird das Licht gelöscht, kann ich nicht mehr schreiben, beginnen sich die Gedanken zu drehen, bis sie unweigerlich wieder beim H landen. Ich lege mich aufs Bett, Embryostellung, die Hände zwischen die Beine geklemmt, allein diese Berührung löst eine Erektion aus, den Orgasmus des Gehenkten... das hat mit Geilheit nichts zu tun, erlöst aber für Sekunden, Minuten, befreit... eine, zwei Zigaretten später wieder diese irrsinnigen Gedankenblitze, Gedanken an das Verhör, an die Kollegen draussen, von da direkt zum H. Verflucht, hört denn das nie auf? Die achte Nacht bringt endlich ein wenig Schlaf, vielleicht zwei, drei Stunden nur, aber ich habe seit der Verhaftung am Zoll kein Auge zugetan. Auf Entzug gibt es keinen Schlaf... das monate-, jahrelange Einwirken auf den Hormonhaushalt... Heroin behindert die normale Adrenalinproduktion der Nebenniere... danach kommt alles gedrängt hervor, eine Überproduktion an Adrenalin lässt den Entziehenden nicht schlafen, bis er runter vom Stoff ist – oder Heroin in den Kreislauf schiesst. Deshalb auch die Rückenschmerzen, die Nieren kommen da ganz einfach nicht mehr mit, müssen zuviel Dreck, Gift aus dem Körper schaffen...

Aber die körperlichen Symptome sind nur ein Teil des Entzugs; die permanent gedopte Psyche rebelliert, ruft dir die lange verdrängten Bilder, Gedanken, Gefühle ins Gedächtnis, und diese Marter ist schlimmer. Erinnerungen – an die verlorene grosse Liebe, an die Familie, Freunde, Musik, oder an das, was du alles gemacht hast, um den Stoff nicht zu verlieren, den Schmuggel, den Deal, die gefälschten Schecks und Vollmachten, der schnelle Griff in fremde Taschen; egal...

Wie lange habe ich eigentlich nicht mehr mit einer Frau geschlafen? Geliebt, rumgeschmust? Wie lange ist's her, dass ich gehasst, mit andern gestritten, diskutiert habe? Die nächtelangen Diskussionen auf der Suche nach Gott oder dem Sinn des Lebens – weggeschwemmt unter Strömen von Heroin, vergessen in den warmen Armen von Sister Morphine. Wenigstens habe ich noch Musik gemacht, nicht alles auf die Seite geschoben, vergessen, verdrängt.

Eine Frage des Staatsanwalts löst mehr aus; er hat gefragt, warum ich mit Heroin begonnen habe, was ich darin sehe oder finde. Er bezieht sich mit dieser Frage auf meine Herkunft, die – abgebrochene – Gymnasiumslaufbahn, das Konsi Zürich, wo ich Klavierstunden genossen habe – oder erlitten, je nach Standpunkt. Ich merke, dass er sich in Zürich erkundigt hat, er kennt sogar meine schulischen Vorlieben und Stärken, die ganz auf dem sprachlich/historisch/philosophischen Teil des Schulstoffs liegen, während ich die Naturwissenschaften ganz einfach langweilig finde, nichts damit anfangen kann.

Ich begreife, dass dem Staatsanwalt nicht in den Kopf will, warum ich die herkunftsbedingten Vorteile, die er aufgrund der familiären Fakten und Daten berechnet hat, nicht ausnutzen will, die tollen Startchancen über Bord gekippt habe. Ich will's ihm nicht erklären, weil ich diese Leute – schon herkunftsbedingt, würde er sagen – nur zu gut kenne, weil ich ihm nie verständlich machen könnte, dass diese Herkunft, um die er mich offensichtlich beneidet, mit meiner Sucht einiges zu tun hat, dass der bildungsbürgerliche Hintergrund eine Hypothek ist, an deren Last man zerbrechen kann, dass dessen Forderungen an mich und meine Suche nach Sinn, nach Leben sich direkt gegenseitig ausschliessen. So werfe ich ihm statt dessen einen Knochen hin, murmle was von Kunst, von Musik, was ihn zu einem Monolog über Kunst, wie er sie versteht oder nicht, abheben lässt. Mir schwirrt der Kopf, bin froh, dass ich in die Zelle zurückdarf, lege mich dort auf die Pritsche, um mich in mein gedankliches Schneckenhaus zurückzuziehen. Gedanken über Herkunft und mich, zum Beispiel:

Geboren im Winter 58 in eine jener Bildungsbürgerfamilien des rechten Zürichseeufers, die Fritz Zorn in seinem »Mars« so treffsicher beschrieben hat; Vater, Historiker und Germanist, gründete und leitet(e) verschiedene renommierte Privatschulen; Mutter begann als Tochter eines finnischen Konzertpianisten nach der Handelsschule Wagner- und Beethovenarien zu trällern, bevor sie den Gesang zugunsten der Malerei verwarf. Der Familienstammbaum bietet auf beiden Seiten viel Hintergrund, beispielsweise einige hundert Jahre protestantischen Pfarrertums im finstersten Appenzell bis hin zum Grossvater väterlicherseits, Freund und Gegner von Leonard Ragaz, heimlicher Verehrer des Buddhismus und Freimaurer, konservativ und trotzdem, als Fluchthelfer, von den Schweizer Nazis auf die schwarze Liste gesetzt für den Fall eines Einmarschs deutscher Truppen, schliesslich von den Kirchenoberen nach Amden verbannt, wo er alsbald frustriert verstarb. Oder der Urgrossvater mütterlicherseits, Konteradmiral der finnischen Flotte im Ersten Weltkrieg und im Befreiungskrieg gegen die eben entstehende Sowjetmacht, Held meiner Kindheit, bis ich entdeckte, weshalb die Familie immer wieder betonte, er sei die letzten Jahre seines Lebens senil gewesen: da war diese Ausgabe des »Völkischen Beobachters« aus dem Jahre 1941, auf dessen Titelseite ich meinen Urgrossvater als Leitartikler und verehrten Freund des deutschen Volkes entdeckte, unter dem Titel »Warum die Deutschen siegen werden« aber keine senile Schreiberei vorfand wie von der Familie behauptet, sondern klar durchdachte und bestechend logische Formulierungen, Germanentum und nordmännische Solidarität demonstrierend. Da waren die jüdische Urgrossmutter und deren Schwestern, allesamt Naturwissenschaftlerinnen, zu den ersten Frauen gehörend, die diese Fächer studieren und darin promovieren durften, was zumindest einer nicht viel nützte, auch nicht die Verwandtschaft mit Moses und Felix Mendelssohn-Bartholdy, denn für Deportation und Vergasung zählte nur das jüdische Blut. Da ist die noch lebende Grossmutter, die von ihrem Vater, dem Prominentenarzt in Wengen um die Jahrhundertwende, nur so daran gehindert werden konnte, nicht nur eine der ersten Skirennfahrerinnen, sondern auch die erste Fallschirmspringerin der Schweiz zu werden, indem er sie eigenhändig am Kragen aus dem Flugzeug schleppte. Da gab's und gibt's die verschiedenen Honorar- und ordentlichen Professoren, Musiker, Publizisten... die ganze Familie also in ihrer Selbstbeweihräucherung eine Ansammlung von ausserordentlich aussergewöhnlichen Menschen, die auch solche Widersprüche wie den zwischen dem Philo-Nazi-Urgrossvater und der jüdischen Urgrosstante, die dann in Auschwitz vergast wurde, mühelos mit dem Hinweis auf Urgrossvaters Senilität und Urgrosstantchens Risikobereitschaft abtun kann – was brauchte das dumme Kind auch in Königsberg zu bleiben, als die Nazis die Macht in Deutschland übernahmen?

Die Familie, in die ich geboren wurde, hält ihre Leichen gut parfümiert im Keller unter Verschluss – nur nicht erwähnen, dann stören sie den familiären Zusammenhalt, das grässliche Harmoniestreben in dieser Familie nicht. Alle dürfen mitreden, aber wenn's drauf ankommt, hat's dann doch niemand gesagt... man stelle sich vor: eine gallertartige Masse, eigentümlich kontur- und geruchlos, gegen innen aus lauter freundlichen, eigenschaftslosen, nichtssagenden Einzelwesen bestehend, nach aussen zur Aussergewöhnlichkeit verpflichtet, immer wieder nach innen und aussen die familiäre Harmonie demonstrierend, dabei aber mit Anwälten und Fürsprechern, Experten und Gegenexperten aufeinander losgehend, wo und wann immer der eigene Vorteil es gebietet – meine Familie, ein hundertköpfiger Alptraum, der Horror meiner Kindheit.

Dahinein also geboren im Winter 58, kurz vor Weihnachten.

Nun ist es ja eigenartig mit diesen Familientraditionen: sie prägen dich, erfüllen dein Wesen, ob du dies nun willst oder nicht; andererseits üben sie Druck aus, ihnen, d. h. den familiären Ansprüchen zu genügen. Als Individuum bist du kaum gefragt, nur wo es darum geht, als Vollstrecker der Familiensaga in Erscheinung zu treten, hast du – selten genug – Gelegenheit, zur Person, oder zur Persönlichkeit, zu werden, sonst aber...

Und so bin ich denn als Fixer, der ich unter anderem auch gegen diese Familie geworden bin, das schwarze Schaf geworden, übe damit die für jede Gemeinschaft wichtige Hofnarrenfunktion aus – Hofnarren dürfen alles sagen, solange nicht zu merken ist, dass sie es ernst meinen –, erfülle aber vor allem und ohne dies zu wollen die familienkonforme Eigenschaft der Exzentrik, was die Familie mit meinem Lebensstil versöhnt hat. Natürlich kann ich nicht behaupten, dass irgendwer in der Familie besonders Freude an meiner Sucht hat, aber immerhin werde ich heute in Ruhe gelassen oder sogar zu Familienfeten eingeladen, die ich nie besuche. Soweit also zum Verhältnis mit meiner Familie.

Ausserdem werden Hobby- und Berufspsychologen, soziologisch und statistisch mit dem Drogenproblem Beschäftigte und andere, die ihren Vorurteilskatalog brav auswendiggelernt haben, mit Befriedigung zur Kenntnis nehmen, dass auch ich einer geschiedenen Ehe entstamme.

Für dieses Buch bedeutet dies nur, dass ich, wo immer hier der Begriff der Familie auftaucht, dies ausschliesslich auf den Clan meiner Mutter beziehe. Als sich nämlich meine Eltern wenige Monate nach meiner Geburt scheiden liessen, wurde meiner Mutter das Sorgerecht für mich und den drei Jahre älteren Bruder Ueli übertragen, und sie sorgte dafür, dass der Einfluss unseres Vaters auf unsere Entwicklung möglichst klein blieb.

Emotional distanzierte ich mich immer mehr von der Familie, deren Strukturen ich als künstlich, deren Lebenseinstellung ich als verlogen empfand. Die verschiedenen Götter, die der Clan anbetete, entpuppten sich als Götzenbildnisse mit tönernen Füssen, man verehrte sie nur gerade deshalb, um sich gesellschaftliches Profil zu verleihen, und so lernte auch ich die goldküstentypische Haltung des Vorspiegelns falscher Tatsachen: Kunst, so lernte ich beispielsweise, Malerei, Bildhauerei, aber auch Musik – natürlich ausschliesslich tonhallenproof –, war etwas Totes, etwas, das schleichend, schweigend, stillsitzend genossen werden musste, jedenfalls eine Qual für einen Angehörigen einer Familie, die sich als verwandt mit der Kunst selbst verstand.

Doch auch von meinem Vater war emotional nichts zu holen; faszinierend sein grosses Wissen, spannend die Diskussionen über Mythologie, Geschichte, Sprache. Doch auf der Ebene der Gefühle prallte ich ab.

So begriff ich mich selbst schon mit etwa zehn Jahren als jemand, der in der Luft hing.

Was aber gehört nun noch alles dazu, um aus mir einen Fixer zu machen, den Abschaum der guten Gesellschaft, den Schrecken der Mütter und Tanten?

Ich sei als Kind sehr phantasievoll gewesen, meint die Mutter; Psychologen und Berufsberater stellten die überdurchschnittliche Intelligenz fest, wiesen aber auch auf die geradezu beängstigende Sensibilität hin; die Musikpädagogin Mimi Scheiblauer zählte mich zu ihren letzten Lieblingen und Sorgenkindern, weil ich nicht gerne im Kreis herumhüpfte und dabei rhythmisch Hölzer gegeneinanderschlug; die Primarschullehrerin in Zollikon war von meiner Schönschrift, meinem Betragen und der Ordnung unter der Schulbank nicht gerade angetan, lobte aber meine Aufsätze und ist noch heute davon überzeugt, dass ich jenes hochbegabte Schulkind gewesen sei, welches sich jeder Lehrbeauftragte wünscht, vor dem er sich aber auch fürchtet; die Klavierlehrerin traute meinen Händen sehr schnell hintereinander immer schwierigere Stücke zu, verlangte dabei absolute Perfektion – Mozart, Beethoven, Schumann, Chopin erlauben keine Fehler –, beklagte meine Faulheit und zerstörte in kürzester Zeit meine Freude an der Musik, was ihr egal war, ging es ihr doch darum, möglichst viele der begabten Schüler in die Konzertsäle zu bringen, ihrer eigenen Eitelkeit zuliebe.

So wuchs ich eigentlich problemlos auf, meine verschiedenen Begabungen wurden bis zum Anschlag gefördert, und während sich alles auf meine erwartete glänzende Zukunft konzentrierte, schenkte niemand dem Umstand Beachtung, dass es von mir keine Kindheitsfotografie gibt, auf der ich lache. Höchstens »schäche« ich finster unter meiner alten, geliebten Eisenbahnermütze hervor, die ich Bohne nannte, weiss der Teufel warum. Für die Familienmitglieder war es eine Bestätigung ihrer hochgesteckten Erwartungen, als ich mich mit etwa zehn oder elf Jahren von den Spielen der Gleichaltrigen zurückzog, um mich auf die Bücherschränke der Verwandt- und Bekanntschaft zu stürzen, erst Hesse, dann Nietzsche las, schliesslich eine ganze Bücherei sinnsuchender oder sinnstiftender Literatur richtiggehend verschlang; für sie war dieses Verhalten ein Zeichen meines hungrigen Intellekts, und sie bemerkten deshalb die verzweifelte, immer stärker an allem zweifelnde Suche nach Sinn nicht, die dahinter steckte, etwas, das ich immer weniger entdecken konnte in den Antworten, die Familie, Religion und andere auf meine immer drängenderen Fragen gaben. Ich hatte also den Sinn oder, je nach Standpunkt, die Sinnlosigkeit entdeckt, rebellierte zunehmend gegen alles mögliche und unmögliche, vor allem gegen die familiären Zwänge. Während meine Entwicklung stark von den geistigen Vorlieben und Abneigungen der leidigen Familie bestimmt wurde, entfernte ich mich musikalisch bald von den Idealen, die mir vorgelebt wurden. Nacheinander entdeckte ich für mich die Beatles, die Stones, die Who und viele andere Bands; mochten deren Harmonien und Rhythmen auch monotoner sein als Stücke von Bach, Beethoven, Chopin, Schumann und wie sie alle heissen, war es doch jenes andere, was mich in der Rockmusik anzog: das tönte nach, nein, WAR Rebellion, und ich verstand immer besser, was das für mich zu bedeuten hatte, liess meine Haare wachsen, was meine Mutter so lange tolerierte, als es in Form eines Pagenschnitts geschah, was sie reizend und ich grässlich fand, legte mich zunehmend mit allen möglichen Autoritäten an, was zu guter Letzt meinen Umzug und den Wechsel aus einem Zürcher Gymnasium in ein christlich-moralischen Grundsätzen verpflichtetes Internat zur Folge hatte, und vergnügte mich hin und wieder mit einem Joint, was zu geniessen ich an der Zürcher Riviera gelernt hatte.

Naiv, wie ich mit vierzehn Jahren noch war, hatte ich geglaubt, durch den Wechsel in die Evangelische Mittelschule in Schiers dem Familienterror zu entgehen; schon einige wenige Wochen nach meinem Eintritt merkte ich dann, welchem Irrtum ich erlegen war: ein auf christlich-fundamentaler Grundhaltung aufgebautes Lehrinstitut für die Kinder der Reichen und Gebildeten, dessen Maxime es war, die ihm anvertrauten Zöglinge »dem verderblichen Einflusse der Grossstadt zu entziehen und sie in aller Demut den Idealen eines christlich geprägten Humanismus zuzuführen«, wie es in einer direktoralen Ansprache hiess, würde mir wohl kaum die Freiheit gewähren, die ich doch verzweifelt suchte.

Vom Regen also in die Traufe – trotzdem haben mir die drei Jahre zwischen Eintritt und Rausschmiss sehr viel gebracht: die zuerst scheuen, dann immer ungestümeren Begegnungen mit dem andern Geschlecht, den weiblichen Internatszöglingen also, die erste grosse Liebe, nicht platonisch, sondern prall und voll aus dem Leben gegriffen, erotisch, sexuell, körperlich, was besonders wichtig war, denn: die Körperlichkeit war eine der familiär verbotenen Zonen, die wir nur verstohlen und heimlich betreten konnten, immer versteckt, voller Furcht davor, entdeckt zu werden. Die unterdrückte Sexualität war zuerst zu überwinden, über die verstohlenen Blicke in die Halsausschnitte der Mitschülerinnen, den schriftlichen Aufklärungsunterricht in Form jener billigen Heftchen, die wir am Kiosk klauten oder rasch durchblätterten und die den schulischen Aufklärungsunterricht zu einem unverhofften Heiterkeitserfolg für den Religionslehrer werden liessen, führte der Weg nach vielen Rückschlägen in Form von Ermahnungen durch Erzieher und Verwandte bis zu jenen samstagabendlichen Feten, wo sich dann die Natur gegen diese Moral durchsetzte.

Zur Sexualität kam die Rockmusik, in diesen drei Jahren lernte ich, Gitarre zu spielen, wurde Gitarrist in einigen sehr lauten, aber auch guten Bands, was schliesslich dazu führte, dass ich den Klavierunterricht aufgab, damit auch den Traum der Pianistenlaufbahn, den die Familie bis zu diesem Zeitpunkt immer noch in mir wachgehalten hatte.

Sex & Drugs & Rock'n'Roll
is all my mind and body needs
(Ian Dury & the Blockheads)

Zur Sexualität und den wechselnden Erfolgen mit den verschiedenen Rockbands kam schliesslich, quasi als ausserschulische Ergänzung des Religions- und Philosophieunterrichts, die magisch-mystisch-religiöse Welt des LSD, die ich gemeinsam mit den wenigen Schulfreunden betrat. Diese Reisen durch das innere Universum entstanden nicht als Produkt der Neugierde, wir schlidderten auch nicht zufällig hinein; diese Reisen durch das ICH entstanden als logischer weiterer Schritt auf der gemeinsamen Suche nach jener Erfahrung, die uns weder Schule noch Eltern vermitteln konnten – Sinn. Und so durchsteuerten wir diese Welt in uns selbst, zu zweit, zu dritt, manchmal zu fünft, erforschten unsere Seelen, unser Unterbewusstsein, immer nach den Weisungen des »Totenbuches der Tibetaner«, übertragen von Timothy Leary – ein Buch für die Toten heisst ein Buch für die Lebenden heisst ein Buch für die Sterbenden... Und auf diesen Reisen liessen wir so manches zurück, was zuvor untrennbar, unabdingbar zu uns gehört hatte: Logik als Mass aller Dinge, die Moral, die man unseren unschuldigen Seelen eingetrichtert hatte, um sie gefügig zu machen, und selbst das Christentum, diese lebens- und lustfeindliche Religion, zu der man uns verurteilt hatte dem Teufel zuliebe.

Noch etwas wurde mir in diesem Zeitabschnitt klar, der knapp vor meiner ersten Begegnung mit Heroin liegt: die Einstellung zur Männlichkeit, zu grossen Teilen des gesellschaftlich anerkannten Männerbildes, zu der Rolle als Mann, wie sie gefordert und durch viele kleine und grosse Beeinflussungsversuche auch gefördert wird, kam bei mir immer mehr unter Beschuss; ich stellte die permanent geforderten Rivalenkämpfe, die provozierten Konkurrenzspiele, die Gewalt sowieso in Frage, verweigerte mich darin immer mehr, was mir und auch den drei übrigen Mitreisenden auf einigen Trips zuerst den Ruf eintrug, schwul zu sein; nachdem ich mich in eine der Mitschülerinnen verliebt hatte und sie sich in mich, verlor sich dieses Gerücht, und so war es denn meine Männlichkeit, die Potenz, die Kraft, die Gewaltfähigkeit in immer neuen Variationen, die ich zu beweisen hatte, um nicht ausgeschlossen zu werden. Wir – ich und die drei andern – wurden in schöner Regelmässigkeit Opfer von Spötteleien über unser angeblich oder tatsächlich vorhandenes weibisches Benehmen – Haarlänge, farbige Klamotten, Abneigung gegen Schlägereien und Konkurrenzkämpfe – und Zielscheiben des internatsüblichen Sadismus, der erst dann auf ein knapp erträgliches Mass zurückgeschraubt wurde, nachdem sich mein bester Freund umgebracht hatte, weil er dem ewigen Druck beinahe wehr- und hilflos ausgesetzt war.

Auch die Lehrer waren an diesen Quälereien beteiligt; der Internatsleiter war als Angehöriger der deutschen Wehrmacht nach Russland gezogen, die älteren Lehrer gehörten der Aktivdienstgeneration an und verherrlichten das anscheinend damals übliche Männerbild, und dazu ist die Evangelische Mittelschule in Schiers eines jener Institute, wo die verschiedenen schlagenden, saufenden und singenden Studentenverbindungen ihre Nachwuchsleute herholen, wo der Burschen Herrlichkeit fröhlich Urständ feiert und jede nur mögliche Förderung erfährt.

Immer mehr wurde verlangt, immer mehr entzog ich mich, und wo das nicht ging, im Unterricht zum Beispiel, ging ich auf Konfrontationskurs – mit dem für mich klargewordenen Ziel, rausgeschmissen zu werden, was mir die sowieso sinnlose Diskussion mit der Familie ersparen würde. Schliesslich klappte es endlich, im Frühling 76 wurde ich rausgeschmissen, und ich kehrte genau zwei Monate vor meinem ersten Kick zurück in die verderbliche Grossstadt, deren Einfluss die dort oben doch von mir fernhalten wollten.

Warum also – um auf die Frage des Basler Staatsanwalts nach den Gründen meiner Drogenkarriere zurückzukommen –, warum fand ich die Antwort auf viele Fragen, den Ausweg aus Zweifeln und Verzweiflung im Heroin? Ich weiss es – noch – nicht, habe aber immerhin einiges begriffen; auf der Suche nach einem Glauben, einer Philosophie oder einer Religion ist Heroin die äusserst mögliche Erfahrung... Wo das Skalpell des Zweifels bald jeder Philosophie die einzelnen, äusserlich überzeugenden Schalen – wie bei einer Zwiebel – abzieht, bis der Kern der Widersprüchlichkeit zum Vorschein kommt, gleitet es bei Heroin ab: hier musst du glauben, diese Göttin ist – unter der Voraussetzung, dass du dich auf sie einlässt – unwiderstehlich. Heroin ist die äusserste Ideologie, wenn der Zweifel jede Hoffnung, Glauben und Philosophie bereits zerstört hat, Heroin ist die letzte Antwort auf den Zweifel, die Verzweiflung, die letzte Antwort des Lebens auf die tödliche Bedrohung für Seele, Gefühle und Phantasie durch jene Kräfte, die die moderne, aufgeklärte Menschheit ergeben hinnimmt – die Massenmenschenhaltung in Betonsiedlungen, die Ersetzung von Fragen nach Sinn und Unsinn durch Kosten-Nutzen-Rechnungen, um nur zwei Beispiele zu nennen für das, was philosophische oder theologische Forschung als Sinndefizit der modernen Gesellschaft bezeichnet. Dass die meisten Junkies gerade dafür besonders ausgeprägte, feine Antennen besitzen, ist neben all den persönlichen Gründen für unsern Weg in die chemische Welt so etwas wie ein übergeordnetes Prinzip Absturz.

Du spürst, dass du bedroht wirst, versuchst dich zu schützen, versuchst diesen oder den andern Weg zu gehen, um zu überleben, und rennst gerade deshalb mit offenen Augen, wissentlich in dein Verderben, wie es so schön heisst.

Dreizehn Tage lang sitze ich im Basler Lohnhof in der Zelle, werde beinahe jeden Tag verhört, dann entlassen sie mich. Ich kehre nach Zürich zurück, fahre mit dem Tram vom Bahnhof bis zum Bellevue, gehe die Rämistrasse hinauf, betrete das »TopSpot«, sehe mich nach einigen Kollegen aus der Szene um. Plötzlich werde ich umarmt, vor mir steht Marek, mein alter Internatskumpel, der wie ich aus dem Internat in Schiers rausgeschmissen wurde, den ich auf der Gasse wiedergetroffen habe, kiffend, auf Trips, zuletzt auf H. Er weiss bereits, dass sie mich verhaftet haben, dass der Stoff weg ist, schiebt mir ein Briefchen hin – das kannst du jetzt sicher brauchen –, gibt mir ein sauberes Besteck, Ascorbin, den Löffel.

Nach dem Kick hat er mir einiges zu erzählen, weiss auch mit einiger Sicherheit, wer mich verpfiffen hat: mein Geschäftspartner nämlich, der sich in den zwei Wochen das ganze Geschäft unter den Nagel gerissen habe, überall rumerzähle, dass ich ausgestiegen sei; er trete total extrem auf und habe bei den Leuten, die uns Stoff oder Geld schulden, völlig brutal Eintreiber gespielt. Ich muss mich setzen; ich kann mir kaum vorstellen, auf die Art gelinkt worden zu sein, aber weiss auch, dass auf der Gasse Freundschaften, Beziehungen, Partnerschaften nicht viel zählen. Und Harry kam durch mich ins Geschäft, das investierte Geld kam von mir... Die nächste unangenehme Überraschung erlebe ich, als ich in der WG wieder auftauche: die zehn Gramm Stoff und das übrige Geld, welches ich zur Sicherheit zu Hause gelassen hatte, sind weg, kein Problem natürlich, nachdem ich selbst die Tür zum Zimmer hatte aufbrechen müssen. Dazu hat meine Mutter sämtliche Instrumente verschwinden lassen, die zum Teil gemietet, zum Teil gekauft waren – sie begründet das damit, dass meine Sucht sie viel gekostet habe. Und so kommt meine Familie wieder zum Einsatz: beim Drop-In hatte ich mich noch vom Knast aus für einen Platz in zwei WGs erkundigt, erfahre nun, dass ich in beide eintreten könnte, dass ich aber abgemeldet worden sei.

Meine christlich-methodistische Verwandtschaft – also Onkel und Tante, engagiert in der Internationalen Vereinigung christlicher Geschäftsleute (in der Zeitschrift »Geschäftsmann und Christ« stellen diese jeweils ihre geschäftliche Gerissenheit als göttliche Fügung und Produkt ihres Glaubens dar), haben mich für einen Platz in der fundamental christlichen Therapiegemeinschaft Best-Hope angemeldet... Sie bieten mir an, eine Woche zu ihnen zu fahren, dort den üblichen Lebenslauf zu schreiben und dann von ihnen aus ins Best-Hope einzutreten. Da ich sowieso Zeit brauche, mir alles weitere zu überlegen, nehme ich das Angebot unter der Bedingung an, dass mir nicht die ganze Zeit vorgelabert wird, wie sehr sie alle wegen meiner Sucht zu leiden hätten. Denn das ist der allgemeine familiäre Umgang mit meiner Sucht – ich lasse die Verwandtschaft leiden, die es doch immer gut mit mir gemeint habe; kein Wort davon, dass auch ich gelitten haben könnte – nein, offensichtlich bin ich in diesem Zusammenhang nur soweit wichtig, dass die Familie fürchtet, ihr Ansehen könnte wegen meiner Sucht gelitten haben.

In St. Gallen, dem Wohnort der Verwandten, schreibe ich also meinen Lebenslauf; Onkel und Tante halten sich einigermassen zurück, was die Darstellung ihrer durch mich ausgelösten Leiden anbelangt, aber stellen ihre Aktivitäten hinter den Kulissen (also die Abmeldung aus den andern Therapiestationen und die Anmeldung ins Best-Hope – dessen Leiter ihnen wegen irgendwelchen grösseren Spenden verpflichtet ist, weshalb ich auch sofort einen Platz haben kann) als göttlichen Fingerzeig und wunderbare Fügung des Schicksals dar... Praktisch alle Familienmitglieder lassen kaum eine Gelegenheit aus, mein Schuldbewusstsein anzusprechen und wachzuhalten, die in mich eingebaute Zeitbombe, wie ich das schlechte Gewissen nenne, tickt unaufhörlich, und sowohl Eltern wie übrige Verwandtschaft wissen genau, dass sie mit dem Druck auf diese empfindliche Stelle meine kritischen Fragen abblocken können. Die Anmeldung ins Best-Hope gehört ins selbe Kapitel: mein schlechtes Gewissen soll durch den Zwang zur christlichen Religion, wie er im Best-Hope faktisch existiert, wachgehalten, mein Drang zur Selbständigkeit, zur Abnabelung von der heiligen Familie verhindert werden. Diese Vermutung bestätigt sich beim Besuch im Best-Hope – meine Verwandten haben mir genau erklärt, was im Lebenslauf wichtig sei, nämlich die Darstellung der verschiedenen Sünden, die ich mir auf der Gasse zuschulden kommen liess, wie Geldauftreiben durch Fälschungen, das Dealen, die Diebstähle; im Best-Hope werde ich jetzt wegen dieser Darstellung meiner sündigen Existenz gelobt, im Einzelgespräch kniet der Leiter der Therapie auf dem Boden des Gebetsraums nieder, beschwört mich, noch weitere, zum Beispiel sexuelle Verfehlungen vor Gott und den Menschen zuzugeben, mich wenn möglich sofort zu bekennen... Dieser Sendbote Gottes überzeugt mich wenig, während der Führung durch Gelände und Gebäude bekomme ich immer mehr Mühe mit dem Best-Hope, und als ich noch den Gruppenabend besuchen darf, ist für mich alles klar: hierhin nie! Da ist die politische Lesung: stramme Rechtsaussenideologie wird da durch Weglassen eines Teils der Zeitungsartikel in die Köpfe getrichtert, den Rest erledigt der Kommentar, der mit einigen eleganten Wendungen die Haltung von Jesus mit strammem Antikommunismus und nationalistischer Einstellung – gegen ausländische Arbeiter in der Schweiz und natürlich die faulen Menschen in der 3. Welt – verbindet. Und dann kommt einer aus der Aussenwohngruppe zurück; er hat sie sich eine Woche lang ansehen dürfen, für ihn naht die Zeit des Übertritts, und statt sich zu freuen, endlich von der Leine zu können, fürchtet er sich: stellt euch vor – die rauchen, hören Rolling Stones und erst noch, ohne die andern zu fragen. Die zu erwartende Selbständigkeit macht ihm Angst, registriere ich; daraus ist ein massiver Gruppenzwang abzuleiten, den hier alle über sich ergehen lassen. Ich verabschiede mich für immer vom Best-Hope und kehre zuerst nach St. Gallen und einen Tag später nach Zürich zurück.

Chemical World

Eine Woche später fahre ich wieder nach Frankfurt, kratze das Geld wenigstens für zehn Gramm zusammen, indem ich Harry das Geld, welches er mir schuldet, auf der Gasse abnehme, in Raten, denn viel hat er nicht mehr – in weniger als einem Monat hat er das ganze Dope und Geld verbraucht, welches er während meiner Abwesenheit ergaunert hat. Wieder in Zürich spanne ich mit einem andern Typen zusammen. Für mich beginnt die härteste Zeit auf der Gasse. Die Tage sehen beinahe immer gleich aus: aufstehen, einen Kick machen, dann auf die Gasse, Dope verkaufen, wieder etwas Dope kaufen, den nächsten Kick reinlassen, Portionen verpakken, aus einem Gramm à Fr. 500.– drei Briefchen à Fr. 150.–, eines à Fr. 100.–, verkaufen, das nächste Gramm organisieren, wieder derselbe Ablauf. Es wird je länger je kälter draussen, in Zürich herrscht Stoffknappheit, und ich bin mehr auf Entzug als auf Dope. Ich komme finanziell nicht mehr auf die Beine; entweder verbrauche ich zuviel, oder die Bullen tauchen im falschen Moment auf, nehmen mir mal ein, mal sieben und einmal vier Gramm ab, buchten mich jeweils für einige Tage ein. Einmal deale ich nach einer der selten gewordenen Fahrten nach

Frankfurt, habe endlich genug Geld zusammenkratzen können, um wenigstens fünf Gramm zu kaufen. Auf der Gasse in Zürich spricht mich eine Junkiefrau an, ob ich Dope verkaufe. Ich frage wieviel, sie will ein halbes Gramm, ich sage ihr, sie solle vorausgehen, packe in einem Hinterhof schnell ein halbes Gramm ab, werfe den Rest in eine Colabüchse verpackt in ein Gebüsch und folge der Frau. Auf dem Hirschenplatz entdecke ich sofort die Personenfahnder; für uns Junkies sind die normalerweise harmlos, und ich bin deshalb nicht erstaunt, dass die Frau direkt auf die beiden Bullen zusteuert. Ich bin etwa fünf Meter hinter ihr; als sie auf gleicher Höhe mit ihnen ist, dreht sie sich um, zeigt auf mich, sagt: das ist er; wieder mal klicken die Handschellen um meine Handgelenke. Ich denke belustigt an den Stoff in der Colabüchse, die werden enttäuscht sein, wenn sie nur grad etwa zweihundert Franken, deren Herkunft ich mit einem Bankbeleg nachweisen kann, und ein Halbes finden. Nachdem sie mir das Halbe abgenommen haben, sperren sie mich ohne Zigaretten in eine Wartezelle, etwa zwei auf einen Meter, ohne Licht, unterhalten sich draussen mit der Frau, die mich verpfiffen hat. Dann wird es ruhig. Langsam werde ich unruhig, komme auf Entzug, verdammt, was machen die mit mir, frage ich mich. Nach etwa acht Stunden werde ich rausgelassen, bekomme sogar das Geld zurück, kann gehen. Noch immer fällt mir nichts auf. In wenigen Minuten lege ich den Weg zum Hirschenplatz zurück, überlege, ob ich das Dope holen oder ob ich etwas kaufen soll. Ich entdecke keinen Dealer, gehe deshalb in den bewussten Hinterhof, um die Colabüchse zu holen, bücke mich bei dem Gebüsch nieder, krieche hinein und höre zuerst die Stimme des einen Fahnders, bevor ich registriere, dass etwa zehn Bullen auf dem Platz sind. Zwar kann ich noch einen Teil des Dopes runterschlucken, diesmal ist meine Reaktion nicht so schlecht wie in Basel, aber sie finden immer noch zweieinhalb Gramm. Wieder geht's in die Kaserne, wieder Verhöre, Zelle, Entzugserscheinungen, Kotzanfälle, Rückenschmerzen. Aber so schlecht geht's mir nicht diesmal; seit ich das in einem Buch von Burroughs beschrieben fand, liess ich vor jedem Kick einige Tropfen in die Münztasche der Jeans fallen, die jetzt total steif ist – heroingetränkt... Unter dem Schrank in meiner Zelle finde ich sogar ein Eisen, die Nadel ist zwar stumpf, aber ich weiss ja, wie ich sie schärfen kann, bestelle beim Wärter Streichhölzer, reibe die Nadel auf der Fläche, total gespannt auf jedes Geräusch achtend, immer bereit, das Zeug verschwinden zu lassen. Ich überstehe die fünf Tage mehr schlecht als recht, immerhin reicht der Stoff, den ich jeweils in das Münztäschchen fallen liess, soweit, dass die Nächte nicht völlig schlaflos vorübergehen. Nach der Entlassung habe ich noch ein wenig Geld, das reicht wenigstens für ein halbes Gramm bei meinem neuen Dealer, danach sehe ich weiter. Mein neuer Partner heisst Tommy; mit ihm wohne ich eine Zeitlang in einer total verrückten WG in Höngg, mit etwa fünfzehn andern Freaks, vor allem Kiffern, verteilt auf drei Zimmer, das Bad, die Küche. Ich schlafe auf einem Sofa gleich neben dem Holzofen, nach dem Morgenkick spiele ich jeweils auf meiner Elektrogitarre mit Kofferverstärker zu J. J. Cale-Platten von der Anlage: am Morgen lohnt es sich sowieso nicht, auf die Gasse zu gehen, wir treffen unsern Dealer erst um halb eins, und so achten wir darauf, wenigstens am Morgen gut drauf zu sein, genug Stoff für die Zeit zwischen Aufwachen und Dealertreff zu haben. Danach geht's erneut los: Stoff abpacken, Kunden suchen, verkaufen, immer bereit, abzutauchen, falls die Bullen auftauchen sollten. Mehrere Male werden wir ausgeraubt, müssen den mühsam erdealten Gewinn hergeben; andere versuchen erfolglos, uns linken Stoff anzudrehen. Dazwischen gibt's auch ruhige Zeiten, eine Zeitlang wohne ich bei Angie, einer Psychiatrieschwester, die ich seit Jahren kenne und die ebenfalls auf der Nadel ist, wir teilen unser Dope, sie trägt manchmal etwas Morphin aus dem Medizinschrank des Burghölzli bei. Manchmal spazieren Angie und ich auf die Zolliker Allmend, nehmen die beiden Gitarren mit, spielen, machen zwischendurch einen Kick, reden über Träume, über Geschichten, die wir mal schreiben werden, über die Musik, die wir in unsern Köpfen haben, hören – wilde, verrückte Musik, jenseits der bekannten Wege, Gefühl auszudrücken. Dann wieder Tage auf der Gasse, wartend, frierend; Tage, an denen gar nichts geht, wir den Dealer verpassen, oder einfach niemand Stoff kaufen will oder kann und wir dringend darauf angewiesen sind, weil wir sonst keinen Stoff für uns selbst haben. Einmal kann ich mich einer drohenden Verhaftung nur dadurch entziehen, dass ich den Stoff blutenden Herzens in die Limmat schmeisse und die polizeiliche Durchsuchung äusserlich gelassen, aber innerlich fluchend über mich ergehen lasse. Der Winter zieht in Zürich ein, Schnee auf dem Hirschenplatz, Weihnachten; kaum ein Mensch auf der Gasse. Mein Bruder sucht mich in einem der Spunten, findet mich, wir gehen zusammen zu meiner Mutter, spielen heile Familie... Nachher einige leichtere Tage, Geldgeschenke ermöglichen, den Affen bei Laune zu halten. Ich treffe Manu auf der Gasse, eine ehemalige Freundin; auch sie ist jetzt süchtig. Wir verabreden, unser Geld zusammenzulegen. Ich wohne für einige Tage in meinem alten Zimmer bei meiner Mutter; am Morgen des 28. Dezember 1979 will ich mit Manu nach Frankfurt fahren, um Stoff einzukaufen. Wir verschlafen beide, fahren erst gegen Mittag los, kommen total auf Entzug an, stürmen auf die Gasse, um Dope zu kaufen, den Affen von den Schultern zu scheuchen. Danach versuche ich den alten Dealer anzurufen, höre am Telefon aber die Stimme vom Band: kein Anschluss mehr unter dieser Nummer... Zurück auf die Gasse; wir kaufen etwa zehn Gramm Dope ein, machen einen Kick unterwegs zum Bahnhof, merken, dass das Zeugs nicht gerade link, aber schwach ist, gehen zurück auf die Gasse, suchen den Typen, der uns das Zeug verkauft hat, finden ihn nicht, kaufen noch einige Gramm besseren Stoff. Es ist kurz vor Mitternacht. Wir haben kein Geld mehr für ein Hotel, gehen erstmal auf den Bahnhof, um den nächsten Zug nach Zürich rauszusuchen. Aha, mit der Vorortsbahn bis Mainz, dort eine Stunde warten, dann um zwei Uhr mit dem Intercity nach Zürich. Wir steigen in den Vorortszug, fahren nach Mainz, setzen uns in den Wartesaal, warten, werden bereits wieder unruhig, das gekaufte Heroin fährt wirklich kaum ein und vor allem sehr schnell aus; zuerst geht Manu mit dem Dope aufs Klo, setzt sich einen Kick, kommt zufrieden zurück. Sie sagt: beeil dich, in zehn Minuten kommt der Zug nach Zürich. Wir umarmen uns, dabei schiebt sie mir Spritze, Löffel, Dope in die Jackentasche, ich gehe die Treppe zum Klo runter, hole das Münz aus der Tasche, will gerade die zwanzig Pfennig in den Schlitz schieben, da sehe ich aus den Augenwinkeln zwei Männer auf mich zukommen. Ein Blick sagt alles: Bullen, Drogenfahndung wahrscheinlich. Der eine zückt seinen Ausweis, der andere greift mir bereits in die Taschen, findet meinen Schweizer Pass, was ihn erstaunt, dann sucht er weiter, findet sofort, was er gesucht hat, Spritze, Löffel, Dope, worauf ich die beiden begleiten muss; oben nehmen sie auch Manu mit, registrieren auch ihren Schweizer Pass mit Erstaunen. Es ist genau fünf vor zwei, 29. 12. 79, fünf Minuten vor Abfahrt des Zuges nach Zürich. Die ärztliche Untersuchung von Arsch – ich könnte ja noch mehr Dope dabei haben – und allgemeinem Gesundheitszustand verläuft jeweils negativ: Gewicht fünfzig Kilo, stark abgemagert etc. Die nächste Station nach dem Polizeigefängnis ist der Mainzer Untersuchungsknast, ein Riesengebäude aus der Jahrhundertwende, von den Nazis als Folterknast benutzt – im Bunker unten sofort zu sehen die Eisenringe in der Mauer, die Aufhängevorrichtung, soweit demontiert, dass sie nicht mehr für ihren eigentlichen Zweck gebraucht, aber noch als Galgen erkannt werden kann –, schmutzig-gelbe Wände, vier Stockwerke, als Schutz vor Selbstmordversuchen ist zuunterst ein Fangnetz gespannt. Die Wärter alles Riesen mit Wandschrankbreite, in Kampfsportarten erprobt und jederzeit bereit, dieses Können auch anzuwenden. Vor der Einlieferung darf ich mich noch von Manu verabschieden, sie wird in die Schweiz abgeschoben, ich muss hierbleiben.

Nach einigen Tagen erhalte ich Besuch; ein Angestellter der Schweizer Botschaft kommt vorbei, verspricht, dass sich das Konsulat bei den deutschen Justizbehörden für mich einsetzen werde, und ward danach nie mehr gesehen. Jedenfalls erhielten die Untersuchungsbeamten weder Besuch noch Post vom Konsulat.

Drei Monate dauert die Untersuchungshaft; der Briefverkehr mit den Verwandten zeigt immer klarer, dass die Familie hocherfreut ist über diese Gelegenheit, mir die Ablehnung ihrer Wohltaten zurückzuzahlen: ich erhalte weder Unterstützung noch Besuch und vor allem keinen Anwalt, selbst mein Pate, der in nächster Nähe von Mainz eine Professur innehat, darf mich nicht besuchen. Der Gefängnispfarrer, der mit den St. Galler Verwandten in Kontakt steht, macht mir klar, dass Unterstützung, Anwalt, Besuche und was weiss ich genau dann möglich sind, wenn ich reuevoll und auf den Knien in den Schoss der Familie zurückkrieche, aufrichtig bereue, alle um Verzeihung bitte, und gibt mir aus diesem Grund Briefpapier, Couverts und Briefmarken. Als ich ihm klarzumachen versuche, dass die Schuldfrage für mich so klar nicht sei, wendet er sich entrüstet ab, teilt den Verwandten mit, dass ich ein verstockter Sünder sei, und empfiehlt die Fortsetzung der harten Haltung.

Auch sonst ist die U-Haft kein Ferienlager, und einige Erlebnisse fahren mir besonders ein. Da ist der vorschriftsgemässe Besuch beim Knastdirektor. Er fragt mich nach Familie, Ausbildung etc., wartet aber die Antwort gar nicht ab, sondern kommt gleich zur einzigen Sache, die ihn interessiert: Sie wurden mit einer Frau zusammen verhaftet, die Manuela K. heisst. Ihr zweiter Vorname ist Sarah – ist das 'ne Jüdin? Ich springe auf, schreie ihn an, er sei ein verdammter Nazi, und ob er noch nicht gemerkt habe, dass seine tausend Jahre schon längst vorbei – nicht mal den Satz kann ich beenden, er lächelt nur, macht eine knappe Handbewegung, und schon werde ich von den beiden Wärtern gepackt, die mich in Windeseile die drei Stockwerke zu meiner Zelle hochschleppen und mich mit einem kräftigen Stoss hineinschmeissen. Als ich diesen Vorfall dem Staatsanwalt mitteile, fragt der nur: haben Sie Zeugen für diesen Vorfall?, und damit ist der Fall für ihn erledigt.

Vor Gericht. Der Staatsanwalt beantragt ein Jahr Gefängnis und dass dieses Jahr auf Bewährung ausgesetzt werde. Der Richter und die beiden Schöffen befragen mich zur Person, zur Familie – schon wieder – und zur Ausbildung. Sie bemerken mein gutes Deutsch, was sie erstaunt; als ich sage, dass das in der Schweiz eigentlich normal sei, fragen sie weiter. Nach dem Punkt der Schulbildung und der Familie ist für die Schöffen klar, dass ich ein Mitglied der Oberschicht bin; später begreife ich, dass in Deutschland akzentfreies Deutsch die Oberschichtssprache ist, die verschiedenen Dialekte die Sprache des Volkes. Dieser Umstand und die Tatsache, dass ich bis knapp vor der Matur Gymnasiumsausbildung genossen habe, macht den über mich richtenden Schöffen klar, dass ich weder zur Tatzeit vermindert zurechnungsfähig gewesen sei noch sonst mildernde Umstände erhalten dürfe; aus voller Berechnung und aus Habgier hätte ich die auf mir gefundenen fünf Gramm Heroin gekauft und sei deshalb zu verurteilen. Auf meinen Einwand, dass fünf Gramm Heroin meine eigene Tagesdosis gewesen sei, antworten sie, dass das nicht stimme; der medizinische Sachverständige sagt, dass er noch nie gehört habe, dass jemand mehr als ein Gramm reines Heroin überlebt habe. Ich entgegne, dass ich ihm glaube, wenn er von einem Gramm reinem Heroin spreche; das auf mir gefundene Heroin habe aber höchstens 15 Prozent Reinheit gehabt. Der medizinische Sachverständige behauptet daraufhin, dass dies reine Haarspalterei und eine Schutzbehauptung des Angeklagten sei. Der Antrag des Staatsanwalts auf bedingten Vollzug der Gefängnisstrafe wird von den Schöffen abgelehnt; die Verstocktheit des Angeklagten, sagen sie, und die Zurechnungsfähigkeit, und ein Schweizer, also ein Ausländer, und die Habgier, und noch viele Argumente, die ich schon gar nicht mehr wahrnehme. Nur eins ist klar: der bedingte Strafvollzug wird mir nicht gewährt, ich werde nicht entlassen – im Namen des Volkes so wahr uns Gott helfe, Amen, Punkt. Schlusswort des Angeklagten: die Einseitigkeit der gerichtlichen Argumentation erinnere mich – im Namen des Volkes – an die Argumentationen des Volksgerichtshofes vor vierzig Jahren, und eigentlich sei ja alles klar: in einem Land Gerechtigkeit zu erwarten, wo Knastdirektoren offen der Nazivergangenheit nachtrauerten, ohne belangt zu werden, sei vermessen. Die beiden Schöffen – ein SPD-Bezirksprotokollführer und eine Bankangestellte – und der Richter verlassen mit roten Köpfen den Gerichtssaal, und ich werde wieder in die Zelle geschleppt. Dort verlässt mich meine Selbstsicherheit, die ich vor Gericht aufrechterhalten habe; die Zellengenossen merken sofort, dass es schief gelaufen ist, bringen mir einen Becher mit dem selbstgebrauten Schnaps, Zigaretten – nimm's nicht so schwer. Sowieso: das Jahr sitzt du doch auf der linken Arschbacke ab.

Die Zellengenossen – Toni, der Bankräuber aus Catana, Stefan, der alte Haschdealer, Uwe, ebenfalls ein Junkie, Harald, der Millionenbetrüger, Kai, der Autoknacker und ich –, wir haben uns zusammengerauft, kommen ganz gut miteinander aus. Jeder hat seine Funktion. Meine Bildung verhilft mir über den Platz hinaus, der mir in der Knasthierarchie als Junkie eigentlich zustünde, zu einem guten Ruf und zu Zigaretten und Kaffee, wenn ich pleite bin. Knallharte hierarchische Verhältnisse: zuoberst die Bankräuber, dann die Betrüger, die Dealer, die Diebe, die Junkies, und zuunterst, von allen gemieden und gehasst: Frauen- und Kindsmörder, Vergewaltiger, Frauenmisshandler.

Meine Schulbildung ist nützlich in einem Knast, in welchem etwa ein Fünftel der Leute Analphabeten oder Ausländer sind, die dem juristischen Kauderwelsch beinahe wehrlos ausgesetzt sind. Ich helfe Briefe schreiben, an Gerichte, Staatsanwälte, Justizämter, mache so was wie Rechtsberatung und habe so eine Beschäftigung, die den Knastkoller etwas vertreibt.

Nach dem Urteil, welches mir ein Jahr Gefängnis und dauernde Landesverweisung eingebracht hat, werde ich verlegt. Die JVA Frankenthal in der Pfalz: ein Super-Sicherheitsknast, Betonlandschaften, bewaffnete Bullen auf den Dächern, elektronische Absicherungen und Metalldetektoren in all den Schleusen, durch die jeder Gefangene auf dem Weg von seiner Abteilung zum Arbeitsplatz, zu den Ärzten oder der Verwaltung gehen muss. Zweimal wöchentlich Zellendurchsuchungen, dafür – ein Versuchsmodell damals – tagsüber geöffnete Zellentüren, hermetisch voneinander abgetrennte offene Abteilungen und Stockwerke. In den Höfen, die durch die verschobene Errichtung der einzelnen Bauten entstanden sind, stehen Eisenplastiken verschiedener Künstler.

Jeden Sonntag siehst du die verurteilten Neo- und Altnazis im Hof spazieren, die Fahnen hoch, die Reihen fest geschlossen, und beifällig schmunzelnde Wärter, die klar durchgeben, dass auch sie Herrenrassentheorien gegenüber mehr als nur Verständnis aufbringen.

Auch hier ist der Analphabetenanteil sehr hoch; eigentlich müssten sich die gut bezahlten Sozialdienstbeamten dafür einsetzen, doch sie finden nur, dass das eh nichts bringe. Aber sie wittern Revolte, als ich in einem Brief an die Knastdirektion eine Wandtafel, Schreibhefte und die Einrichtung eines Schreib- und Leseunterrichts fordere. Zusammen mit einigen Genossen aus der Gefangenengewerkschaft, die hier erstaunlicherweise toleriert wird, setze ich ein Protestschreiben an das zuständige Ministerium auf, welches von mehr als zwanzig Mitgefangenen unterschrieben wird. Auch versuchen wir eine kollektive Arbeitsniederlegung zu organisieren; zwar motzen alle über die lächerlich geringe Bezahlung der Gefangenen, aber letztendlich beteiligen sich nur etwa zwanzig Leute am Streik; für viele ist die Arbeit wichtiger als die Bezahlung – die Arbeit lenkt sie ab von Trübsinn, Kummer, Einsamkeit. Und für Tabak und Kaffee reicht die Kohle ja knapp.

Um die Zeit totzuschlagen, organisieren wir Volleyball- und Tischtennisturniere; dann versuchen wir die Genehmigung zu erhalten, eine Ausstellung mit Bildern und Geschichten von Gefangenen zu organisieren. Dazu aufrufen dürfen wir, auch die Sammelaktion – Bilder und Geschichten – können wir selbst machen. Doch dann werden wir abgelöst – uns die Arbeit, der Knastleitung die Lorbeeren.

Und dann erhalte ich Post vom Gericht: ich werde vorzeitig entlassen, kann zurück in die Schweiz fahren. Ein letztes Mal ziehe ich die Knastklamotten an, ein letztes Mal arbeiten, verabschiede mich von den Genossen, dann kommt schon die letzte Nacht im Knast. Wie ist's wohl draussen? Ich freue mich auf Zürich, denn dort erwartet mich etwas, das ich bisher nur aus Zeitungsberichten und den Briefen von Freunden kenne – der heisse Sommer, der Aufruhr, die Bewegung der Unzufriedenen: Züri brännt, endlich!

– Das bisher Geschriebene durchlesen und denken:

ja, in etwa so läuft das, so war das. Etwa so begann meine Suchtkarriere, wie Therapeuten den Entschluss eines Junkies nennen, sich sein Leben nach den Regeln der bleichen Gottheit des Opiats zu gestalten und einzurichten. Etwa so, doch nicht mehr, denn in der Beschreibung sind schon zuviel

Konzessionen drin. Das ganze Buch macht diese Konzessionen: an unsere Lesegewohnheiten, an jenes Spannungsbedürfnis, welches seit Erscheinen des unseligen Supersellerdrogenschmökers vom Bahnhof Zoo mit der Drogenliteratur gekoppelt ist – die halbseidene Sex & Crime-Atmosphäre, die Ambience, die beschriebene Stimmung in der Berliner Drogenszene der siebziger Jahre, alles, was von Kritik und Publikum einhellig hochgejubelt wurde... alles gelogen, alles angepasst an krimigestählte Nerven der Fernsehnationen Deutschland, Österreich, Schweiz. NEIN: wir Junkies leben keinen Krimi, allenfalls aus der Sicht der Voyeure, welche immer wieder ihre widerliche Sensationsgeilheit auf dem Platzspitz ausleben müssen oder sich zu Hause an »Blick«- und »Schweizer Illustrierte«-Fotografien aufgeilen, welche genau auf die Bedürfnisse des Voyeurs zugeschnitten sind: durchs Gebüsch aufgenommen vorzugsweise; dies alles wohl einzig und allein zu dem Zweck, das eigene, erbärmlich ereignislose Leben aufzumotzen mit dem Schauspiel, welches sich ihnen hier bietet – wie sich andere abrakkern, auf Leben und Tod ums Überleben fighten MÜSSEN. Nein, für die Süchtigen ist dieses Leben kein Krimi, nicht spannend, denn dieser mühselige Kampf ums Überleben besteht zu einem grossen Teil aus Warten... waiting for my man – warten: auf den Dealer, auf Stoff, auf Kunden, auf eine Möglichkeit, doch noch einen Kick organisieren zu können; warten auch auf das Ende der Razzia, auf die Abwechslung im ruhigen Fluss der Ereignislosigkeit. Nein, spannend ist dieses Leben nicht; allenfalls dessen Beschreibung in diesen aufrüttelnd oder erschütternd genannten Berichten aus dem Needlepark, die jeweils – dem Voyeurismus zuliebe – mit Fotos versehen werden, die auch noch den letzten Rest an Intimitätsbedürfnissen der sogenannten Betroffenen zerstören. Intimitätsbedürfnisse? Das Fehlen jeglicher Rückzugsmöglichkeiten auf dem Platzspitz beruht nicht auf unserer Gleichgültigkeit, entsteht nicht aus Abstumpfung, sondern ist – ganz banal – ein Zeichen des herrschenden allgemeinen Geldmangels. Wer hat denn schon das Geld für eine Nacht im Hotel? Oder gar eine eigene Wohnung?

Warten, die quälende Ungewissheit, bleierne Stunden oder gar Tage des Wartens auf eine auch nur minimale Verbesserung der eigenen Lage, quälend langsam rinnende Zeit: erste Zeichen des beinahe unaufhaltsamen Abstiegs... Und Spannung? Das anfänglich so verheissungsvolle Spiel – Spannung vor/Entspannung nach dem Kick verändert sich langsam und unaufhaltsam. Die einstige Schussgeilheit wandelt sich in panische Angst vor dem Entzug, schon das geringste Nachlassen der Wirkung löst Angstschweiss aus... jetzt erst beginnt genau jene Hektik, die Aussenstehende als spannend empfinden, die für die davon Betroffenen aber blutiger, tödlich ernster Zwang ist.

Und genau in diesem Moment beginnt sich der Sinn und Zweck des Opiatgebrauchs zu enthüllen, jetzt erst wird alles grausam klar: in dieser Dreieinigkeit, dieser Einheit von Körper, Geist und Sucht enthüllt sich die Göttin, jetzt genau materialisiert sich alles, was uns die Droge geben kann – sie ist grausam, aber belohnt uns weit über jedes vorstellbare Mass hinaus; sie akzeptiert keine Halbheiten, doch gibt sie dafür ALLES. Denn der Gebrauch der Opiate ist, um mit Burroughs zu sprechen, kein Drogenkonsum, sondern das Annehmen einer Lebensweise...

Und ab sofort existiert der Süchtige nur noch durch sie, durch den Kontakt mit dieser Göttin, deren wahren Geist keiner je enthüllen wird; wie Cocteau sagt, bleibt ihr Antlitz deshalb verborgen, weil wir – als Süchtige – zu nahe oder zu weit entfernt sind, weil wir sie ablehnen. Sie ist unbarmherzig, duldet wie jede Gottheit, die etwas auf sich hält, keine andern Götter neben sich, ist eifersüchtig, bestraft gnadenlos, was gegen ihr Gebot verstösst, gegen ihren Geist. Und der Süchtige unterwirft sich ihr, NICHT willenlos, wie es immer heisst, sondern freiwillig, weil er, ich, du, sie das alles WILL: das Glück UND das Elend, die Strafe UND die Belohnung... ein Meer, warme Wogen, in deren gewaltige Tiefe vor den Klippen des Geistes sich der Junkie wirft, sich dieser Kraft ausliefert, dieser Wärme, dieser Gewalt, die nicht zu erfahren sind ohne Auslieferung, in deren Weite er sich verliert und dabei doch nicht die Kontrolle aufgibt: todessehnsüchtig und heisshungrig nach Leben zugleich. Was anderes denn will Ikarus, der um das Risiko weiss, welches die wächsernen Flügel für ihn bedeuten, als sein Leben dieser Gefahr aussetzen, dem Risiko – knapp unter der Sonne, die das Wachs schmelzen lässt –, und so hört auch jeder Junkie den Ruf: flieg tiefer, Ikarus, oder stürz ab!!! Schön plakativ nennt man uns Selbstmörder auf Raten, und doch ist der Tod eines Junkies in weitaus den meisten Fällen ein Unfall; denn uns zieht es nicht nur nach der dunkeln Seite des Mondes, des Mohns, und die morbide Stimmung in unserm Spiel, der eigentliche Todeskult, dem wir huldigen, ist nur die auffälligste, offensichtliche Seite dieses Spiels. Das Leben ist ein Spiel, doch wir spielen nicht vorsichtig, sondern mit vollem Risiko, mit dem ganzen Einsatz – nicht aus Lebensüberdruss, sondern gerade aus Liebe zu diesem Leben: zum Leben, nicht zu jenem kalkulierten Risiko, welches die meisten, Nietzsches Vielzuviele für Leben ausgeben, sondern zu einem Leben in den Extremen... und noch lieber mit Ikarus' Flügeln fliegen, höher und höher steigen und abstürzen, in der gewaltigen letzten Sturmflut einer Overdose ertrinken, als lau zu leben und lau zu sterben...

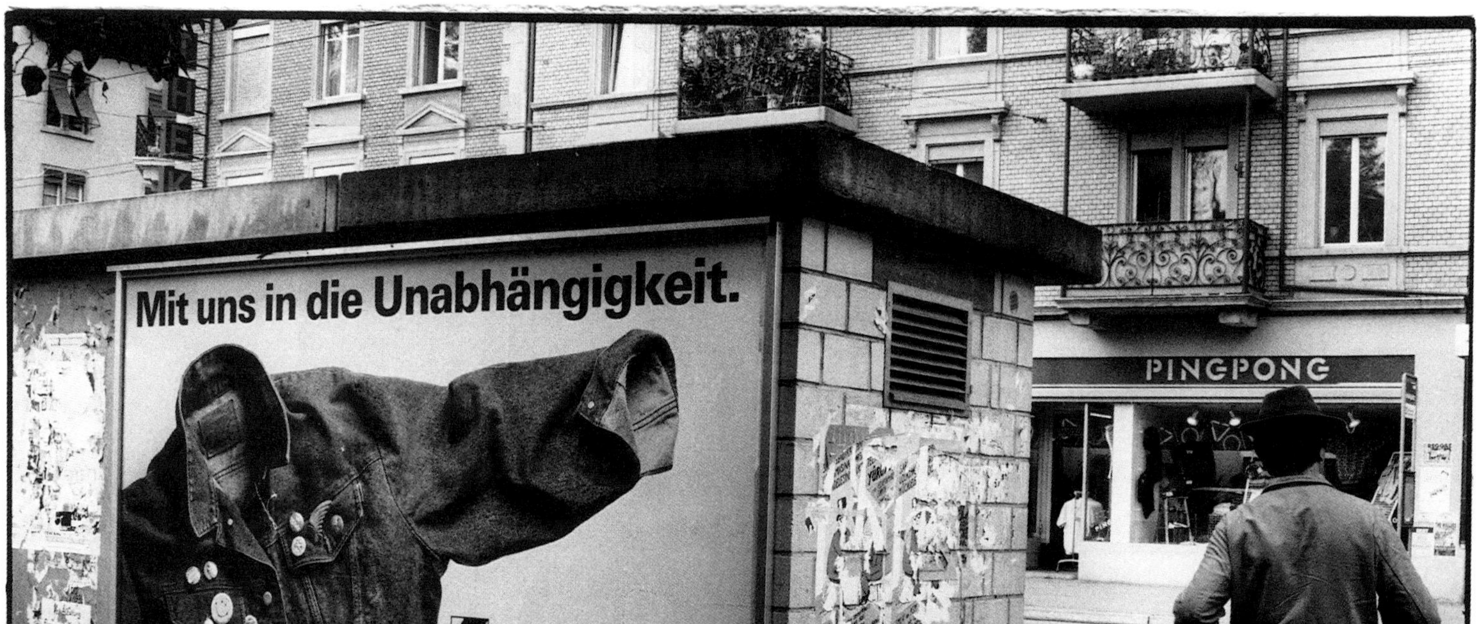
Mit uns in die Unabhängigkeit.
Die Kantonalbanken
PINGPONG

Eric war einer der ersten, die ich auf dem Hirschenplatz wieder traf. Wir hatten schnell guten Kontakt, Eric hat mir viel geholfen, viel erklärt.

Wir haben sehr bald angefangen, zusammen zu arbeiten, zu fotografieren, noch selten hab ich mit jemandem so gut über Bilder diskutieren können.

Als er zu einer Gerichtsverhandlung gehen musste, begleitete ich ihn.

Der Richter: »Sind Sie sein Anwalt?« »N-nein.« »Seine Therapeutin?« »Nein.« Er schaut mich weiterhin fragend an, ich merk, dass ich mich jetzt deklarieren muss – rettende Idee: »Wir arbeiten zusammen.« Der Richter schluckt's, mir wird klar, dass ich jetzt trotzdem in einer Schublade mit der Anschrift »Betreuerin« oder ähnlich gelandet bin.

Beim Fürsorgeamt: »Sind Sie Sozialarbeiterin?« »Äh, nein, ich bin einfach so hier, weil wir grad zusammen unterwegs waren.«

Im Spital: »Sind Sie seine Bezugsperson?« »Also, hm, ich weiss nicht – nein – eigentlich möcht ich ihn einfach besuchen.«

Bei der Polizei: »Sind Sie seine Betreuerin?« »Nein, wir arbeiten zusammen.« Der Beamte schaut mich mit herablassender Geduld an: »Dann eben Sozialarbeiterin?«

Ein Bekannter: »Na, Gertrud, hast dir einen Sozialfall angeschafft?« »Nein, eigentlich nicht – wir mögen uns.«

Eine Journalistin: »Das ist aber schön von Ihnen, dass Sie sich auch noch so um diese Leute kümmern.« »Ich kümmer mich gar nicht, wir arbeiten zusammen.«

Gertrud Vogler

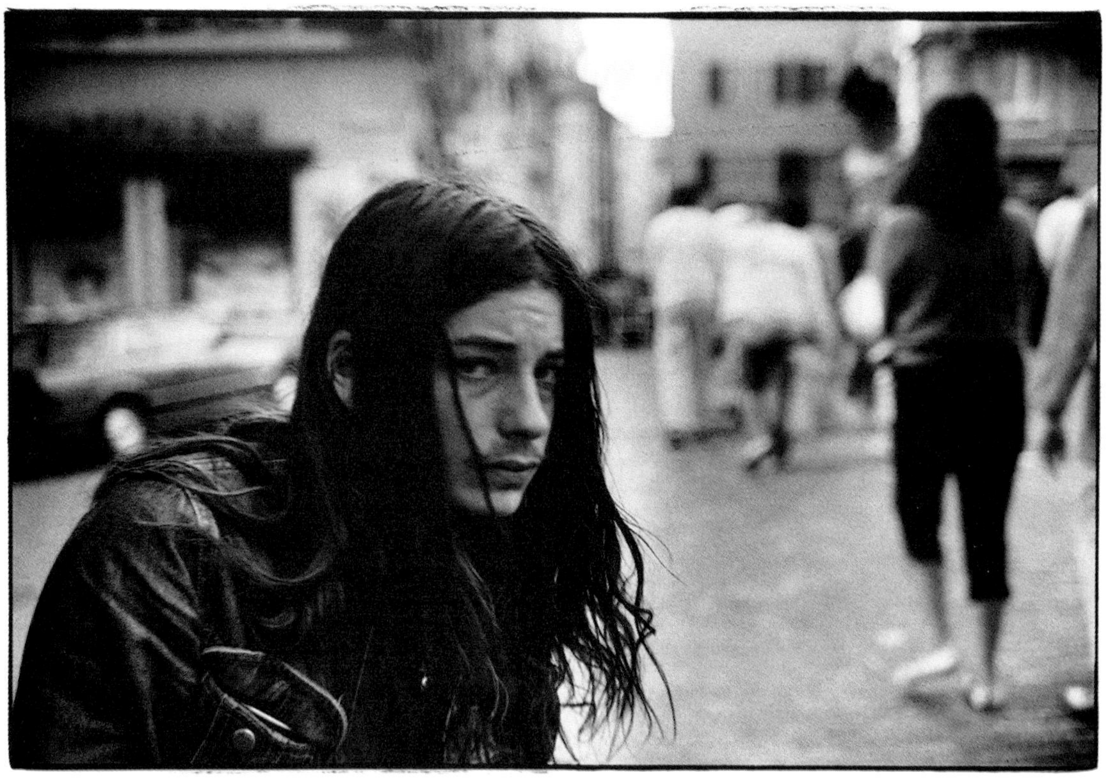

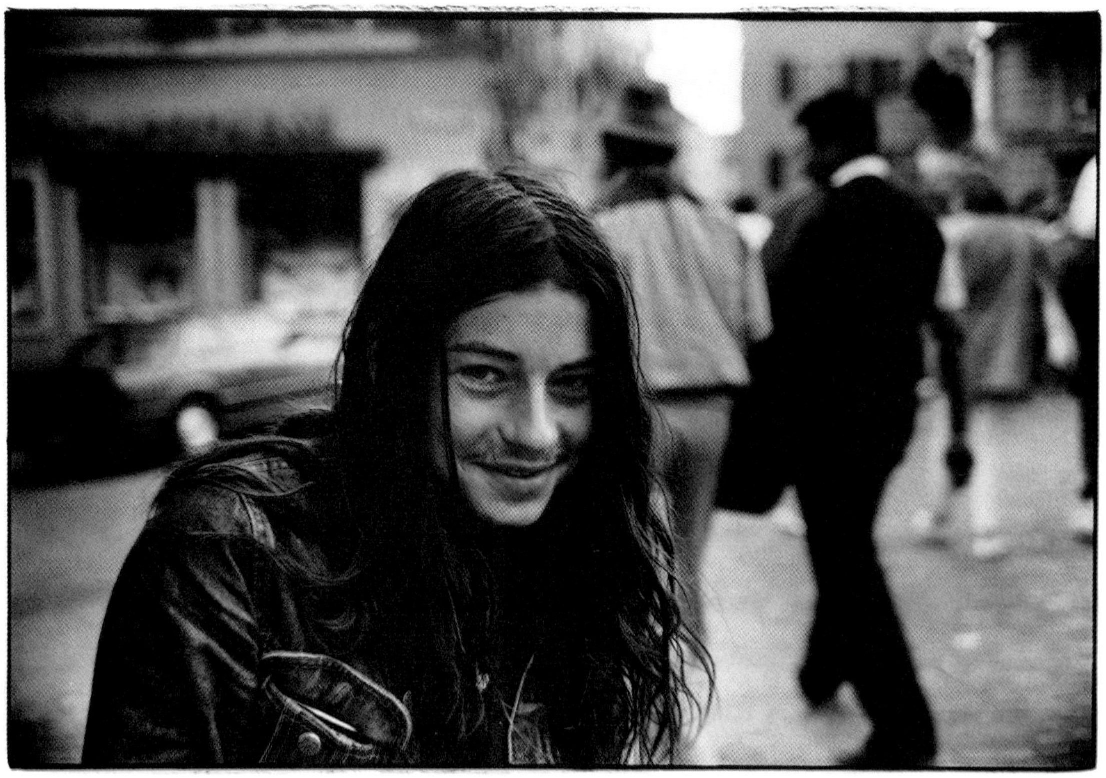

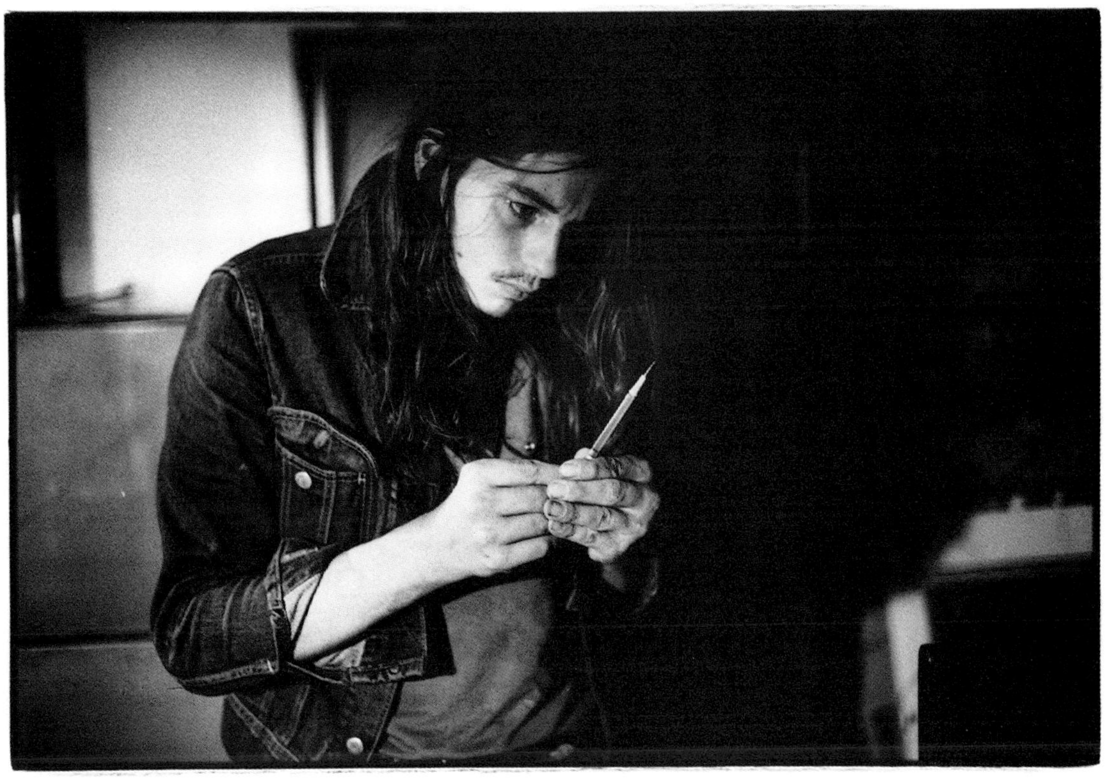

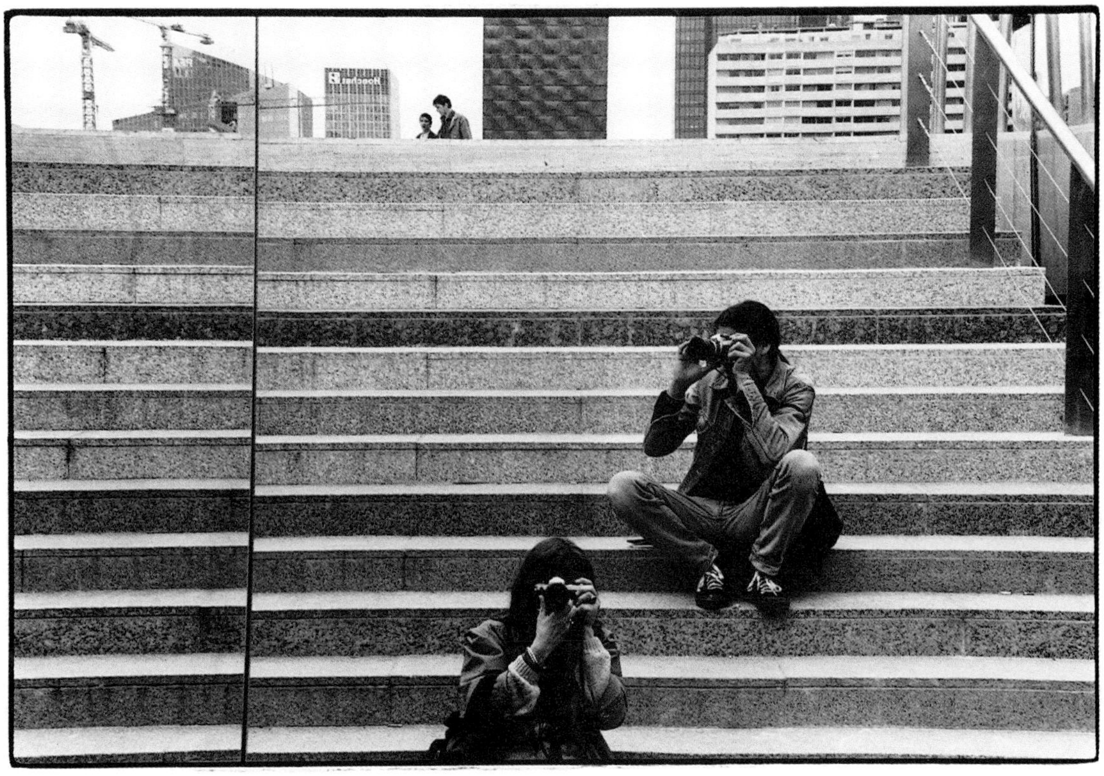

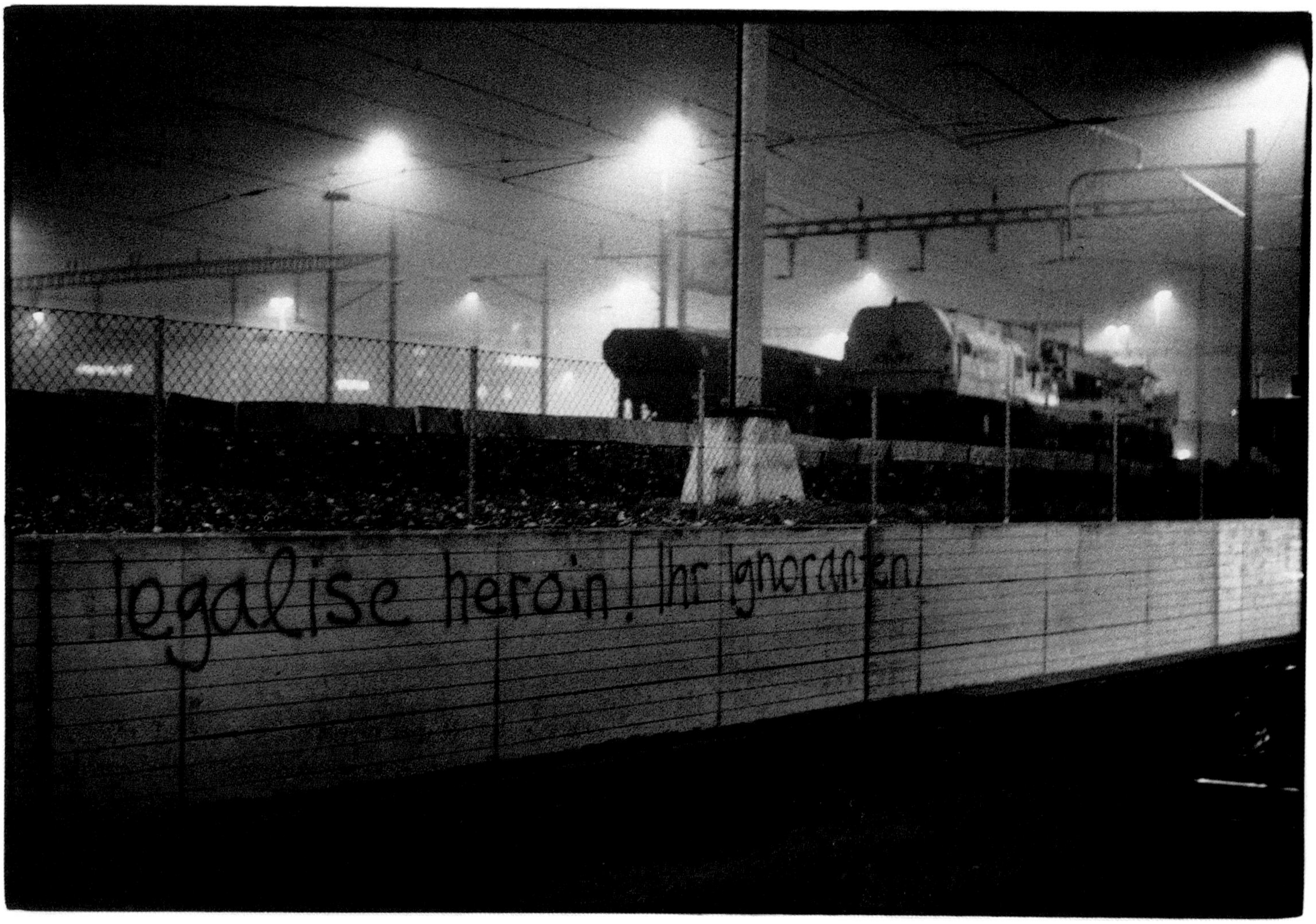
legalise heroin! Ihr Ignoranten!

»Sag mal,
wie könnt ihr
von mir
verlangen,
dass ich aufhör
zu fixen,
mich reintegrieren soll –
in was
reintegrieren?
In diese
Suchtgesellschaft
vielleicht?«

»Das Problem seid ihr,
nicht wir.«

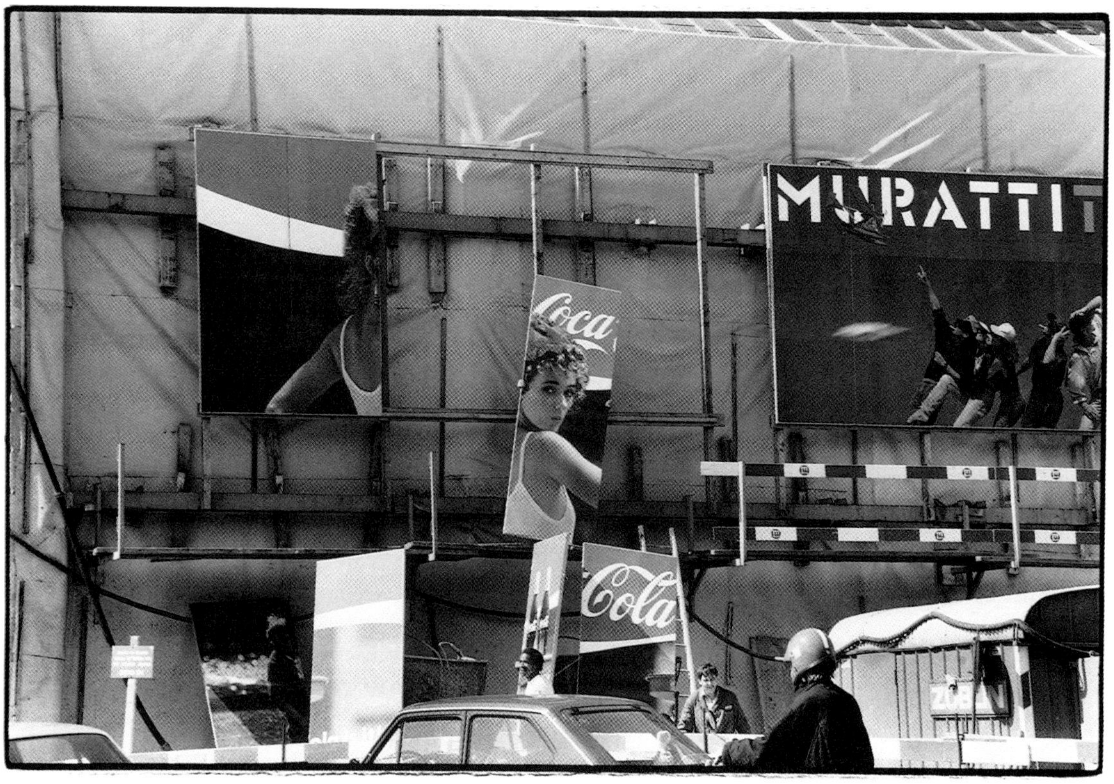
MURATTI
Coca
Cola

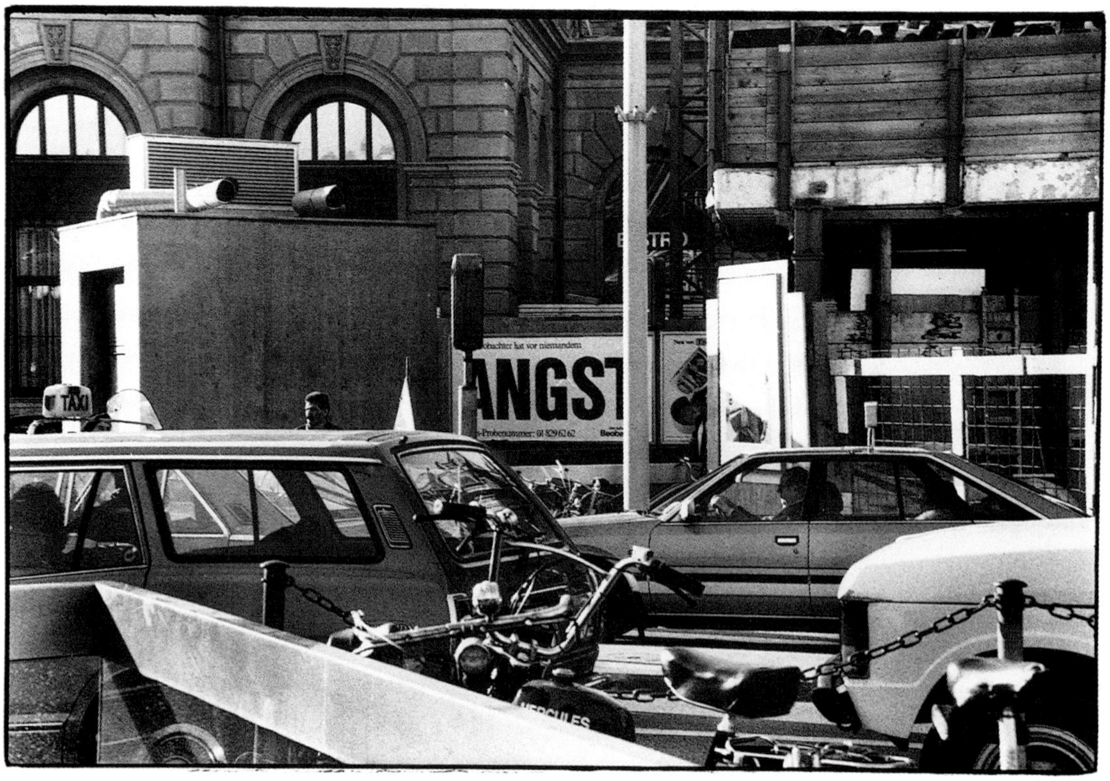
TAXI
ANGST
HERCULES

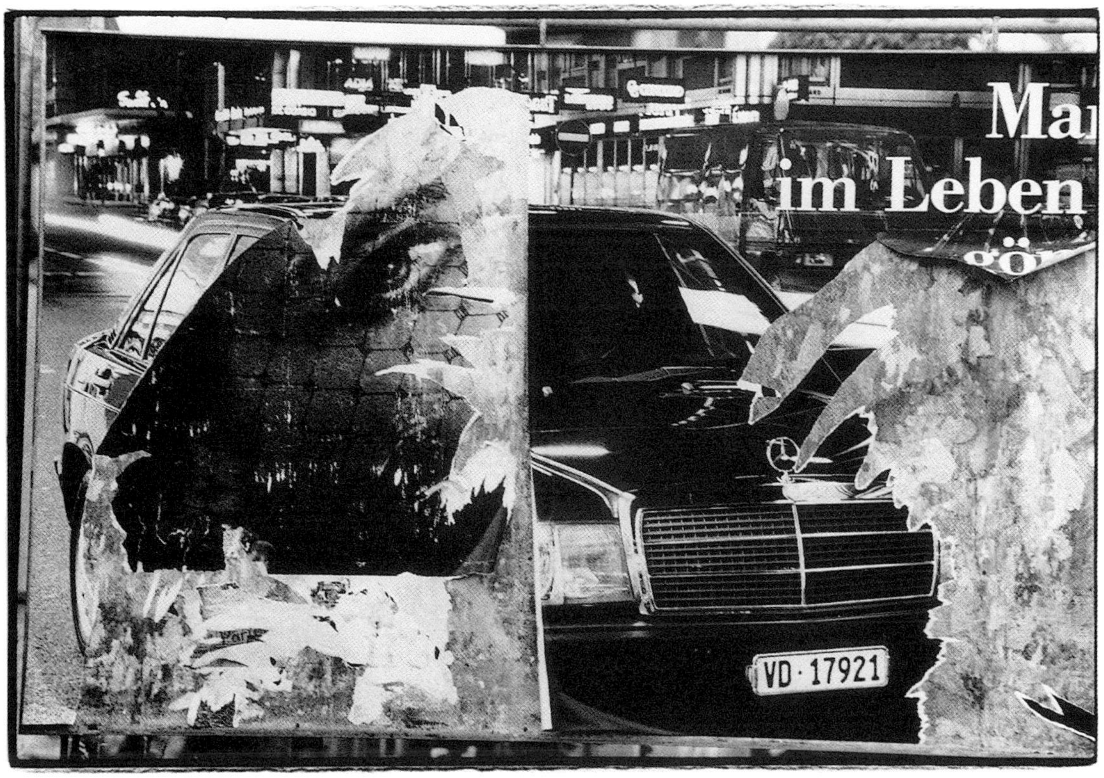
Ma
im Leben
VD · 17921

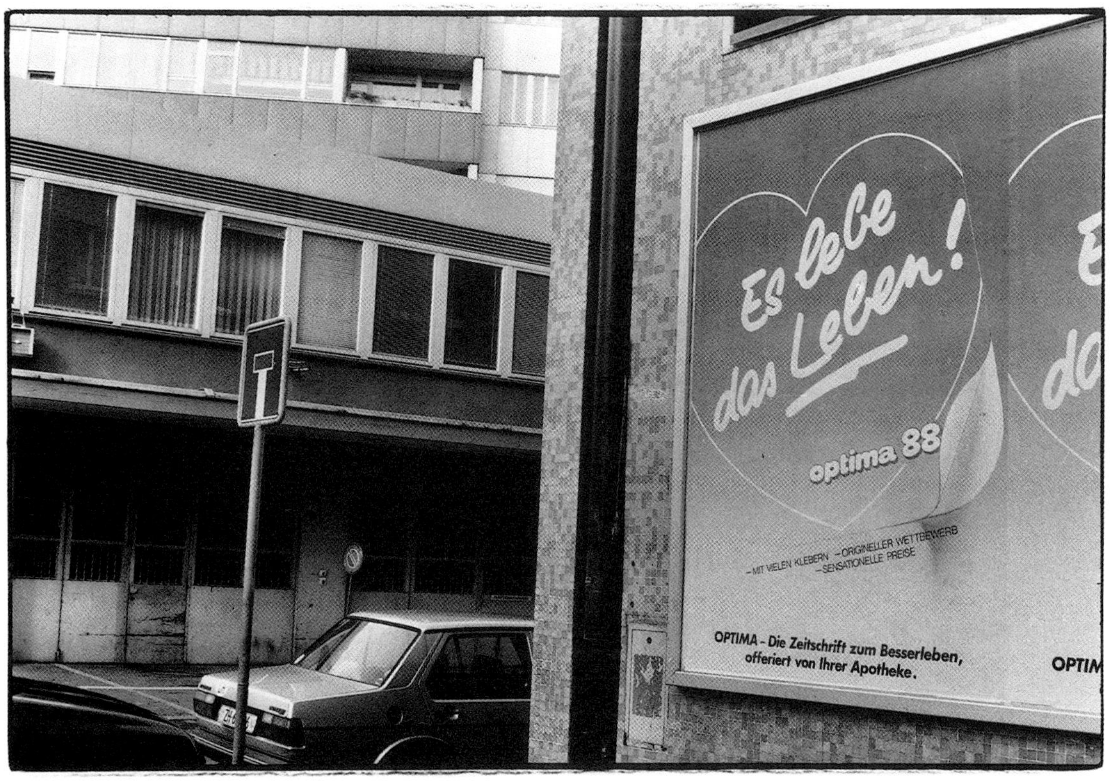
Es lebe das Leben!
optima 88
OPTIMA – Die Zeitschrift zum Besserleben,
offeriert von Ihrer Apotheke.
OPTIM

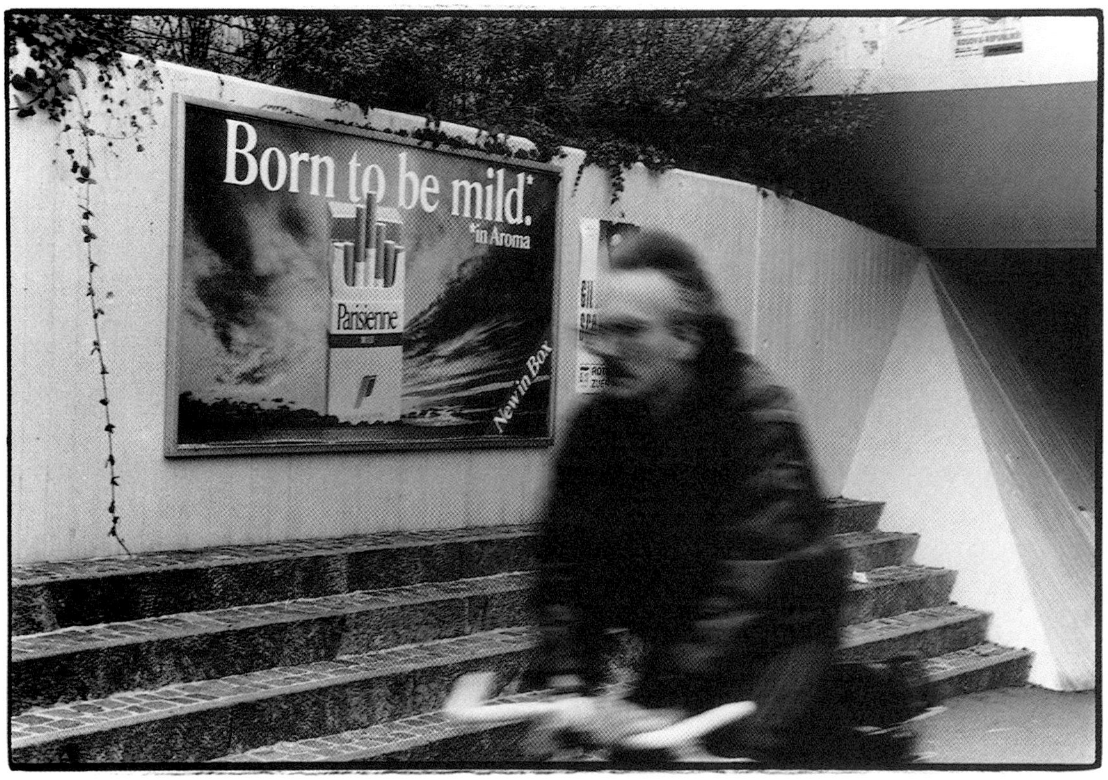
Born to be mild.*
*in Aroma
Parisienne
New in Box

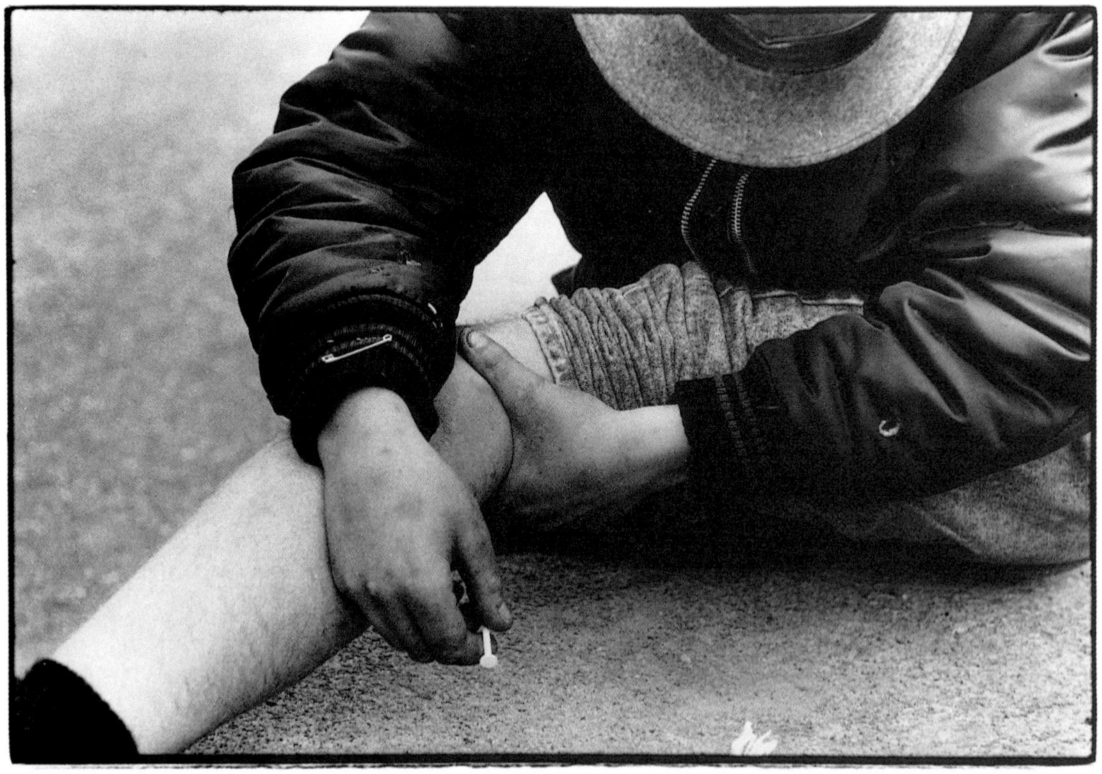

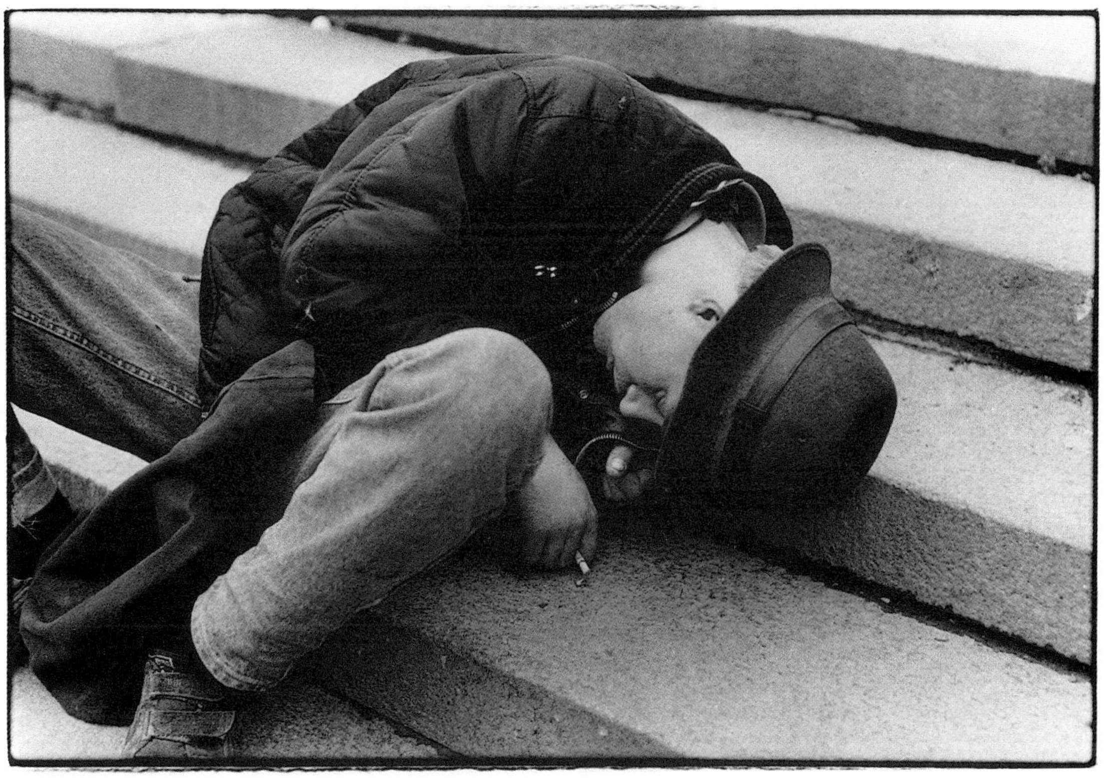

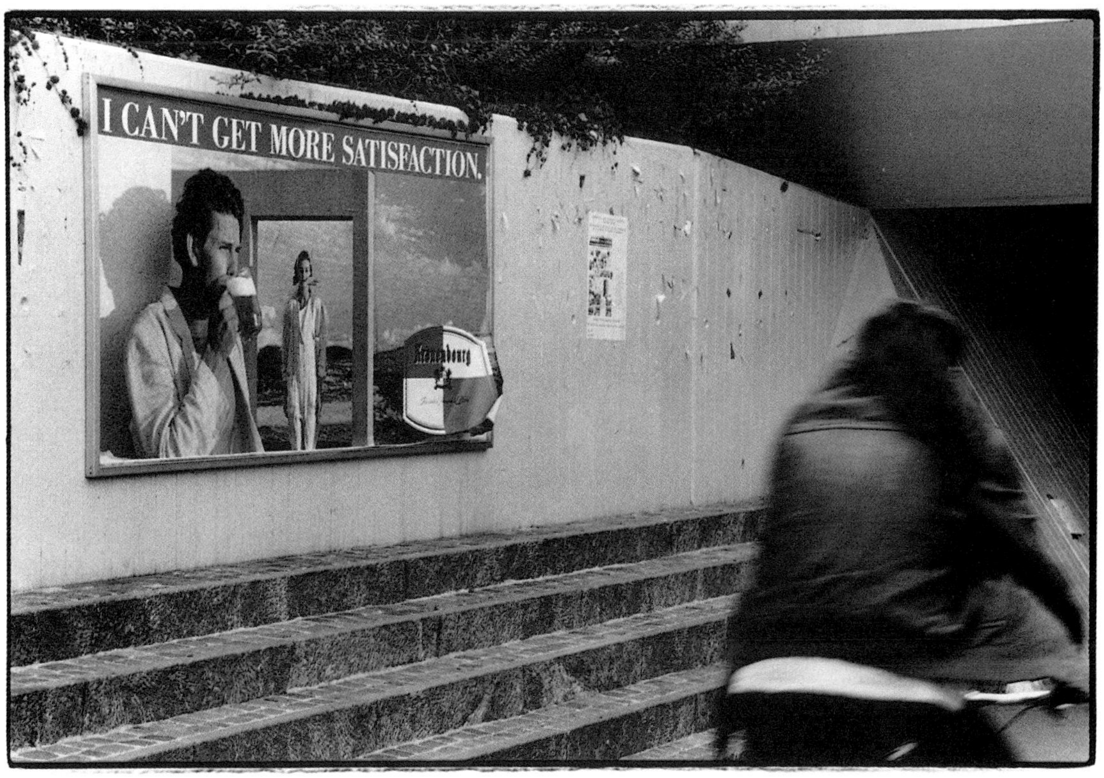
I CAN'T GET MORE SATISFACTION.

Vier Freundinnen
vier Drogentote
gestorben zwischen
September 1988
und März 1989
an der verfehlten
absurden
Zürcher Drogenpolitik
und an der Ignoranz
der Bevölkerung

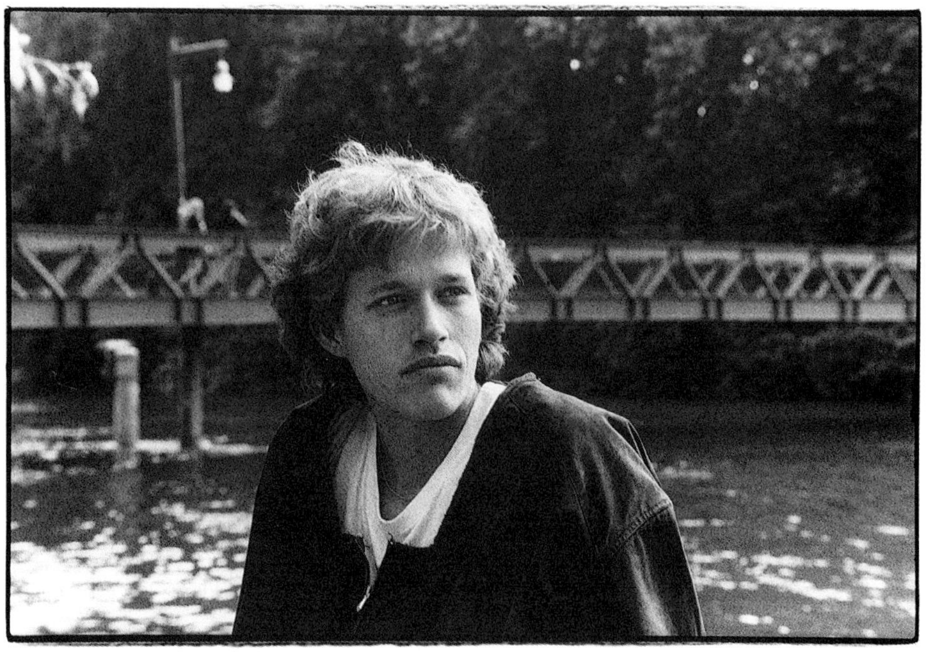

Michi

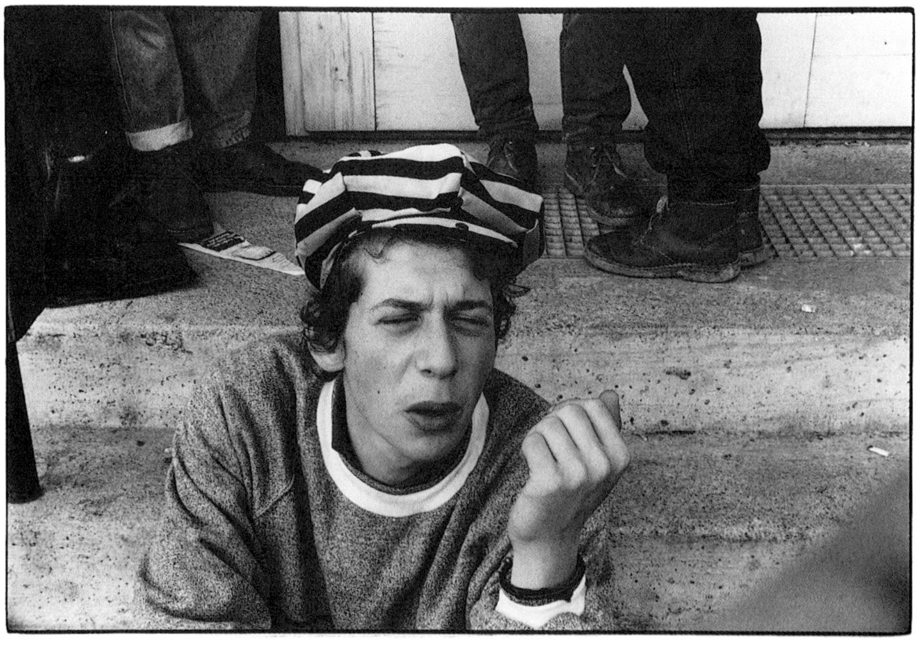

Dani

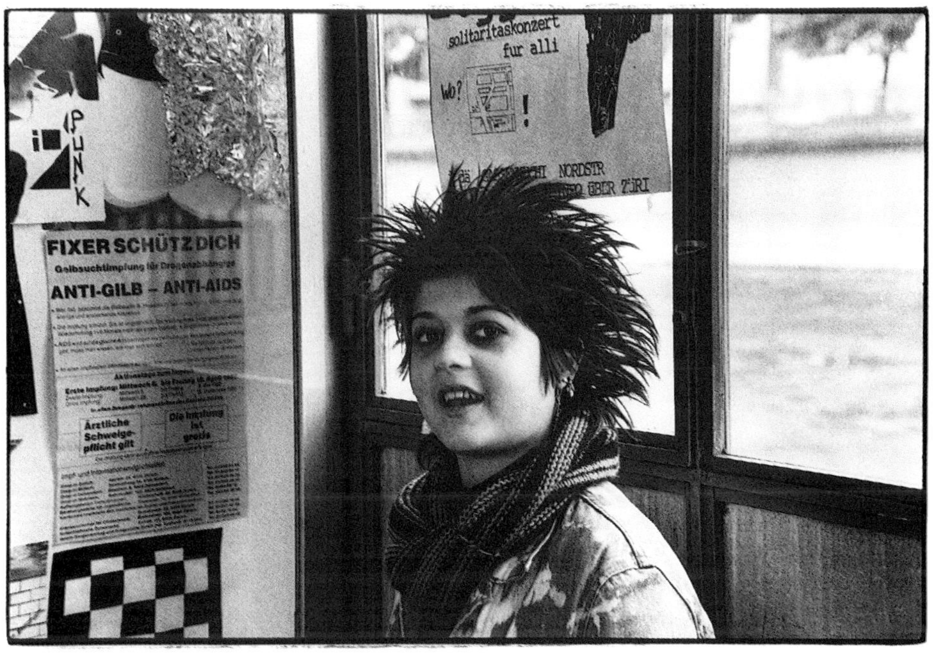
solitaritaskonzert
fur alli
PUNK
FIXER SCHÜTZ DICH
ANTI-GILB – ANTI-AIDS

Nati

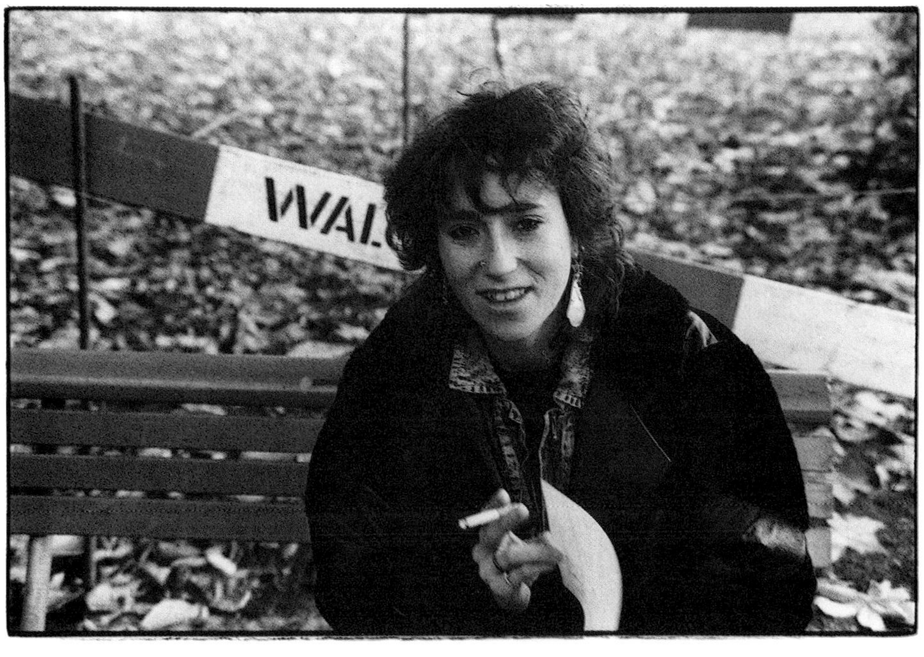
WAL

Maja

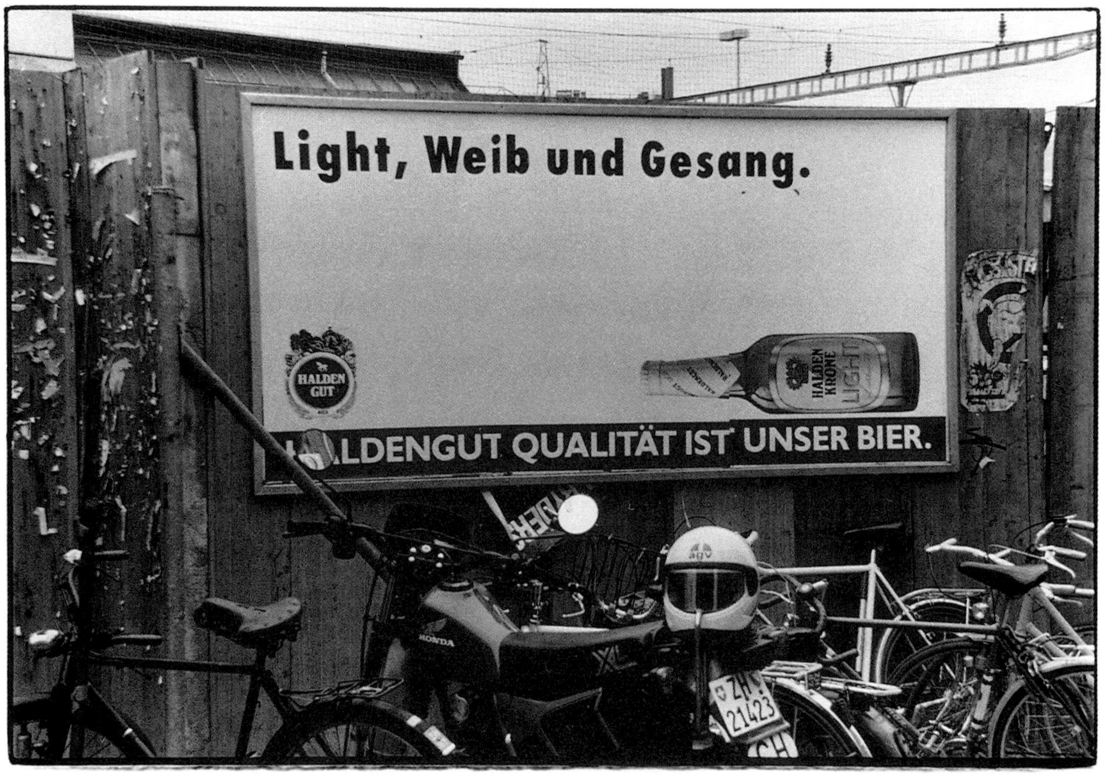

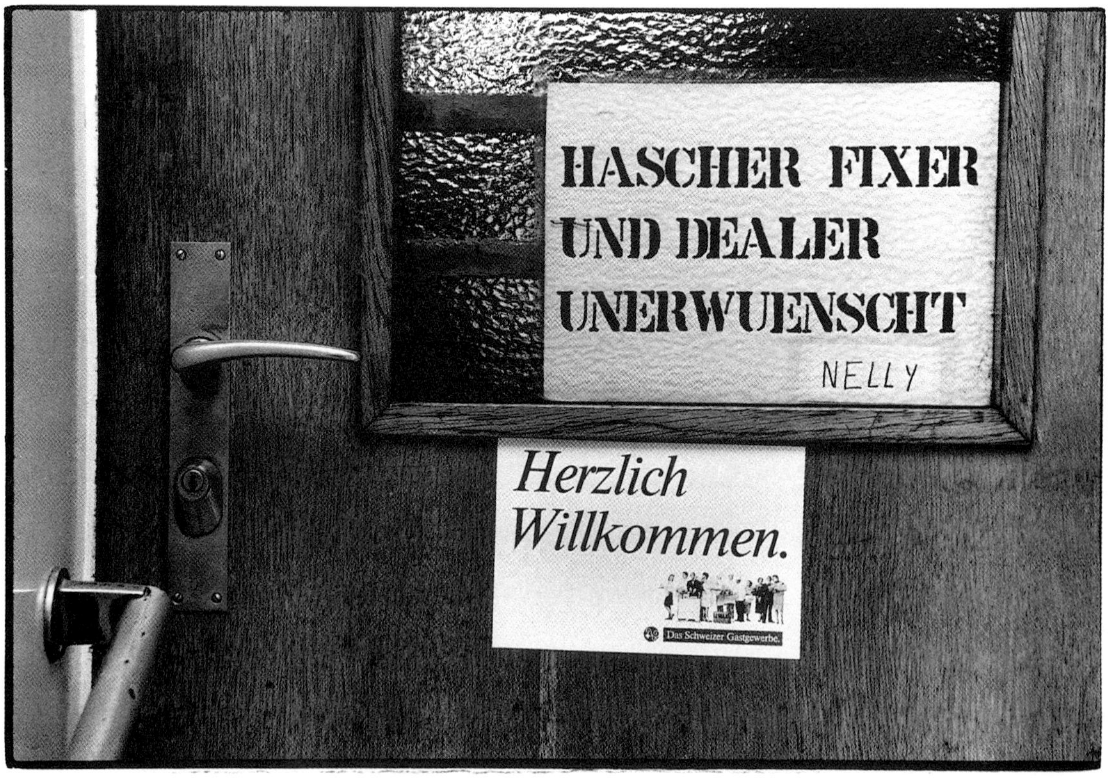

Beizeneingang 1988

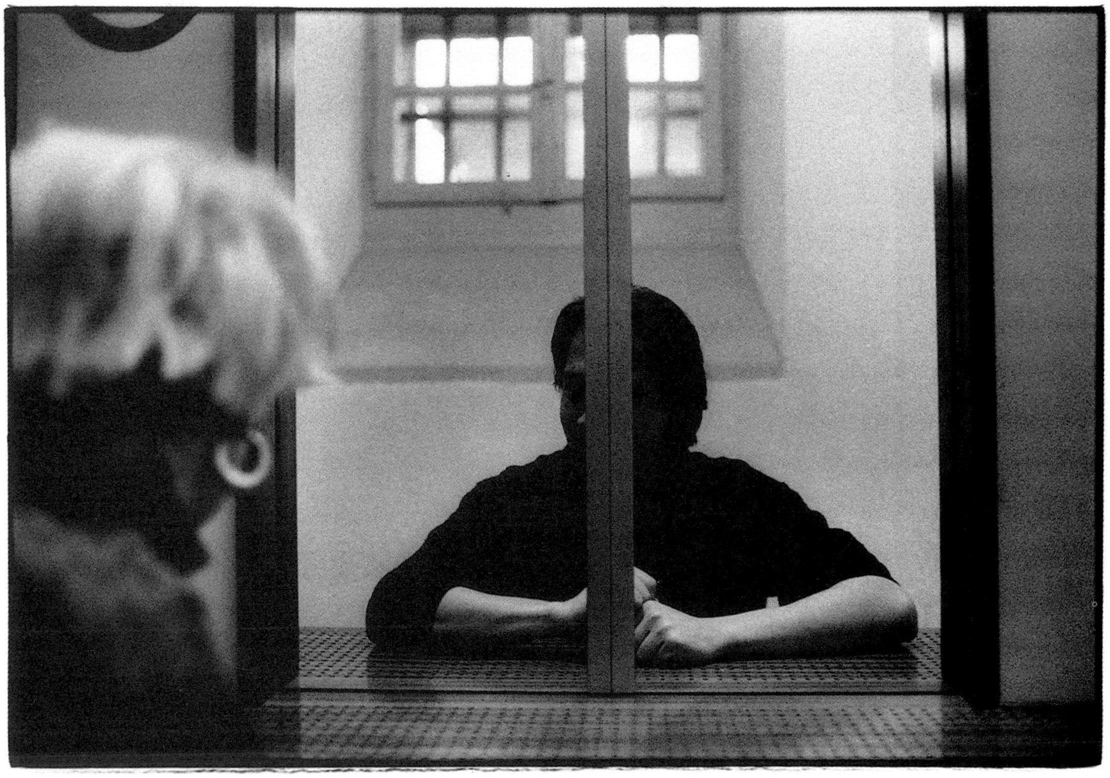

Bezirksgefängnis Pfäffikon, 1988

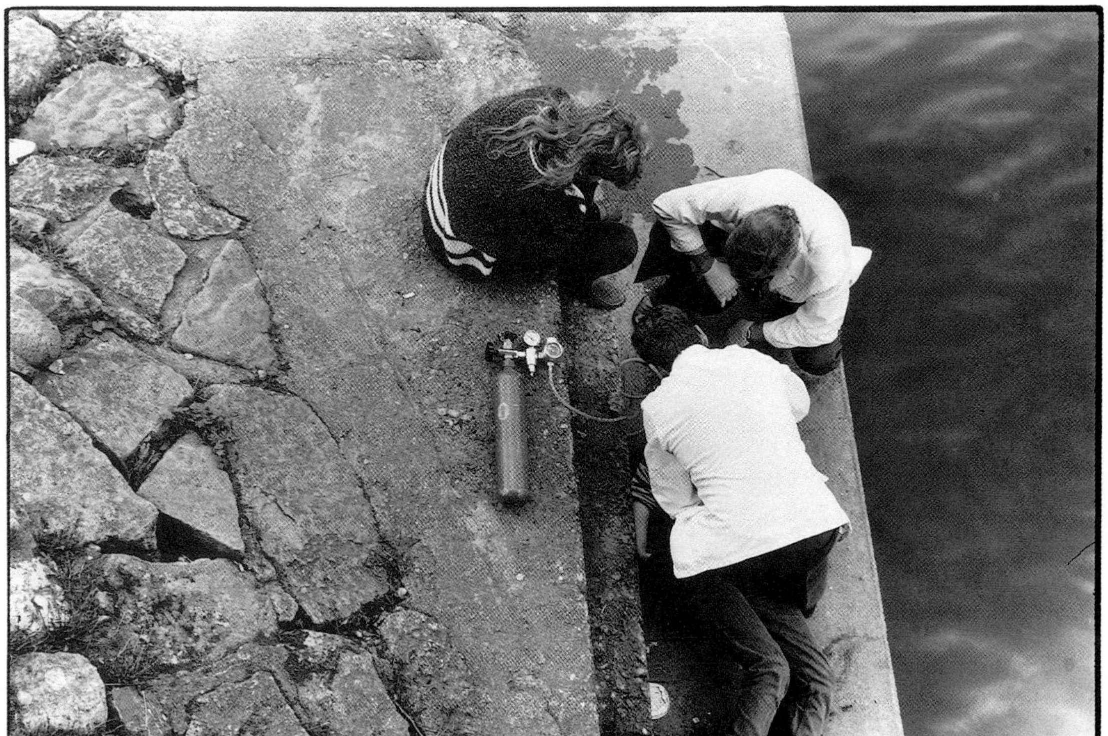

Platzspitz, 1988

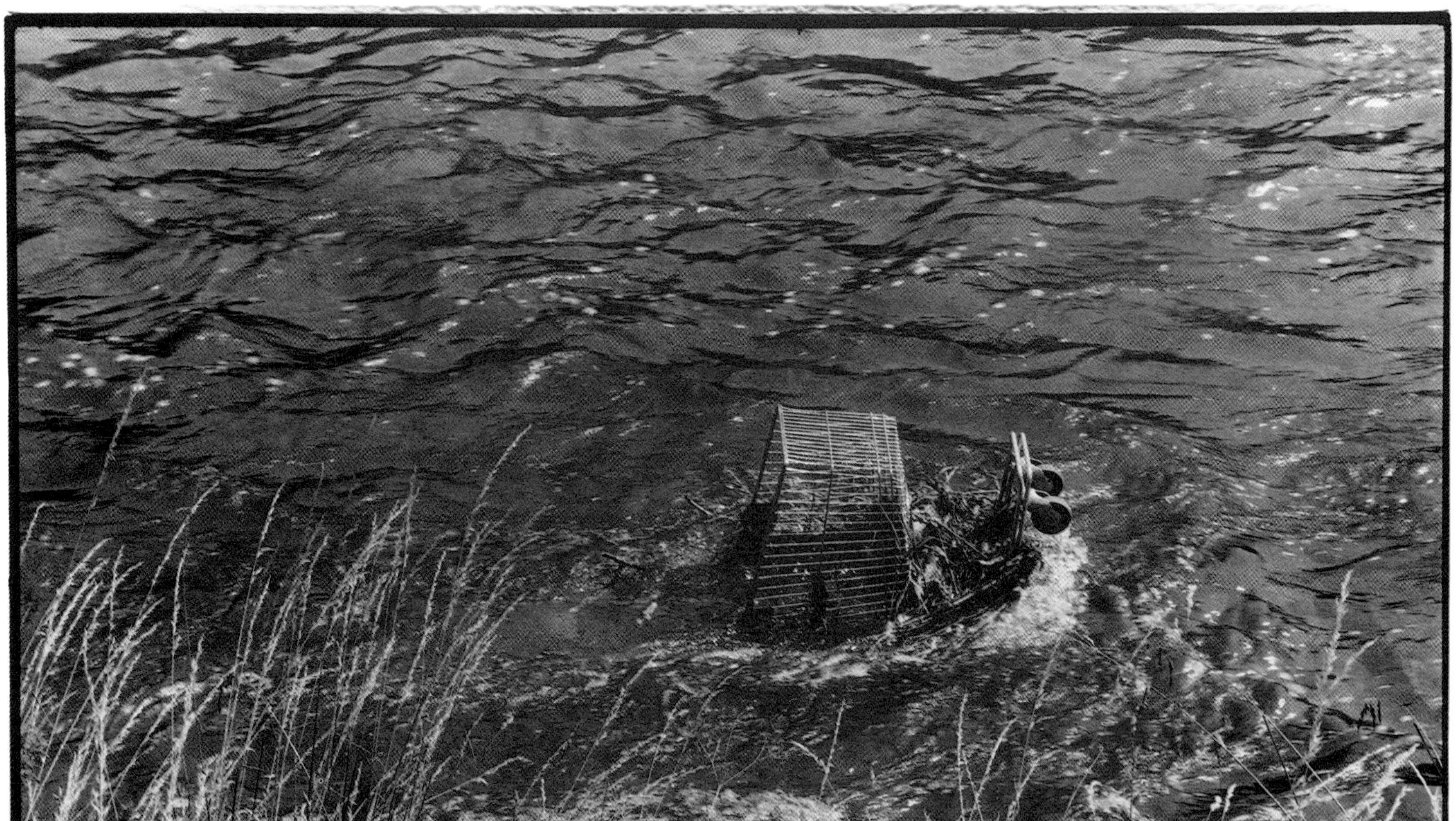

Die achtziger Jahre

Get up, stand up,
stand up for your rights.
Get up, stand up,
don't give up the fight

(Bob Marley & the Wailers:
Get up, stand up).

Die achtziger Jahre haben in Zürich mit einem Knall begonnen, der in der ganzen Welt Erstaunen und Verunsicherung auslöste; dass ausgerechnet in der reichen, sauberen, ruhigen und ordentlichen Schweiz eine ganze Generation sich dem Überfluss bis zum Überdruss entzieht, die Eiskälte und Erstarrung in der Gesellschaft nicht nur spürt, sondern auch gleich tatkräftig und mit viel Phantasie auszudrücken beginnt, schockt all jene, die in Zürich eine sichere Bastion der kapitalistischen Weltordnung gesehen haben. Und nun gehen die Bilder von splitternden Schaufenstern, von Freaks mit Turn- und auf Rollschuhen, die den bis an die Zähne bewaffneten und selbstverständlich vermummten Ordnungshütern ihre Schwerfälligkeit demonstrieren, von umgekippten Containern und geplünderten Luxusgeschäften an der Zürcher Bahnhofstrasse um die Welt, die Revolte greift um sich, in den deutschen Grossstädten und in der Schweizer Provinz explodiert der lange unterdrückte Frust, das lange aufgestaute Gefühl von Leere, welches so viele mit Sucht und Luxus zu unterdrücken versucht haben, bricht sich endlich eine Bahn frei. Tränengas, Gummischrot und Knüppel fordern den Widerstand noch mehr heraus, und weder verletzte Augen, gesetzeswidrige Verhaftungen noch Präventivfestnahmen und Hausdurchsuchungen ohne Haftbefehl stoppen die Revolte.

Die bewegten Zeiten lösen in der Junkieszene einiges aus; Dutzende von Fixern vertauschen mindestens zeitweise die Spritze mit dem Pflasterstein – auch ich –, viele nehmen gedopt oder nach einem Entzug drogenfrei an den Vollversammlungen der Bewegung und an den Demos teil, ältere Junkies erinnern sich ihrer politischen Herkunft aus der 68er-Bewegung, andere politisieren sich unter dem Druck der Ereignisse neu – richtig gleichgültig lassen die Ereignisse in diesen zwei heissen Jahren wohl keinen in der Junkieszene. Schon allein durch die zentrale Lage des Hirschenplatzes ist die Szene mitten im Zentrum des Geschehens; oft genug müssen die Junkies fliehen, weil das ganze Niederdorf in Tränengasnebel gehüllt wird. Dazu kommen prügelnde Angehörige der Bullen und der faschistoiden Bürgerwehr, die auf alles einschlagen, was ihnen in die Quere kommt.

Als die Bewegung der Unzufriedenen auch nach einem Jahr – mit knapp zwei Monaten AJZ-Betrieb, der Schliessung, dem kalten Winter, Dutzenden von erfolglosen Demos für die Wiedereröffnung des Autonomen Jugendzentrums, Hunderten von Strafverfahren undundund – noch immer existiert, sich über zehntausend Teilnehmer an der Frühlingsdemo beteiligen und die verschiedenen Spaltungsversuche durch Polizei und Politiker nichts bringen, entschliesst sich der Zürcher Stadtrat zur Wiedereröffnung des AJZ. Während sich die Bewegung voll Enthusiasmus und Energie daranmacht, das AJZ für den geplanten 24-Stunden-Betrieb einzurichten, Renovationsarbeiten durchgeführt werden, die einzelnen Arbeitsgruppen in den verschiedenen Bereichen zu arbeiten beginnen, ist auf der andern Seite fieberhafte Aktivität im Gang. Denn die Forderungen aus Wirtschafts- und Finanzkreisen und von Gewerbetreibenden sind klar: das AJZ muss verschwinden, die Bewegung muss zerschlagen, Ruhe und Ordnung wiederhergestellt werden – mit allen Mitteln. Dass die polizeiliche Repression nichts eingebracht, die Bewegung nur enger zusammengeschweisst hat, ist eine herbe Enttäuschung für die Stadtregierung. Verschiedene sich ergänzende Strategien schaffen es aber doch, die Forderungen nach Ruhe und Ordnung zumindest vorerst zu erfüllen: die Stadt anerkennt die Bewegung nicht als Verhandlungspartner; sich mit der Bewegung kritisch solidarisierende Vertreter von Pro Juventute und reformierter Landeskirche bilden die zukünftige Trägerschaft für das AJZ, führen Verhandlungen mit dem Stadtrat über die Wiedereröffnung und einen Kredit von einer Million Franken (abzüglich einen Franken, damit das Geschäft unterhalb jener Schallgrenze von einer Million bleibt, von der weg der Gemeinderat dreinreden könnte) für Renovations- und Unterhaltsarbeiten und den Betrieb. Mit dieser Summe erreichen die Stadträte eine Spaltung in der Bewegungsaktivistenszene in bezahlte Mitarbeiter und unbezahlte Idealisten. Eine weitere Strategie bezieht sich auf einen Teil der Jugend, der in den vergangenen Monaten kaum mehr Publizität genoss, auch von den Bullen fast in Ruhe gelassen wurde: die Junkies.

Kurze Zeit nach Wiedereröffnung des AJZ ändert sich das Verhalten der Polizei gegenüber den Junkies auf dem Hirschenplatz. Razzia folgt auf Razzia, Verhaftungen und Treibjagden sind an der Tagesordnung. Dahinter stehen nach Polizeiaussagen Forderungen der Geschäftsleute im Niederdorf, dass nach der Bewegung auch die Junkieszene aus dem Niederdorf zu verschwinden habe. Den verhafteten Junkies wird bei der Entlassung jeweils empfohlen, sich doch ins AJZ zu begeben – dort lassen wir euch in Ruhe. Innerhalb eines Monats hat sich die Szene vom Hirschenplatz ins AJZ verzogen... Deal, Vermittler – alles geht jetzt im AJZ vor sich.

Die erste Reaktion von Trägerschaft, Koordinationsgruppe und Vollversammlung der Bewegung ist einhellige Ablehnung. Die Strategie der Stadtregierung ist schnell erkannt: die Aktivisten der Bewegung sollen lahmgelegt werden, indem sie sich statt um politische Aktionen und Diskussionen um die Sozialfälle der Stadt Zürich kümmern müssen. Das, was städtisches Sozialamt, ein Heer gutbezahlter Sozialverarbeiter nicht bewältigen können, soll nun dazu dienen, die Bewegung lahmzulegen.

Doch ganz langsam ändert sich die Einstellung. Ich war damals – nüchtern – Mitglied der Arbeitsgruppe Sleep-In und kann mich an die hitzigen Diskussionen gut erinnern, die wir in der Ko-Gruppe führten. Immer mehr setzt sich die Einstellung durch, dass wir uns dieser Aufgabe stellen, denn: die Junkies sind ein Teil von uns. Zuerst aber schliessen wir das AJZ; wir bauen um, richten uns auf den erwarteten riesigen Ansturm ein, der bei der Wiedereröffnung kommen wird. Daneben Diskussionen, in den Arbeitsgruppen, in der Ko-Gruppe, zwischen – bezahlten – Mitarbeitern und – unbezahlten – Idealisten, politische Diskussionen, wie weiter?, was weiter?, und dann reift langsam die Idee in den Köpfen, dass wir die Junkies nicht nur akzeptieren, sondern dass wir aktiv in die Drogenpolitik des Abgrenzens, Ausgrenzens, des Ausschliessens eingreifen werden. Ein Raum, in dem die Junkies fixen können, frisches Wasser, saubere Spritzen, medizinische Behandlung etc. vorfinden; ein Raum, nicht ein Ghetto, sondern ein grosser, freundlicher Raum, in welchem sich die Besucher auch wohl, zu Hause fühlen können.

Kaum wird das AJZ wieder geöffnet, in einer Pressekonferenz auch dieses Ergebnis der monatelangen Diskussionen und Vorbereitungsarbeiten vorgestellt, die Idee eines repressionsfreien Fixerraums in die Öffentlichkeit getragen, ist die Reaktion dieser Öffentlichkeit ebenso klar wie eindeutig. Die Ablehnung geht von rechts bis links, es ist von Sogwirkung, verstärkter Anziehungskraft auch im Ausland die Rede, der Ruf nach Reaktionen von Polizei und Justiz ist unüberhörbar. Dazu gehört auch die Feststellung, dass man niemals einen rechtsfreien Raum dulden werde – die Wortschöpfung vom rechtsverdünnten Raum gelingt dem schon damals am rechtsäussern Rand operierenden SP-Staatsanwalt Bertschi erst Jahre danach.

In Tat und Wahrheit sind Staatsanwaltschaft, Polizei und Stadtregierung nur zu einverstanden mit diesem sichtbarsten Ergebnis unserer Diskussionen. Anders ist die Tatsache nicht zu interpretieren, dass über Monate hinweg mittlere und Grossdealer unbehelligt ihre Luxusschlitten auf dem heutigen Carparkplatz vor dem AJZ abstellen dürfen, gleich sackweise Heroin mitbringen, oft bis zu dreissigtausend Franken davontragen, um dann wieder in ihre Luxusschlitten zu steigen, den Nachschub zu organisieren. Öffentlichkeit wie auch Polizei sind sehr wohl informiert über diese Vorgänge, schliesslich stellt die Trägerschaft oft genug an Pressekonferenzen die Frage, was die Polizei im Fall dieser Dealer zu unternehmen gedenke. Diese erwidert auf die offen geäusserten Verdächtigungen, dass sie ja in der AJZ-Zeit mehrere Razzias durchgeführt habe, aber keinen der behaupteten Dealer angetroffen habe. Doch die Razzias werden morgens um sechs Uhr durchgeführt, der Deal aber läuft an Nachmittagen und Abenden, nicht am Morgen...

Die paar Trips, die wenigen Krümel Hasch, einige Gramm Heroin und verschiedene angebliche Waffen, dazu ein paar im AJZ-Areal aufgegriffene Jugendliche, die aus Jugendstrafanstalten und Erziehungsheimen abgehauen sind, dienen dann, im März 82, als Argument für die Schliessung und Schleifung des AJZ – kurz vor den Gemeinde- und Stadtratswahlen, die einen kräftigen Rechtsrutsch zur Folge haben. Die Bewegung hat sich schon vor dem Abbruch des AJZ in verschiedene Klein- und Kleinstgruppierungen aufgesplittert; sichtbarste Ergebnisse der Anstrengungen der Unentwegten sind eine flambierte McDonald-Filiale am Stauffacher, viele besetzte Häuser und Politdemonstrationen, die meisten einst Bewegten aber haben resigniert und bleiben zu Hause.

Die wieder einmal heimatlos gewordene Junkieszene trifft sich nach der Schliessung des AJZ zuerst hinter dem Bahnhof, kehrt dann für einige Zeit auf den Hirschenplatz zurück und lässt sich nach einem kurzen Intermezzo am Bahnhof Stadelhofen am Anfang der Seepromenade nieder, wo sie dann ein ganzes Jahr lang bleiben darf, bis die nächste Vertreibung ansteht...

Die Szene hat sich in diesen Jahren stark verändert: neue Leute sind dazugestossen, einst aktive Bewegte haben resigniert, frustriert durch die starre Haltung einer Gesellschaft, in welcher Lebenslust und Phantasie keinen Raum haben, und decken die zerstörten Hoffnungen mit Heroin zu. Der Heisshunger nach Leben weicht dem Überlebenskampf auf der Gasse... Andere, ältere Junkies, die durch die Ereignisse in den zwei bewegten Jahren politisiert wurden, deshalb auch aufgehört haben, Heroin und andre Drogen zu konsumieren, beginnen erneut zu fixen, enttäuscht, resigniert, heimatlos geworden. Immer jüngere Leute gesellen sich zu der Szene, der spürbar härter gewordene Überlebenskampf und die seit der Vertreibung vom Hirschenplatz entstandene Isolation von andern Menschen, die spürbar konsequenter durchgeführte Ausgrenzung haben Folgen auch auf den Zusammenhalt in der Szene: es wird immer weniger geredet, diskutiert. Der Zusammenhalt, der während dem kurzen Aufbruch in bewegteren Zeiten entstanden ist, aber auch schon zuvor existiert hat, ist verlorengegangen, hat einer brutalen Vereinzelung Platz gemacht... Es wird einsam gestorben; du stellst fest, dass jemand fehlt, fragst nach ihm oder ihr, hörst dann, dass er oder sie gestorben sei. Dann geht man wieder zur Tagesordnung über. Der Tod ist präsent geworden auf der Gasse, immer weniger, immer schwächer das Gefühl von Auflehnung, von Rebellion, vom Entschluss, ausserhalb der Normen leben zu wollen. Spürbarer dafür das Gefühl von Aufgabe, von Resignation, und immer jünger die Sterbenden...

Still live

Nach meiner Entlassung aus dem deutschen Knast kehre ich in die Schweiz zurück, die mich auch gebührend empfängt: genau wie ein Jahr zuvor werde ich in Basel aus dem Zug geholt, in Handschellen abgeführt, dann nach Zürich verfrachtet – nur um ja nicht zu denken, dass meine verwerfliche Tat, nämlich das Ansehen der Schweiz im Ausland geschädigt zu haben, wie der zuständige Haftrichter erklärt, ungesühnt bleibe. Einen Tag später darf ich dann doch raus – hinaus in eine Stadt, die gerade mit Tränengas und Gummischrot versucht, Rede- und Versammlungsfreiheit abzuklemmen.

Vom Bezirksgebäude aus fahre ich mit dem Tram zum Bellevue, will dort das Gepäck einstellen, mich ein wenig in der Stadt umsehen, bevor ich nach Hause gehe. Die vielen Menschen, der Lärm, die neue Mode, die Farben, der Verkehr, alles, was ich verpasst habe, was mir entzogen wurde in der Knastzeit, stürzt jetzt über mich herein, verwirrend. Völlig überfordert achte ich kaum auf die Umgebung, versuche beim Bellevue über die Strasse zu gelangen. Irgendwie habe ich die Ansammlung von Jugendlichen auf der einen, von Bullen auf der andern Seite schon wahrgenommen, aber nicht bewusst realisiert, so absorbiert bin ich von der Anstrengung, die vielen Eindrücke zu verarbeiten. Und schon knallt es, ein scharfer Schmerz an der Schulter, am Bauch – Gummischrot... Ich bin jung, also logischerweise Ungeziefer, das vernichtet werden muss, erledigt, vertrieben, haben sich wohl die schiessenden Bullen gedacht. Mit mir flüchten andere, an der Riviera vorbei, ins Niederdorf.

Zürich – von dieser Stadt habe ich geträumt im Knast, von den Menschen, den kleinen Kneipen, den schmalen Gassen in der Altstadt. Und natürlich vom Hirschenplatz... Dorthin zieht es mich unwillkürlich, registriere ich. Doch an diesem Abend bleibe ich dann doch nüchtern...

Einige Tage später wird das AJZ zum erstenmal geschlossen; den Winter verbringe ich nicht in der Stadt, ich arbeite auf einem biologischen Bauernhof im Thurgau, verbringe nur die wenigen freien Weekends in Zürich, nehme an Demos teil, an VVs, bin aber sonst kaum interessiert daran, was ich in Zürich verpassen könnte: dass ich nach acht Monaten Knast und – wichtiger – ohne Dope nach nur zwei Tagen schon meinen ersten Kick gemacht habe, ist mir extrem eingefahren. Ich flüchte vor dieser Realität aufs Land, beschäftige mich mit Kühen, fälle Bäume, arbeite im Wald, nur um nicht ans Gift zu denken, mir selbst die Möglichkeit zu nehmen, wieder drauf zu kommen...

Auf dem Bauernhof bin ich oft mit dem Stift zusammen; er kommt aus Basel, sein Vater ist Strafrechtprofessor, unterstützt mich in den zu erwartenden Verfahren wegen meiner diversen Verstösse gegen das Betäubungsmittelgesetz. Durch ihn komme ich wieder mit dem in Berührung, was ich aus Angst, abzustürzen, total verdrängt habe. Er gibt mir bei einem Besuch in Basel einige philosophische Bücher mit, diskutiert mit mir. Die lange vergessenen Geschichten kommen dadurch wieder hervor. Das Landleben ist ja gesund, aber mir fehlt die Auseinandersetzung. Demos und VVs – schön, aber mir fehlen das übrige Umfeld, Kollegen, Freunde; als im Februar gerade während meines Besuches in Basel das AJZ besetzt wird, lerne ich eine Frau kennen, verliebe mich – merke das dann erst bei der Rückkehr in den Thurgau. Ich kündige bei dem Bauern, halte es nicht mehr aus; während drei Monaten wohne ich mehr oder weniger im Basler AJZ, nehme an den Diskussionen und den Demos und Nacht- und Nebelaktionen teil.

Und dann zurück nach Zürich... Ich beginne im Sleep-In zu arbeiten, schiebe Nachtwachen, räume auf, diskutiere, streite. Vor allem mit einer andern Mitarbeiterin im Sleep-In diskutiere ich viel. Sie reagiert recht gereizt darauf, dass ich an einem Abend auf H einfahre, an einem andern Abend erwähne, dass ich zu Hause auf einen Trip gehen will. Unsere Streitereien enden mit Verliebtheit.

Diese Beziehung überlebt einige tiefergehende Abstürze, dann den Zusammenbruch der Bewegung und den AJZ-Abbruch, drei Monate Knastaufenthalt im Frühling 82, und als Anna kurz nach meiner Entlassung aus dem Knast schwanger wird, freuen wir uns auf das Kind, wohnen während vier Monaten zusammen in einer politisch-radikalen WG. Nach dieser Zeit trennen wir uns von dieser Politkommune, deren kinderfeindliche Atmosphäre kaum mehr auszuhalten ist, gründen mit andern Leuten eine neue WG. Beide besuchen wir in dieser Zeit die ALG – die autonome Lerngruppe, ein ausserschulisches Experiment mit ausgestiegenen Lehrern und verschiedenen Leuten, die in den kantonalen Gymnasien nicht weitermachen wollten oder konnten... (Mehr darüber in: »Nicht mit Schafen und eigenem Korn«, Z-Verlag 1988).

Anfang März kommt unser Sohn Chrigi zur Welt,

im Haus eines ALG-Lehrbeauftragten. Weiterhin gehen wir in unsere selbstgegründete Lerngruppe; nach vier Monaten beginnt Anna morgens zu arbeiten; in diesen Stunden kümmere ich mich um unser Kind, wickle es, bereite die Schoppengetränke zu, gehe mit ihm spazieren etc. Am Nachmittag gehen wir zu dritt in die Schule, Chrigi liegt auf einer Couch, während wir beschäftigt sind, uns den Maturstoff in die Köpfe zu trichtern. Am Abend oft Politdiskussionen, und kurz vor Mitternacht beginne ich dann zu arbeiten. Volles Programm also; daneben die Ereignisse in unserer WG: zwei Mitglieder drehen durch, landen in psychiatrischen Anstalten, dazu die unterschiedlichen politischen Auffassungen, die in der Bewegung entstehen, quer durch Beziehungen und Gruppierungen verlaufen und auch in unserer WG harte Diskussionen auslösen. Anna und ich entschliessen uns auszuziehen, und planen neben Schule und Arbeit den Rückzug in die Kleinfamilie.

So ziehen wir also wieder um; in der Dreizimmerwohnung neben der Jugendherberge, die wir gefunden haben, hätten wir jetzt eigentlich erstmals seit Jahren wirklich Zeit für uns – und merken, dass uns das völlig überfordert. In der Politarbeit, der Beschäftigung mit den durchdrehenden WG-Genossen, neben Schule und Jobs haben wir uns gegenseitig kaum mehr wahrgenommen, dazu kommt unser Kind, welches uns stark beansprucht. Die Beziehung steht voll in der Krise, beziehungsweise schon jenseits davon...

Viel Zeit zum Arbeiten für die Matur verbringe ich in der Zentralbibliothek – gleich neben dem Hirschenplatz. Jahrelang habe ich kaum wahrgenommen, dass ich täglich über die alten Jagdgründe spaziert bin; jetzt achte ich wieder auf die Umgebung, checke, wie früher, den Platz ab – hier steht ein Vermittler, der dort verkauft zwar Dope, hält es aber so lange zurück, bis die paar Zivilbullen dort drüben verschwunden sind... So ein schneller Blick aus halbgeschlossenen Augen, den sich Junkies auf der Gasse angewöhnen – das erleichtert das Überleben, so läufst du nicht drein, wirst nicht gelinkt oder von den Bullen verhaftet.

Noch hält mich einiges zurück, voll abzustürzen: das Engagement in verschiedenen linken und autonomen Gruppen, das Kind, dazu weitere, äussere Umstände. Natürlich habe ich in den vergangenen Jahren hin und wieder mal einen Kick gemacht, zwischen Aktionen zum Beispiel – um die Langeweile zu vertreiben –, im Übungskeller; in der Zeit des AJZ, als ich im Sleep-In gearbeitet habe, erlebte ich ebenfalls eine extreme Phase. Doch immer wieder habe ich mich aufgefangen, und so hält mich auch der Stolz zurück, es doch irgendwie geschafft zu haben – so gut, dass mir ein Staatsschutzbulle mitteilen zu müssen glaubte, ich solle doch wieder anfangen zu fixen, das mache ihnen weniger Mühe...

Dies geschieht nach einigen schlagzeilenbringenden Aktionen einer Hausbesetzergruppe, in der ich mich als Ideenlieferant und treibende Kraft engagiere. Zuerst besetzen wir ein Haus, laden dabei den Stadtpräsidenten und die Stadt- und GemeinderätInnen dazu ein, sich einmal eingehender mit der Geschichte der Zwangsenteignungen durch das Notwohnungsamt zu beschäftigen, welches in den dreissiger Jahren die Besitzer leerstehender Häuser dazu verpflichtete, ihren nicht gebrauchten Besitz den zahlreichen Obdachlosen in der Stadt zur Verfügung zu stellen. Nach der polizeilichen Räumung des Hauses an der Haldenbachstrasse besetzen wir die Bühne des Schauspielhauses, zwingen die Theaterleute und das Publikum dazu, sich einige Worte über Theater, Kultur und Wohnungsnot anzuhören, verteilen unsere Flugblätter und verschwinden dann wieder.

Doch nun, im Spätsommer 84, ist meine Energie verflogen, mit der ich mich früher über ähnliche Krisensituationen gerettet habe; die Mehrfachbelastung durch Kind, Job, Ausbildung, verschiedene Politgruppen und Beziehung wird zu gross. Statt nun zurückzuschrauben, meine Kräfte besser einzuteilen, mich, so kurz vor dem Prüfungstermin zur eidgenössischen Matur, nur noch auf die Vorbereitung zu konzentrieren, andere Projekte für einige Zeit zurückzustellen, versuche ich mich mehr und mehr mit Heroin fit zu spritzen, was auch einige Wochen lang gelingt. Doch ich werde immer zynischer, glaube immer weniger von dem, was ich ideologisch vertrete, die Beziehung ist in einer Krise, und das alles führt, genau während der letzten schriftlichen Prüfung bei der Matur, zum Zusammenbruch; ich gebe ein leeres Blatt mit ungelösten Matheaufgaben ab, fahre mit dem Tram auf die Gasse, decke mich erst mal ein, realisiere dann, dass ich nun diese Prüfung versaut habe.

Danach dann wieder die Gasse...

Die Junkieszene befindet sich vor allem am See beim Bellevue. Dazu geht einiges wieder auf dem Hirschenplatz vor sich: im »Bazillus«, im »Barfüsser« und den verschiedenen Spielsalons im Niederdorf. Doch in diesem Sommer wollen sich die Zürcher Stadtregierung, das Präsidialamt und die Verkehrsdirektion kulturell profilieren, der Zürcher Betoneinöde soll ein kultiviertes Image verpasst werden. Und da ist die Junkieszene beim Bellevue im Weg; schliesslich sollen die Besucherströme über die neu erstellte und mit diversen Plastiken versehene Seepromenade zur Phänomena – eine Freilichtausstellung mit Naturphänomenen nach Ideen des Pädagogen Kükelhaus – geleitet werden, und die Realitäten der Gasse sollen das geplante neue Image Zürichs nicht beflecken. Nach der Totalsäuberung der Riviera soll nun auch an der Promenade nichts mehr an die Schattenseiten dieser Stadt erinnern.

Eine Anklage – AIDS

Gleichzeitig zu der Vertreibung der Junkies vom See beginnen die Medien über ein neues Phänomen zu berichten. Zuerst als rätselhafte Geschlechtskrankheit, als Schwulenpest etc. betrachtet, löst Aids eine richtige Massenhysterie aus. Bald schon ist der Forschung bewusst, dass die Übertragung der Viruskrankheit über das Blut erfolgt, Aids breitet sich in Windeseile auch unter Blutern, dann unter Junkies aus. Doch im Kanton Zürich ist die Abgabe, der Verkauf von Injektionsspritzen verboten; Staatsanwalt Bertschi und Kantonsarzt Kistler sorgen während eineinhalb Jahren, dem Zeitpunkt zwischen der Entdeckung von Aids (und den entsprechenden Informationskampagnen) bis im Winter 85/86 dafür, dass sich über tausend Fixer infizieren. Während eineinhalb Jahren blocken Kistler und Bertschi jeden Versuch von Ärzten und Apothekern ab, die Ausbreitung von Aids unter Fixern zu verhindern. Während eineinhalb Jahren torpedieren die beiden jede Eingabe an die kantonale Gesundheitsdirektion. Während eineinhalb Jahren droht jedem Arzt, jedem Apotheker der Verlust seiner Praxis, falls er der Übertretung dieses Verbots überführt wird. Während eineinhalb Jahren wird systematisch auf jeder möglichen Ebene dafür gesorgt, dass sich möglichst alle Heroinsüchtigen mit Aids infizieren: keine Spritzenabgabe in Apotheken und Arztpraxen; jede Spritze, die auf Süchtigen gefunden wird, wird durch die Polizei konfisziert; in verschiedenen Interviews rechtfertigen Bertschi und Kistler ihr Vorgehen damit, dass dem Betäubungsmittelgesetz nachhaltig Achtung verschafft werden müsse, dass die Fixer ja schliesslich das Risiko kennen und dass die Rechtsgrundsätze vor der Gesundheit kommen...

Natürlich wissen die meisten Junkies, dass der Spritzentausch lebensgefährliche Folgen haben kann; geradezu lächerlich aber sind die Aufrufe von Gesundheitsdirektion und verschiedenen Organisationen an die Fixer, nur die eigene Spritze zu benutzen – dies in einer Zeit, in der der Schwarzmarktpreis selbst für gebrauchte Spritzen über zwanzig Franken liegt.

Rein juristisch betrachtet ist es nicht möglich festzuhalten, dass die Herren Bertschi und Kistler im Alleingang durch die sture Aufrechterhaltung des Spritzenabgabeverbots in den Zeiten von Aids die Endlösung des Drogenproblems anstrebten. Doch die Wahrheit liegt wohl sehr nahe bei dieser Aussage.

Heroin hinter den Schlagzeilen

heisst eine Sendung des Alternativen Lokalradios in Zürich, die ich mit einem Kollegen von der ALG zusammen konzipiert, aufgenommen und präsentiert habe; wir versuchen, das Feeling, welches Heroin vermitteln kann, mit einer Wort-Ton-Collage über den Äther zu vermitteln. Wir interviewen Sozialarbeiter, Junkies, Eltern von Junkies, und in dieser arbeitsintensiven Zeit beginne ich wieder zu drükken...

Bald bin ich wieder süchtig; ich kann meine Sucht zwar eine Zeitlang gut verbergen, sogar vor Anna, aber irgendwann in diesem Winter 84/85 wird es den meisten Leuten in meiner Umgebung klar, dass ich wieder drauf bin. Ich ziehe aus der gemeinsamen Wohnung mit Anna und Chrigi aus, richte mir eine kleine Einzimmerwohnung ein, steige auf das staatlich erlaubte Methadon um, was mir den Alltag etwas erleichtert, arbeite in einem Kiosk.

Methadon? Methadon heisst das Mittel, welches nach Ansicht vieler Drogenpolitiker und -fachleute die Drogenproblematik zum Verschwinden bringen soll. Methadon hat Platz in allen neuen Konzepten und Vorschlägen; da sind der Vorschlag des Zürcher Arztes André Seidenberg und der des Zürcher Sozialamtes, die Kombipakete vorsehen: das langanhaltende Methadon plus die kürzere Zeit wirksamen Morphin oder Heroin. Denn Methadon nimmt einerseits die Entzugserscheinungen, ist selbst ein stark wirksames Suchtmittel, aber der Konsum von Methadon allein ändert noch nicht viel an der Suchtstruktur oder am Verlangen nach Stoff: nach kurzer Zeit, nach rund vierzehn Tagen oder noch schneller, merkst du nichts mehr davon. Du gehst jeden Tag zum Arzt, aber spürst keine Wirkung mehr. Deshalb ist es auch völlig normal, dass die meisten Methadonbezüger hineinfixen, wie der zusätzliche Konsum von Stoff genannt wird. Das Flash fehlt... Dafür macht es arbeitsfähig und ist billig. Und das zählt!

Ein Blick auf die Uhr; verdammt, es ist schon halb zwölf, höchste Zeit, zum Arzt zu gehen. Am Nachmittag komme ich kaum mehr dazu, an die Folgen will ich gar nicht denken. Ich lasse alles liegen, verabschiede mich von allen, spurte das Treppenhaus hinunter, zur Tramhaltestelle, ab ins Tram. Ich schaffe es gerade noch rechtzeitig, schlürfe meinen Sirup, spüle nach, um den bittern Geschmack loszuwerden, setze mich dann ins nächste Café, um mich abzukühlen. Tag für Tag, Woche für Woche, Monat für Monat immer derselbe Ablauf – nur am Wochenende habe ich die nötige Ration dabei. Gut – es ist einfacher für mich mit dem Methadon, mit dieser

Sicherheit, für die nächsten 24 Stunden nicht auf Entzug zu kommen. Doch im Tausch für die wachsenden Schwierigkeiten, genügend guten Stoff aufzutreiben oder diesen mit einer anständigen Beimischung von Kokain soweit aufzuwerten, dass ich mich für einige Stunden wohlfühlen kann, im Tausch für mein Leben mit Heroin, welches von mir 24 Stunden Wachsamkeit, Wachheit verlangt, unterbrochen nur durch die paar Minuten Entspannung nach den Kicks, im Tausch für dies alles habe ich erhalten die satte Schläfrigkeit des Methadons, das zwar wie gesagt die Entzugserscheinungen verhindert, aber doch unsagbare Langeweile mit sich bringt. Und das schlimmste daran ist, dass du dich in dieser geballten Ladung von Langeweile wohlfühlst, verwischt diese doch jeden Wunsch nach Spannung, Aktion, Aufregung – keine Begierde, kein Wunsch mehr, der dich quält, eine Spannungslosigkeit, in der die Zeit sämtliche Konturen verliert, strukturlos durch den Raum schwebt und vergeht wie der feine Rauch einer Zigarette. Der Verlust des Zeitgefühls bleibt die letzte wahrnehmbare Wirkung des Methadons; was sonst bleibt, ist das immer stärker werdende Gefühl, eigentlich nicht vom Methadon abhängig zu sein, sondern vom Arzt, der Apotheke, der Institution, die dir das Methadon gibt.

Ärzte und Propagandisten des Methadons wissen vermutlich sehr genau Bescheid über dieses Mittel, über die auch sonst prototypische Art, mit Krankheit und Gebresten umzugehen – es ist reine Symptombekämpfung, verhindert aber durch seine psychoaktive Wirkungsweise eine wirksame Therapie. Das gerade ist der Irrsinn an den Methadonprogrammen: sie verbieten den zusätzlichen Konsum von Betäubungsmitteln; wird dieser – in der Urinprobe – erkannt, droht der Rausschmiss aus dem Programm, und gleichzeitig verhindert das Methadon therapeutische Anstrengungen, die diesen zusätzlichen Heroin- oder Kokainkonsum unnötig machten...

Und die ganze Zeit meines Methadonkonsums ist zwar eine eigentlich wunsch- und ereignislose Zeit, meine Träume aber sind wilde ungebändigte Jagden durch Mohnfelder und Heroinlabore...

Exodus

Phänomena, Seenachtsfestlichkeiten – ein erstes Mal seit einem Jahr muss sich die Szene wieder nach einem Platz umsehen. Zuerst flüchten wir ans Bellevue; im Rondell ist man wenigstens teilweise windgeschützt, hat ein Dach über dem Kopf. Doch auch am Bellevue kann die Szene nicht bleiben; natürlich greifen Präsidialabteilung, Verkehrsdirektion und Hochbauamt sofort zu, als clevere Unternehmer die Idee des Belcafé, also eines Cafébetriebes im Bellevuerondell vorstellen – zwei Fliegen auf einen Schlag. Einerseits verschwinden die inmitten der Touristenströme – zur Phänomena und zum Seenachtsfest – störenden Junkies vom Bellevueplatz, andererseits wird die nutzlose Fläche, in welcher von Zeit zu Zeit noch immer ehemalige Bewegungsaktivisten Kerzen zum Gedenken an Silvia aufstellen, die sich hier selbst verbrannte, diese geschichtsträchtige Stelle endlich umfunktioniert – die Bewilligung erfolgt postwendend. Denn zu Phänomena und Seenachtsfest kommt bald schon die dritte Charmingaction für die angeblich darbende Tourismusbranche: die Vorbereitungen für Zürich 2000.

Man stelle sich vor: da kommen die Touristen, Besucher aus der ganzen Schweiz, kamerabewehrte, schwitzende, lärmende Amis, schmerbäuchig grinsend und isn't it beautyful hier, how lovely und nice dort, dazu gruppenreisende Nikon-Canon-Minolta-bestückte Japaner, und mit ihnen germanische Horden von dies- und jenseits des Weisswurstäquators, und Engländer und Franzosen und noch und noch – und ausgerechnet im Moment, in welchem Zürich auf so charmante Art sein Gnomenansehen verlieren würde – mitten darin die ausgemergelten, zerlumpten, halbtoten Junkies...

Wie immer, wenn in dieser Stadt grössere Probleme anstehen, kommt unsere geniale Stadtregierung nach wochen-, manchmal monatelangem Nachdenken auf die Lösung, die für die Stadtväter und -mütter die einzig mögliche zu sein scheint, sofern es sich um soziale Probleme handelt: Augen zu und Knüppel aus dem Sack und die guten Mannen des Polizeichefs Frick an die Arbeit... Die Polizei organisiert also einige Razzias, packt von Zeit zu Zeit einzelne Fixer ein, fährt mit ihnen aufs Land, zum Beispiel auf die Forch, an den Katzensee, nimmt ihnen allen Stoff und sämtliches Geld ab, lässt sie dann laufen – und das jeweils zu Zeiten, in denen die städtischen Verkehrsbetriebe pausieren. Nach etwelchen empörten Presseberichten verbittet sich die Polizei zwar jede Einmischung, muss dann aber die widerrechtliche Praxis doch einstellen, wozu sie über ein Jahr braucht.

Das alte Spiel Junkie-pack-dein-Bündel-und-verzieh-dich wird also wieder einmal gespielt. Diesmal schliesst sich der Kreis – nach der jahrelangen Reise vom Hirschenplatz durch die halbe Stadt lässt sich die Szene wieder auf dem Hirschenplatz nieder. Immer mehr aber kommt auch das Gebiet hinter dem Landesmuseum in den Presseberichten über uns Junkies vor: der Platzspitz wird am Tag von Kiffern, Junkies, Obdachlosen bevölkert. Im alten Café Drahtschmidli werden die Junkies – noch – toleriert, es kommt zu Begegnungen zwischen verschiedenen Szenen: die Kiffer, die sich teilweise seit Jahren bei der Brücke über Sihl und Limmat beim Drahtschmidli treffen, distanzieren sich zuerst, weil sie befürchten, dass die Junkies zusätzliche Polizeikontrollen anziehen. Leute aus der Besetzerszene, die sich gegen die Verschandelung des Gebietes vor dem Hotel Zürich einsetzen, wo sowohl der Neubau des Jugendhauses Drahtschmidli, der Milchbucktunnel und die Autobahnzubringerstrasse gebaut werden, errichten zusammen mit Kiffern und Junkies das fünfte Chaotikon – Chaotikon auf den Bäumen. In der Auseinandersetzung zwischen Bewohnern und Angehörigen der verschiedenen Szenen einerseits und der Polizei auf der andern Seite der Barrikaden kommt es bald zur Solidarisierung zwischen zuvor zerstrittenen Gruppierungen; die Polizei geht, egal gegen wen, ob Junkies, Kiffer, Besetzer, Alkis oder Obdachlose mit der gleichen Brutalität vor. Dazu fallen immer mehr der alten Treffpunkte dem Baggerzahn zum Opfer. Als schliesslich auch das alte Jugendcafé Drahtschmidli abgerissen werden soll, die Stadt als Ersatz den Provitreff (Jugendtreff am Sihlquai) verspricht, diesen aber nach kurzer Zeit wieder schliesst, ist das Mass voll: das Renommierprojekt der sogenannten städtischen Jugendpolitik, der Drahtschmidlineubau, wird blockiert, Veranstaltungen gesprengt, Besucher mit Buttersäureeinsatz vertrieben, Lieferanten behindert, und dazu haben die Glaserbetriebe der Umgebung viel zu tun im Betonjugendbunker. Systematisch wird der geplante Betrieb verunmöglicht, zuletzt das Ultimatum an die Stadt gestellt: Provitreff auf, das alte Kanzleischulhaus als Kulturzentrum – sonst kein Drahtschi.

Zwei Jahre später beginnt die Unruhe in den verschiedenen Teilen der Subkultur erneut zu brodeln. Die polizeiliche Repression gegen alles, was jung undoder unangepasst undoder links undoder abseits der behördlich genehmigten Wege funktioniert, ist brutaler denn je zuvor. Auf dem Platzspitz haben sich neben den Junkies, die in diesem Winter und Frühling 87 endgültig vom Hirschenplatz vertrieben worden sind, auch die Kiffer und verschiedene Obdachlose etabliert. Die Polizeiaktionen unter dem Titel »Eiserner Besen« beinhalten tägliche Razzias und Kontrollen auf dem Platzspitz und als zusätzliche Schikane zwei Tore auf der Brücke zwischen Sihlquai und Drahtschmidli, die nur zweimal für eine Stunde geöffnet werden sollen. Breit abgestützte Proteste nach einem »Tages-Anzeiger«-Artikel über dieses Vorhaben verhindern dann die Errichtung der beiden Tore.

Dann veranstalten verschiedene Organisationen unter dem Patronat des 1. Maikomitees ein Konzert auf dem Platzspitz; unter dem Namen Pop und Rock gegen den Repressionsschock treten verschiedene Bands auf. Daneben werden auch hundert Metallfrösche verteilt, mit denen ein unverkennbares Knallgeräusch erzeugt werden kann. Dieses Konzert wird zur Geburtsstunde der Bewegung der Frösche, ein Zusammenschluss von Leuten von der Gasse – Junkies, Obdachlose, Kiffer – und Leuten der linken Szene. Verschiedene Aktionen wie die Einfärbung der Uraniawand, diverse gefärbte Kastenwagen, ein leicht beschädigter Gefangenentransporter überzeugen die Polizei von der massiven Gefährlichkeit der Frösche. Zeitweise ist der Besitz eines Spielzeugfroschs ein Verhaftungsgrund ...

Inzwischen ist das alte Café Drahtschmidli für die Benützer geschlossen worden – unter dem Vorwand, dass es umgebaut werde. Daraufhin besetzen die Frösche das Haus; nachdem verschiedene Sozialbeamte die Besetzer beschworen haben, doch friedlich abzuziehen, räumt die Polizei das Drahtschi. Daraufhin wird das Sozialamt blockiert, ein Menschenteppich breitet sich vor dem Eingang aus. Hier, in Sichtweite von Passanten und der Sozialamtschefin Lieberherr, verhält sich die – uniformiert auftretende – Polizei friedlich, schliesslich kann sie am gleichen Tag auf dem Platzspitz Dampf ablassen, wo einige Punks Hütten gebaut haben ... Während sich die Sozialbeamten mit Café und Gipfeli um die Besetzer kümmern, verlangen diese anstelle der bestgehassten Politbullen Scheuber und Wäger die harmloseren Fahnder Zürcher und Gabrist als Verhandlungspartner. Die Forderungen der Frösche: anstelle des geräumten Drahtschi die Gassenküche für die nächsten 24 Stunden zur Verfügung zu stellen; dann das Café Drahtschmidli unter Eigenregie der Bewegung wiederzueröffnen; dazu einen ausrangierten VBZ-Bus auf dem Platzspitz für die Junkies aufzustellen. Als das O. K. zu allen drei Forderungen gegeben wird, löst sich der Menschenteppich vor dem Sozialamt auf.

Die Bewegung der Frösche, welche während Monaten Politiker und Polizei mit Witz, gezielten Provokationen und realisierbaren Forderungen an der Nase herumgeführt hat, dieses kreative Bündnis der verschiedenen Ausgestossenen der Wohlstandsgesellschaft löst sich schliesslich genau an einer dieser letzten drei erfüllten Forderungen auf: was Repression, polizeiliche Verfolgung, wortbrüchige Politiker nicht fertiggebracht haben, geschieht nun als Folge der Streitereien um die künftige Linie des Café Drahtschmidli. Die einen wollen einen Spunten im Stil des »Neugasshofs« einrichten – eines stadtbekannten Trinker- und Kifferspuntens mit grossem Publikum. Andere betrachten das Drahtschmidli als reine Politaktion, denken an so etwas wie den Besetzerladen. An dieser Uneinigkeit, wie man mit der Repression umgehen solle, zerbricht die Bewegung der Frösche; die Besetzer kümmern sich wieder um die leeren Häuser, die Kiffer kümmern sich um ihr Piece Haschisch, die Obdachlosen organisieren sich neue Orte, wo sie sich niederlassen können, und die Junkies kümmern sich wieder total isoliert um ihr eigenes Überleben.

Mehr oder weniger kampflos wird das Café Drahtschmidli dem Sozialamt überlassen ...

Nach der Trennung von Anna lebe ich allein in meiner Einzimmerwohnung, gewöhne mich langsam ans Methadon, diskutiere viel mit den alten Genossen aus Bewegungszeiten, beginne mich von neuem um politische Belange zu kümmern und fange daneben wieder an zu schreiben. In über zweitausend Seiten Notizen skizziere ich einen Roman. Oft begebe ich mich in dieser Zeit ins neueröffnete Kanzleischulhaus, treffe dort Freunde, schreibe viel, mache dort auch mit Anna ab, damit mein Sohn und ich nicht völlig den Kontakt zueinander verlieren. Wir realisieren, dass diese Beziehung wirklich vorbei ist; schliesslich lernen wir, zusammen auszukommen, unternehmen manchmal auch zu dritt etwas – schliesslich hat Chrigi ein Anrecht auf uns beide.

Im Kanzlei fällt mir immer stärker eine Frau auf, die dort im Café arbeitet. Wir kommen miteinander ins Gespräch, weil sie in derselben WG wie ein alter Genosse aus der Besetzerszene wohnt. Neben ihrer Arbeit im Café besucht Marja eine Schauspielschule in Zürich. Wir gehen zusammen ins Theater, ins Kino, in Konzerte, verlieben uns ineinander, und nach meinem Methadonentzug im November 85 beginnt eine intensive Liebesbeziehung zwischen uns.

Doch das Happy-End der Groschenromane findet nicht statt. Ursprünglich haben wir beide auf unserer Unabhängigkeit, unserer Selbständigkeit trotz Beziehung bestanden; einige Wochen lang klappt das auch, gehen wir sehr vorsichtig damit um. Dann sind wir immer öfter zusammen, kleben schliesslich richtiggehend aneinander, und als ich ebenfalls im Kanzlei zu arbeiten beginne, sind wir wochen-, monatelang fast pausenlos zusammen. Langsam entsteht eine tiefe gegenseitige Abhängigkeit. Beide verlieren wir – jeder für sich – den Boden unter den Füssen. Immer lustloser gehe ich meinen verschiedenen Freizeitbeschäftigungen nach – Schreiben, Musikmachen. Ohne sie wirkt das alles so schal. Und so entwickelt sich langsam, aber sicher meine typische Vor-Sucht-Depression; je depressiver ich werde, desto stärker klammere ich mich an Marja. Ich halte mich an der Illusion fest, dank unserer Liebe durch die dunkle Zeit, durch den Tunnel zu kommen, wie ich diese Phasen nenne.

Und so kommt's, wie's kommen muss. Gleich die erste Beziehungskrise führt zum Absturz; nach einigen Wochen intensiven kalten und heissen Krieges legen sich zwar die Probleme, ich aber hänge bereits wieder an der Nadel. Lange kann ich meine erneute Sucht vor Freunden und Kollegen, vor allem aber vor Marja verbergen. Schliesslich kommt es dann doch heraus; der erhöhte Geldbedarf und meine wachsende Unzuverlässigkeit, was Abmachungen anbelangt, sind zu klare Zeichen für meine Umgebung.

Statt dass sich Marja nun von mir lösen, sich ihre Unabhängigkeit zurückerobern würde, klammert sie sich noch mehr an mich. Wir trennen uns kaum noch; nur wenn wir arbeiten, sind wir nicht zusammen, und selbst dann telefonieren wir noch stündlich miteinander. Sie arbeitet nun in der Werbefilmbranche, ich als Organisator in einem Computerkollektiv, wozu ich mit zunehmender Dauer meiner Sucht immer weniger fähig bin, bis ich schliesslich diesen Job aufgeben muss. Noch als Jungmanager habe ich eine teure Wohnung in Altstetten gemietet, bleibe auch darin wohnen, auch wenn sie ohne den sehr gut bezahlten Job viel zu teuer für mich ist. Ich richte mich kaum ein, nur gerade das Schlafzimmer ist gemütlich, während das Wohnzimmer mit einzelnen Dingen gefüllt wird – Klavier an einer Wand, Hi-Fi-Anlage in einer Ecke, Fernseher in der andern, dazu drei Spots an der Decke, um die Vasarely-Reproduktionen anzuleuchten, ein viel zu kleiner Teppich in der Mitte des Raums, mein alter Lehnstuhl. Wohlfühlen kann man sich kaum in dieser ungewollten Leere, und doch kommt Marja täglich vorbei, verbringt viele Nächte bei mir, auf der Matratze, die wegen der vielen Brandlöcher immer mehr zu stinken beginnt. Marja übersieht einfach die zunehmende Verwahrlosung, in der ich lebe, klammert sich an mich, wohl auch aus Angst vor Einsamkeit, die ein Ende unserer Beziehung einige Zeit für sie bedeutet hätte; schliesslich hat sie sich so sehr auf uns konzentriert, immer natürlich auch in der Vorstellung, mich vom Dope runterzuholen, dass ihr kaum Zeit dafür bleibt, andere Kontakte zu pflegen. Monatelang leben wir so unsere intensive Dreierkiste – ich abhängig vom Stoff, von der bleichen Lady, sie abhängig von mir.

Ich merke schliesslich, wie Marja sich aufreibt, wie sehr sie seelisch mitgenommen ist, an – meiner und an ihrer – Sucht leidet, und versuche sie dazu zu bewegen, in eine Selbsthilfegruppe zu gehen, eine Parallelgruppe der Anonymen Alkoholiker und anderer Suchtgefährdeter, in der sich deren Angehörige treffen und daran arbeiten, trotz ihrer süchtigen Lebenspartner oder Angehörigen ein selbständiges, unabhängiges Gefühlsleben wieder kennen und schätzen zu lernen. Ich selbst weigere mich, die Anonymen Narkotiker mit meiner Mitarbeit zu beehren, bin noch lange nicht bereit, meinen Heroinkonsum zu beenden und will so lange weiterfixen, wie ich es für nötig halte.

Als Marja sich endlich dazu aufrafft, nach langem Zureden vor allem von Anna, in diese Selbsthilfegruppe zu gehen, lernt sie langsam, aber sicher wieder ihre psychische Unabhängigkeit zu erlangen und zu verteidigen, eine Entwicklung, die für mich überraschend kommt und – wie ich später herausfinde – eigentlich genau das ist, was ich nicht will. Und so taucht immer öfter – was ich bislang weit von mir gewiesen habe – der Gedanke daran auf, diese

Suchtphase zu beenden, eine Therapie zu besuchen – sicher auch aus der Angst heraus, mit Marjas Entwicklung nicht mehr Schritt halten zu können und deshalb diese Beziehung zu verlieren.

Geldgeschichten

Diesmal klappt's nicht mit der Connection, ohne die Süchtigsein extrem schwierig ist. Geldbeschaffungsaktivitäten ... Schulden machen, Freunde und Kollegen anpumpen, auf später vertrösten und dabei auf deren Vergesslichkeit hoffen, harmlosere Formen noch. Die schnellen Griffe in die Kassen, gefälschte Vollmachten für Eurochecks, Bankkonten, Postchecks und verschiedene weitere Formen des Missbrauchs fremden Vertrauens – die Möglichkeiten sind vielfältig, und Sucht kennt im Moment des drohenden Entzugs kaum noch Hemmungen: Vogel friss oder stirb. Man weiss ja: Süchtige würden im Notfall selbst die eigene Grossmutter verkaufen. Doch hinter diesen Beschaffungsgeschichten stehen nicht nur Enthemmung und der Verlust jeglicher Moral, wie das der Vorurteilskatalog gern darstellt. Da ist die Realität der Schwarzmarktpreise. Fr. 500.– kostet in Zürich ein Gramm Heroin, dessen Reinheitsgrad ungefähr fünfzehn Prozent beträgt – zwischen zwölf Prozent und maximal zwanzig Prozent. Anfänglich reicht ein einziges Gramm noch für zehn Kicks; mit zunehmender Sucht steigt die Dosis, und zwischen zwei und drei Gramm Heroin – gestrecktes Heroin – verbraucht jeder Abhängige täglich. Dazu muss man wissen, dass ein Gramm chemisch reines Heroin (95 Prozent maximal) ab Labor nicht mehr als vier Franken kostet. Doch wir wollen uns jetzt nicht über die Milliardengewinne der Grossverteiler unterhalten, sondern über die Menschen, die am Platzspitz leben. Da ist die Realität des Schwarzmarkts. Eine Connection haben ist für Süchtige klar die beste, wenn auch riskanteste Form, sich den notwendigen Stoff zu beschaffen. Du kaufst ein Gramm für 500 Franken, panschst es um zehn bis zwanzig Prozent mit Laktose, Puderzucker oder sonstwas. Aus den entstandenen 1,2 Gramm machst du einen Kick, bleiben rund 0,8 Gramm. Daraus machst du vier bis fünf Lappenbriefchen ...

Die Kunden – zum Beispiel Prostituierte – wählen aus dem riesigen Angebot aus, kaufen das beste schlechte Heroin: pro Lappenfreier ein Lappenkick ...

Wenn du Pech hast, dauert es lange, bis du genug Kunden zusammenhast, um dir den nächsten Einkauf zu leisten; nach drei, vier Stunden, wenn es kalt ist, noch schneller, meldet sich der Entzug wieder. Das ist der Moment, in welchem sich klar zeigt, dass ein Gramm nicht reicht, um seinen Affen bei Laune zu halten. Also brauchst du eine Connection, die dir den Stoff auf Kommi gibt: du verkaufst den Stoff für den eigentlichen Dealer, rechnest bei ihm ab, damit du die nächsten Grämmer kriegst. Doch sieh dir die kleinen Dealer auf dem Platzspitz an: permanent gehetzt eilen sie ums Rondell, immer in der Angst davor, nicht abrechnen zu können. Gründe dafür gibt es viele; da ist die Polizei, da sind die Strassenräuber, da sind die verschiedenen Marktschwankungen, die den besten Stoff von gestern zum schlechtesten von heute machen, da ist der steigende Eigenkonsum, und da ist, verflucht nochmal, das Koks ...

Da ist aber auch die Realität ausserhalb der Gasse: so viele Leute, die genau wissen, dass das Geld, welches sie dir pumpen, in deine Venen geht ... Ich denke, dass ein guter Teil des Geldes, welches mir meine Eltern geben, deshalb in meine Taschen floss, um meine Abhängigkeit von ihnen aufrechtzuerhalten – Schuldgefühle. Aber da waren auch Freunde, die genau wussten, dass ich das geliehene Geld für meine Sucht brauchen würde. Und doch floss das Geld. Sind sie zu schwach, meinen beschwörenden Blicken und Gesten standzuhalten, können sie einfach nicht nein sagen, oder geht es auch hier um Abhängigkeiten? Das Bild der betrogenen Betrüger fällt mir ein. Doch die Schuldfrage ist nicht so einfach zu beantworten, weder abzuschieben auf die Umgebung, Eltern, Freunde, Verwandte, Gesellschaft noch auf etwas, wofür allein die Junkies verantwortlich sind.

Vorurteile

Was ist ein Fixer? Diese Frage stellt sich eigentlich kaum mehr jemand; bald täglich wird uns erklärt, was ein Fixer ist, wie er denkt, fühlt, handelt – Zeitschriften, Zeitungen, Fernsehen, Bücher, Radio, Diskussionsveranstaltungen wissen es. Wenn eine Zeitschrift oder Zeitung ganz besonders objektive Berichterstattung betreiben will, werden die Fachleute gebeten, ihr wissenschaftlich fundiertes Bild der Heroinsüchtigen zu zeichnen: Psychologen, Soziologen, Therapeuten, medizinische Sachverständige,

Psychiater, Sozialarbeiter, Gassenarbeiter, sogar Juristen kommentieren die Lage, erklären dem interessierten Publikum, was die Junkies so meinen, wenn sie mal selbst zu Wort kommen. In Zürich kann mit diesem Thema sogar ein ganzer Wahlkampf bestritten werden...

Nun denn, ein Fixer ist also: ein Selbstmörder auf Raten, sensibel, kriminell, ein Dieb, ein Mörder, eiskaltberechnend, verzweifelt, ein Abschaum-der-guten-Gesellschaft, wohlstandsverwahrlost, ein Opfer, ein Abbild der Gesellschaft, Dreck, ausgestossen, hoffnungslos, ein Produkt der Gesellschaft, ausgemergelt, ein Zombie-also-eine-lebende-Leiche, ein Aidsverbreiter, ein Angehöriger-einer-Risikogruppe, ein gefühlloses Monster, gleichgültig, abgefuckt, weggetreten, abgehoben, abwesend, degeneriert, ein armes Schwein, ewig pubertierend, verführt, entwicklungsgestört, ein Toter-auf-Urlaub, arbeitsscheu, unheilbar, unmoralisch, in-unbeschreiblichem-Schmutz-lebend-und-sich-dabei-sauwohlfühlend, jemand-der-die-eigene-Grossmutter-für-Stoff-verkaufen-würde, jemand-der-für-Stoff-alles-tun-würde, unhygienische Verhältnisse liebend, das letzte, das letzte, das letzte – es sei denn, er oder sie ist gestorben. Dann – de mortuis nil nisi bene – entdeckt nämlich die leidgeprüfte Familie und Verwandtschaft, manchmal sogar die Presse, welch wertvoller, liebenswerter Mensch da aus unserer Mitte gerissen wurde. Wir wissen also, was ein Fixer ist, was Süchtige alles unternehmen würden, um an Stoff zu gelangen – ausschliesslich kriminelle Tätigkeiten –, wir kennen psychologische Gutachten und die Haltung oder Meinung von Polizei wie von Sozialarbeitern, wir kennen die Meinungen von Psychiatern und Antipsychiatern, der allmächtigen Medizinmänner. Wir haben den Bestseller Christiane F. gelesen oder zumindest seine Verfilmung im Kino gesehen, lesen die aperiodisch erscheinenden Lebensbeichten von Süchtigen in den Illustrierten, kennen auch die Lageberichte aus der Hölle am Platzspitz, dem Zürcher Needlepark – wir sind über Fixer genausogut informiert wie über das Rentnerdasein, das Leben der Bergbauern in der Schweiz, über die Schwarzen in Soweto und die Indianer im Amazonasgebiet. Wir sind also über alle diese Themen informiert – und es sterben Rentner unbemerkt in ihren Wohnungen, und den Nachbarn fällt ihr Fehlen dann auf, wenn es zu riechen beginnt; auf den Autofahrten in den Süden fragt man sich, warum wohl dieses oder jenes Bergdorf verlassen ist; wir sind informiert, und trotzdem stirbt der Regenwald am Amazonas und mit ihm die Indianer; wir sind informiert, lehnen uns zurück auf diesen bequemen Stühlen aus südamerikanischen Edelhölzern, freuen uns am Goldschmuck im Décolleté der Frauen; wir sind informiert, und schauen deshalb wohl verlegen auf den Boden, wenn ein Schwarzer vorbeigeht, oder wir einem Behinderten im Rollstuhl begegnen; wir sind informiert und aufgeklärt und dürfen als Männer jede schwarze Frau nach ihrem Preis fragen; wir sind informiert – und das nützt, auf gut deutsch gesagt, einen Scheissdreck. Und: wer redet schon mit einem Fixer?

Therapie – Leben auf der Insel

Aufhören? Im Verlauf von dreizehn Jahren habe ich die verschiedensten Anläufe genommen, um den Stoff bleiben zu lassen. Mein Erfahrungsschatz reicht von einfacher Drogenberatung im Drop-In über einige Zeit Psychoanalyse – freudianisch, Träume, Couch, lange Monologe –, dann Gesprächstherapie, nach Jung, Symbole, ebenfalls Träume und ein sehr von sich selbst überzeugter Therapeut, und schliesslich, zu guter Letzt, eine stationäre Langzeittherapie. Als ich mich im Frühling 87 entschliesse, eine Langzeittherapie im Aebihus durchzuziehen, bin ich einigermassen in der Lage, meine Probleme zu analysieren, habe einigen Einblick in meine Gefühlswelt, kenne meine eigenen Mechanismen und bin, nach zu diesem Zeitpunkt elf Jahren Erfahrung mit Heroin, mit Sucht, bis zu den Zehen motiviert, endlich diese Suchtgeschichten abzuklemmen.

Nachdem ich in einem Zürcher Spital den Entzug gemacht habe, trete ich am 28. April 87, sauber gekämmt, mit zwei Koffern voller Kleider und einigen Büchern ein in die therapeutische WG Aebihus. Die Bücher – leider keine Krimis, vor allem Fachliteratur, Kunstgeschichte, Historisches überhaupt, Psychologisches, Soziologisches, ein Buch über und mehrere von Spinoza, zwei Romane – kommen zuerst dran. Die Betreuer-Augenbrauen gehen in die Höhe, dann ziehen sich die Augen zusammen, auf dem Betreuerantlitz erscheint ein von Misstrauen geprägtes Fragezeichen, und ich merke, dass ich soeben ein erstes Mal negativ aufgefallen bin. Dann kommen die Notizbücher dran; nachdem einige Adressenblätter rausgerissen worden sind, werden sie durchgeblättert; Notizen über den nie beendeten Roman, einige Gedichte, Bemerkungen zu Büchern, die ich gelesen habe – offensichtlich schon wieder die falschen, zumindest die Notizen, die ich mir über das Buch des Antipsychiaters Szasz über Sucht und Süchtige gemacht habe, gefallen ihm nicht so, entnehme ich dem pfeifend ausgestossenen Atem. Mit einem scharfen Knall klappt das Notizbuch zu, wird mir ausgehändigt. Dann darf ich die gründlich wie im Knast gefilzten Kleider wieder einpacken; dass ich freiwillig eingetreten bin, hat hier gar nichts zu bedeuten... Schliesslich muss ich noch Ohr- und

Verlobungsring abgeben – die zu tragen wird mir erst viel später gestattet. Sowieso, was ich meine, denke, bleibt uninteressant; hier sind die Gefühle gefordert. Die Sei-spontan-Paradoxie beisst sich an mir die Zähne aus, doch als ich dies erwähne, in einem der Gruppengespräche, bricht ein Sturm der Entrüstung über mich herein: wer seine Gefühle offenbaren wolle, könne dies auch auf Befehl beziehungsweise Aufforderung. Und ich wolle einfach nicht. Ich schaue mich um, was hier als Gefühlsäusserung akzeptiert wird, bemerke etwa ein Dutzend Stereotypien; als ich während eines weitern Gruppengesprächs, in einem Game – was der Aebihus-Ausdruck für konfrontative Gruppengespräche ist – bemerke, dass ich keine Lust auf die hier übliche Schauspielerei habe, dabei auf die typischen Formen hinweise, mit denen Wut, Hass, Ärger, Frust, Anschiss, Sympathie, Antipathie, etc. ausgedrückt werden, wird es sehr laut im Raum... Nach meiner Erfahrung ist Lautstärke oft ein Zeichen dafür, dass ins Schwarze getroffen wurde; als ich auch das feststelle, ist der Teufel los, ich sei ein arrogantes Arschloch, findet ein Betreuer.

Mitspielen also? Ich habe mich zur Therapie entschlossen, weil ich über die Zukunft ohne Gift nachdenken wollte, dafür einen geschlossenen Rahmen brauchte; dass hier von der hundertprozentig vorhandenen Unselbständigkeit der Aebianer ausgegangen wird, habe ich nicht gewusst – ich wäre sonst kaum eingetreten. Dass hier, entgegen den Werbebroschüren und den schönen Sprüchen beim Besuchstag, nicht versucht wird, die Stärken, die jeder Süchtige hat, soweit auszubauen, dass sie lebensfähig machen, sondern im Gegenteil in der Praxis alles daran gesetzt wird, gerade diese Stärken abzublocken, sämtliche Charaktereigenschaften zu nivellieren, dass das hier gepuschte Menschheitsideal nicht das selbstbewusste Individuum ist, sondern das graue Herdentierchen, achtbiszwölfundzweibissechs – Dienstag Jassklub Freitag Sex, auswechselbar wie jedes Zahnrädchen der riesigen Maschine, die man moderne Gesellschaft nennt, ist ein Schock für mich, den ich erst verdauen muss. Die Perfidie der praktizierten »Therapie« liegt eigentlich ausserhalb des Areals. In kürzester Zeit prägt das Insulanerdasein das Verhalten, der gegenseitig ausgeübte psychische Terror, was das Konzept letztendlich ist, wobei schwache, auf ihre eigene Unangreifbarkeit bauende Therapeuten jeweils wacker mitspielen, wenn es ihren Interessen entspricht – die sie für das Interesse der Klienten ausgeben können, weil alle entweder mitspielen oder abhauen –, dies alles raubt mir in einigen wenigen Monaten die Sicherheit, die ich hierhin mitbrachte. Ich muss in den spärlichen Ausgängen erst mühsam wieder lernen, mich draussen, ohne die Insuleridentität, zu bewegen.

Besuche... Ein weiteres trübes Kapitel der Aebihus-Episode ist die Erinnerung an die Besuche. Mit dem Übertritt ins Team II, also in die zweite Stufe, erhält der Aebianer Privilegien, die ihm wegen bestimmter Vergehen gegen Haus-, Gemeinschafts- und Grundregeln jederzeit entzogen werden können. Nach sechs Monaten darf der Antrag auf diese Privilegien gestellt werden – jetzt kann ich telefonieren, Ausgänge machen, anfangs während sechs Stunden, dann einen ganzen Tag, schliesslich die sogenannten Zweieinhalber von Freitag abend bis Sonntag abend, zuerst mit zwei andern Aebianern, ganz am Schluss vielleicht sogar allein. Für mich das wichtigste Privileg aber sind Besuche. Ich stelle einen Antrag – für alles, was ausserhalb der Inselnormen steht, muss Antrag gestellt werden, und das ist nicht eine Formsache, sondern abhängig vom Wohlverhalten des Antragstellers beziehungsweise den sogenannten therapeutischen Fortschritten, was gleichzusetzen ist mit Anpassung an die Normen. Ich stelle also einen Antrag darauf, dass mich meine Freundin, Marja, besuchen darf. Ich kriege ein O. K. dafür – aber mit Pferdefuss: ein ganz bestimmter Betreuer will unbedingt dabei sein... Da es der Team-II-Leiter ist, kann man ihm kaum widersprechen. Anfang Dezember habe ich mein O. K., kurz vor Weihnachten aber erst den Besuch. Und – nach Abschluss des vierstündigen Besuches, während dem wir ganze dreissig Minuten allein sein können, weil der verdammte Teamleiter immer dabei ist, dem es offenbar therapeutisch wichtiger scheint, alles zu kontrollieren, als uns die Zeit zu geben, mit der Beklemmung umzugehen, die wir beide spüren, nach acht Monaten beinahe..., nach Abschluss des Besuches erstmal gleich die verdammte Fragerei: wie war's? und dann der Anschiss: die verdammte Drängelei, er hätte ja keinen Wochenenddienst gehabt und wegen meinem Besuch sein freies Wochenende hingegeben. Als ich einwende, dass ich nie verlangt hätte, dass er die Besuchsbegleitung mache, bin ich wieder mal völlig daneben.

In beide für mich, meine Zukunft wichtigen Beziehungen versuchen die Betreuer reinzupfuschen. Da ist mein Sohn Chrigi, mit welchem ich vor der Aebihuszeit trotz H eine intensive Beziehung hatte; die Betreuer finden es schlecht für mich, wenn ich mich um das Wohlergehen meines Kindes kümmere, mir die Beziehung mit Chrigi wichtig ist. Ein Besuch einmal im Monat, das sei im Aebihus und auch danach einfach zuviel. Die Beziehung mit Marja hingegen ist anderswie gefährlich: in verschiedenen Games wird mir vorgeworfen, dass ich meine Therapie brieflich – also im Briefwechsel mit Marja – durchführe. Dann, als sie mich besuchen darf, versuchen die Betreuer, sie in die Therapie einzuspannen; als sie sich gegen die permanenten Beeinflussungsversuche zur Wehr setzt, ist auch sie daneben, und die nächste Besuchszeit – ein Wochenende – wird abgelehnt.

Die Betreuer sprechen oft von Beziehungen. Sie finden, dass Beziehungen wichtig sind für unsere Zukunft; allein schafft ihr's nie, heisst es immer. Doch bereits bestehende Beziehungen sind offensichtlich suspekt.

Nun gut; natürlich ist eine Therapie auf die Mitarbeit der Klienten angewiesen. Über weite Strecken habe ich diese Mitarbeit verweigert; umgekehrt aber bestand der Konflikt zwischen mir und den Betreuern vor allem darin, dass ich ihnen das Recht verweigerte, über mein Innenleben zu bestimmen, und sie Mühe damit hatten, dass ich selbst denken wollte und will. Zu den obenerwähnten Gründen für meine Ablehnung, meine Verweigerung kommt folgendes: dreissig bis vierzig Aebianer, so viele Geschichten, so viele Suchtkarrieren, lange, bis fünfzehn Jahre dauernde Suchterfahrung die einen, andere knapp ein halbes Jahr Erfahrung mit Heroin; das Alter variiert zwischen zwanzig und fünfunddreissig; die meisten Klienten sind Männer, einige wenige Frauen sind auch dabei. Da sind Leute mit Berufspraxis und andere, die direkt von der Schule auf die Gasse kamen; es gibt Leute, die keine Ahnung haben, was sie in der Freizeit mit sich anstellen sollen, und andere, die das sehr genau wissen. Und für alle diese Leute gilt dasselbe Programm, hier werden alle über denselben Kamm geschoren, ob sensibel, intelligent oder nicht: wo kämen wir denn hin, wenn wir auf alles und jeden eingehen würden? Denn nicht wahr: ein Fixer ist ein Fixer...

Ich habe insgesamt achtzehn Monate im Aebihus verschwendet, dazu vier Monate in der Aussen-WG verbracht, bin danach nach Zürich zurückgekehrt und gleich wieder abgestürzt. Aber vielleicht ist ja auch die Tatsache ein Erfolg, dass ich mich nach elf Jahren Heroinkonsum, die von extremen Schuldgefühlen geprägt und begleitet wurden, heute, dreizehneinhalb Jahre nach dem ersten Kick, als Junkie akzeptiere, dass ich heute ohne schlechtes Gewissen und ohne mich permanent zu verbergen oder alles überspielend akzeptiere, dass die dreizehn Jahre mit Heroin mehr sind als eine Episode, dass ich heute zu den Folgen des Lebensstils stehe, den ich gewählt habe.

(Wer sich mit dem Aebihusprogramm oder dem anderer WGs auseinandersetzen will, kann sich ans Drop-In wenden; die Leute dort wissen im allgemeinen recht gut, wie die eine oder andere Einrichtung funktioniert, wie gross oder klein sie ist etc. Das schweizerische Strafgesetzbuch sieht für Süchtige die mögliche Umwandlung in den therapeutischen Massnahmevollzug vor, d. h. anstelle eines Gefängnisaufenthaltes denjenigen in einer therapeutischen WG. Welche der beiden Möglichkeiten du wählst, falls du in die Lage kommst, darüber entscheiden zu müssen, hängt allein von dir selbst ab – wähle das, was dir – und nicht Eltern, Staat etc. – mehr bringt. Ob die jeweilige WG geeignet für dich ist oder nicht, kann dir nur die eigene Erfahrung zeigen: sorry, das erledigt niemand für dich!)

Shakarchi im Schutz der «Kapo-Connection»

Adresse der Zürcher Kantonspolizei enthält der Bericht der eidgechen Parlamentarischen Untersuchungskommission (PUK) massive rfe: Insbesondere der polizeiinterne Nachrichtendienst habe «wehe Gefahren nicht erkannt und seine Pflichten aus falscher Rückahme nicht voll erfüllt». Die Kapo hielt ihre schützende Hand über ned Shakarchi, weil er die Geheimdienstler seit 17 Jahren mit Infoen versorgte. Nur so ist erklärbar, dass die Polizei nie etwas gegen tenhändler unternahm, obwohl seit Jahren viele Indizien auf Shakarerstrickung in unsaubere Geschäfte deuteten.

Wie der Kopp-Verteidiger versuchte, Shakarchi weisszuwaschen

Am Dienstag trat im Verfahren gegen Elisabeth Kopp und ihre Mitarbeiterinnen in Lausanne Drogenfahnder Jacques-André Kaeslin als Zeuge auf. Dieser Beamte der Bundesanwaltschaft hatte Material gegen die Shakarchi Trading AG und andere Gesellschaften gesammelt und ein sofortiges Einschreiten der Behörden verlangt. Der Verteidiger von Elisabeth Kopp attackierte den Drogenfahnder heftig und versuchte Shakarchi weisszuwaschen. Er qualifizierte den Inhalt von Kaeslins Berichten als leeres Geschwätz.

Pizza-Connection: Fahnder im Zwielicht

Drogenring Pizza-Connection hat Zürich als Drehscheibe für einen unghaften Heroinhandel missbraucht und die Behörden infiltriert. Zu m Schluss kam ein Stadtzürcher Polizist schon vor vier Jahren. Doch umfangreicher Rapport, der auch Verbindungen zwischen dem mutlichen Bandenchef Yasar Musullulu und dem Notenhändler Shakarchi igt, blieb folgenlos. «Die Verdachtslage reichte nicht aus, um ein verfahren zu eröffnen», meinte Staatsanwalt Marcel Bertschi gestern ag auf Anfrage. Nicht alle Rauschgiftfahnder teilen diese Meinung.

Shakarchi: Noch kein Strafverfahren

Die Anfang Jahr vom Ersten Staatsanwalt des Kantons Zürich angeordneten Ermittlungen gegen Mohamed Shakarchi kommen nur stockend voran. Entgegen den damaligen Äusserungen Bruno Trinklers ist bis jetzt kein Strafverfahren gegen den Inhaber der Firma Shakarchi Trading AG eingeleitet worden. Die Justizbehörden stellen sich jetzt auf n Standpunkt, dass der inzwinen pensionierte Trinkler nur seipersönliche Meinung über die twendigkeit eines Verfahrens gessert habe.

Meinung der PUK a er habe einen Be Durchführung des Mohamed Shakar...

Verkehrsdirektor fordert:

Drogenhölle Platzspitz ruiniert Zürichs Ruf

VON VIKTOR DAMMANN

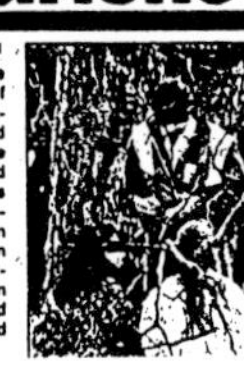

ZÜRICH – Die offene Drogenszene auf dem Zürcher Platzspitz ist weltweit bald bekannter als die Bahnhofstrasse und der Paradeplatz. Bis nach Amerika berichten Zeitungen und TV-Stationen hautnah, wie Süchtige unter den Augen von Passanten und Polizisten fixen und dealen.

Schandfleck Platzspitz muss weg!

VON VIKTOR DAMMANN

ZÜRICH – «Öffentliche Grünoase mitten im Stadtzentrum» – so ahnungslos beschreibt der Zürcher Verkehrsverein in seiner Broschüre mehrsprachig den angeblich wunderschönen Park am Platzspitz beim Landesmuseum. Die Wahrheit sieht anders aus: Dutzende von Süchtigen, die fixen, dealen und wie Halbtote herumliegen. Verwahrlosungen, Raubüberfälle, Messerstechereien und Morde!

Magharians wussten von Drogengeld

Shakarchi informierte angeblich die SKA

Zentrum der Ermittlungen um die Libanon-Connection stehenden Jean und Barkev Magharian haben nach Erkenntnissen der Tessiner anwaltschaft zwischen 1985 und 1988 über zwei Milliarden Franken in hweiz transferiert. Bei einem Teil der von ihnen verwalteten Gelder n sie, dass die Dollars aus dem Drogenhandel stammten. Das meiste soll auf Konti der Schweizerischen Kreditanstalt (SKA) übertragen n sein. Die SKA wurde angeblich über die Herkunft des Geldes durch mmed Shakarchi informiert. Die Bank unternahm aber keine Schritte.

ona. – Die beiden seit de... 7. Juli inhaftie... e Herk...

Bis nach Amerika berichten Zeitungen und TV-Stationen hautnah, wie Süchtige unter den Augen von Passanten und Polizisten fixen und dealen.

KEHRSE

Mit Mut in die Zukunft

Falsche Drogenpolitik machte Zürich zum Fixerzentrum Europas.

Seit mehr als 10 Jahren wächst die Drogenszene in unserer Stadt. Sie wurde attraktiv und zieht die Fixer an. Junge Leute werden verführt und dem Drogenelend preisgegeben. Die schaurigen Zustände auf dem Platzspitz sind die grosse Schande Zürichs. Die Schuld trifft den uneinigen Stadtrat und das Stadtparlament.

Die SVP fordert: Kampf den Drogen.

Schluss mit der Schande Zürichs. Eine neue Drogenpolitik tut Not.

Für ein liebenswertes Zürich: alte Probleme endlich lösen! Wählen Sie SVP

44

KULTUR

Freizeitsportler schrecken vor Doping nicht zurück

Kantonsapotheker warnen vor Gesundheitsschäden

Die Kantonsapotheker der Westschweiz und des Tessins sind beunruhigt: Doping bei Athleten nimmt immer mehr zu, vor allem bei Jugendlichen und Freizeitsportlern. In einem am Wochenende veröffentlichten Communiqué warnen die Kantonsapotheker eindringlich vor den schweren Gesundheitsschäden, die der Konsum von Anabolika mit sich bringen kann.

Sitten. – Mit Sorge beobachten die Kantonsapotheker, wie sich ...ohnheit zu dopen aus...

Internationale Dopingringe zögen enorme Gewinne aus diesem Geschäft. Nach den Erfahru... der Kantonsapo...

Anabolika könnten bei Jugendlichen das Wachstum beeinträchtigen. Das Risiko für Leberkrebs oder Infarkt steige bei Personen unter 40 Jahren drastisch ... Medika... Verklei... ken und ma...

...ping auch beim ...nzen?

...ssagen eines Spezialarztes lassen aufhorchen

Shop-Ville und Platzspitz sind zu Schandflecken Zürichs geworden. Sie ärgern die arbeitende, rechtschaffende Bevölkerung.

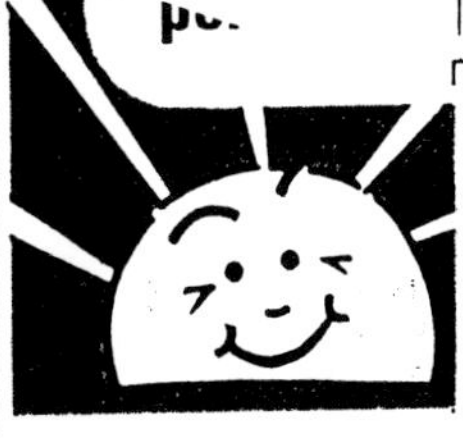

Die Auto-Partei zum Drogenproblem!

Der Drogenbaron im fernen Kolumbien verführt unsere Kinder nicht!

Unser Problem ist der kleine Dealer und seine unmittelbaren Hintermänner. Sie verführen unsere Kinder, Enkel, Neffen, Nichten auf dem Pausenplatz, in der Schule oder in der Disco zum Drogenkonsum.

Zürich wurde als blitzsaubere Stadt bewundert. Da gab es keine Gassenbettelei, keine Verwahrlosung. Gärten und Anlagen waren für das Volk da.

Und heute? Fernsehen, Radio und Presse des Auslandes berichten vom Drogenzentrum und Drogentod in Zürich. Die Mütter und Väter sorgen sich immer mehr um ihre Kinder. Sie haben genug vom Drogenumschlagplatz Zürich.

Über 2000 Weine an der Expovina

. Zürcher Weinausstellung Expovina öffnete am Donn... Das Sortiment, das von Jahr zu Jahr grösser wird, um... ls mehr als 2000 Weine. Die edlen Rebensäfte sind wie... Vochen auf elf am Bürkliplatz verankerten Schiffen un... einausstellung werden 90 000 Besucher erwartet.

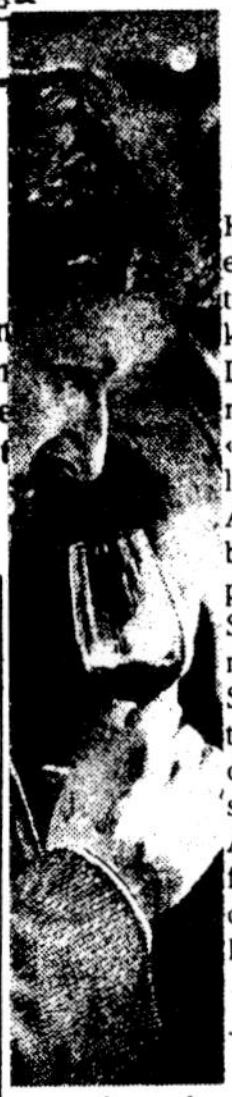

Hilfe für Autosüchtige

Hannover. – Mit der Eröffnung einer «Suchtberatungsstelle Auto» möchte der alternative Verkehrsclub der Bundesrepublik Deutschland (VCD) die Autofahrer aus ihrer Abhängigkeit vom «Suchtmittel Auto» lösen. Anlässlich der Frankfurter Automobil-Ausstellung wird der VCD Fragebogen mit Fragen wie «Wie oft putzen Sie Ihr Auto?», «Verleihen Sie Ihr Auto?» oder «Ist Ihr Auto mit Metallic-Lackierung oder Sportlenkrad ausgestattet?» verteilen. Wer seinen Fragebogen an die Suchtberatungsstelle einschickt, erhält eine schriftliche Auswertung. Je nach «Suchtstufe» werden dazu Tips gegeben, die das Umsteigen auf Busse und Bahnen erleichtern sollen.

(Reut...

Mehr Verkehrstote ...gen Alkoholmissbrauchs

...m Strassenverkehr waren ...ohl absolut wie prozentwesentlich mehr Ver... e wegen Alkoholmisszu beklagen als im Vor... s sei um so bedenklicher, Zahl der Todesopfer im verkehr insgesamt zu...ngen sei, schreibt die e für Alkoholprobleme ...m Dienstag in einem ...iqué. Bei alkoholbeding...llen waren im vergange... 181 Menschen ums Leben gekommen, das sind 17 mehr als im Vorjahr. Damit sei fast ein Fünftel der Verkehrstoten wegen Alkoholmissbrauchs ums Leben gekommen, erklärt die SFA. Dies sei seit vielen Jahren der höchste prozentuale Anteil an der Gesamtzahl der Verkehrstoten. Fahrzeuglenker sollten deshalb im eigenen Interesse, aber auch aus Rücksicht auf die übrigen Verkehrsteilnehmer auf Alkoholgenuss verzichten.

(SDA)

aus, dass der liebter Jahrga

Problem Platzspitz, «weil wir so weich sind und sie füttern»

Ursula Davatz, die leitende Ärztin des Sozialpsychiatrischen Dienstes des Kantons Aargau, und Bernhard Waser, Chef der Betäubungsmittelgruppe in Zürich, zum Thema Drogen in Zollikon

...einen zweiten Platzspitz.» Das Platzspitz-Problem sei nämlich entstanden, «weil wir so weich sind und füttern. Wenn man einen wilden Hund füttert, so läuft er einem nach.» Gassenarbeit bezeichnete sie als verlorene Energie, weil diese Existenzen nicht mehr zu retten seien. Im Zentrum ihrer Bemühungen steht das Schaffen von Raum und unterstützenden Strukturen für Jugendliche, Lehrer und Eltern zur «lebendigen Konfliktaustragung, die lebensfähig macht».

...ixerräume kultivieren Drogenszene»

Montag, 3. April 1989 BLICK 11 Aktue

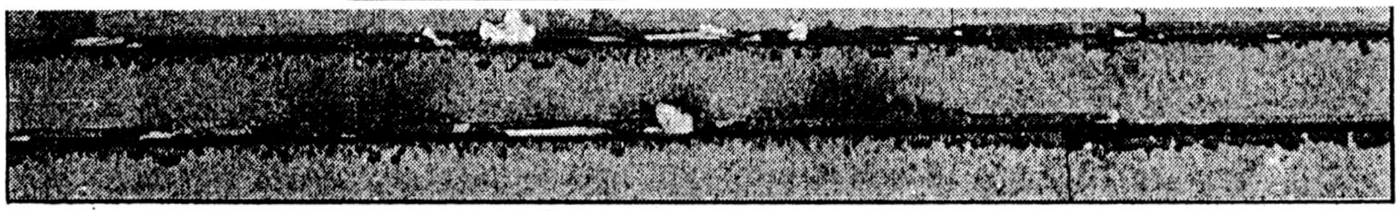

Drogenszene am Platzspitz schockiert auch das Ausland

VON VIKTOR DAMMANN

ZÜRICH – Die offene Drogenszene auf dem Zürcher Platzspitz ist bereits über unsere Landesgrenzen hinaus bekannt und berüchtigt: Die englische Zeitschrift «The Independent Magazine» widmete dem «Needle Park» (Nadel-Park) eine grosse Reportage.

Darin wird der Fixer-Treffpunkt «des reichen und respekta- mit der Amsterda- der achtziger

s Schweizeri- s wird offen d P

auch von den medizinischen Einrichtungen und der Nadelaustauschstelle, «die in einem neoklassizistischen Pissoir eingerichtet wurden». Der Park sei von der Bev «Platzspitz» in Park) um-

fragen befasst, findet den «Independent»-Bericht objektiv: «Für das Image von Zürich als Kongressort und Tourismusziel ist eine Katastrophe. Die Erf gen, die man jet stärkeren

Die FilterlifixerInnen

Rund ums Rondell stehen zum Teil liebevoll aufgebaute, improvisierte Tischchen, hinter denen die FilterlifixerInnen arbeiten. Andi ist einer von ihnen. Jeden Morgen, wenn er aus der Notschlafstelle kommt, legt er sorgfältig alles bereit, was es braucht, um sauber und in Ruhe einen Kick zu machen: Löffel, frische Spritzen, Ascorbinsäure, sauberes Wasser, sterile Tupfer, Feuerzeug. Alles ausser dem Stoff, den bringen die Leute selber mit. Hinter den Tischchen wird nicht gedealt. Andi achtet darauf, dass alle nur mit neuen Fixen sein Wasser benützen, die Löffel reinigt er sofort nach dem Gebrauch mit den Tupfern. Seine »KundInnen« hinterlassen ihm ihre gebrauchten Spritzen, die er einsammelt und im Zipp-Häuschen (Zürcher Interventionsprogramm für Aids-Prävention) gegen neue eintauscht. Wer sich an seinem Stand bedient, »bezahlt« mit seinem gebrauchten Zigarettenfilter, durch den das unreine Heroin in die Spritze aufgezogen wird, seinem Abfall. Fünf bis fünfzehn Filterli ergeben, je nach Rückständen, einen Kick für Andi. »So brauche ich nicht kriminell zu werden, keine Brüche zu machen«, erklärt er zufrieden. Und ausserdem brauchten die Leute auf diese Art das Notwendige im und rund um den polizeilich überwachten Platzspitz nicht ständig auf sich zu tragen. Andi hilft Venen abbinden, wenn jemand Mühe hat, sie zu finden. Man kann ihm für kurze Zeit die Tasche, die Jacke zum Aufbewahren geben. Er gibt auch Tips, wer guten Stoff hat, warnt vor schlechtem, das sieht er, wenn die Leute ihr Zeug bei ihm am Tisch auflösen. Auch wenn's jemand zusammenlegt, wird's schnell bemerkt und kann Hilfe geholt werden.

Diese Tischchen sind zu einer kleinen Struktur geworden und gerade deshalb ein rotes Tuch für die Polizei, die sie dauernd wegräumt, konfisziert.

Hier wird diskutiert, gequatscht, gestritten, es werden auch Probleme besprochen, Erfahrungen ausgetauscht. Hier kann man auch mal nach Leuten fragen, die man schon lange nicht mehr gesehen hat, die unbemerkt verschwinden – Knast, Therapie, Psychi, tot...

Gertrud Vogler
(aus: WochenZeitung, 21. 4. 1989)

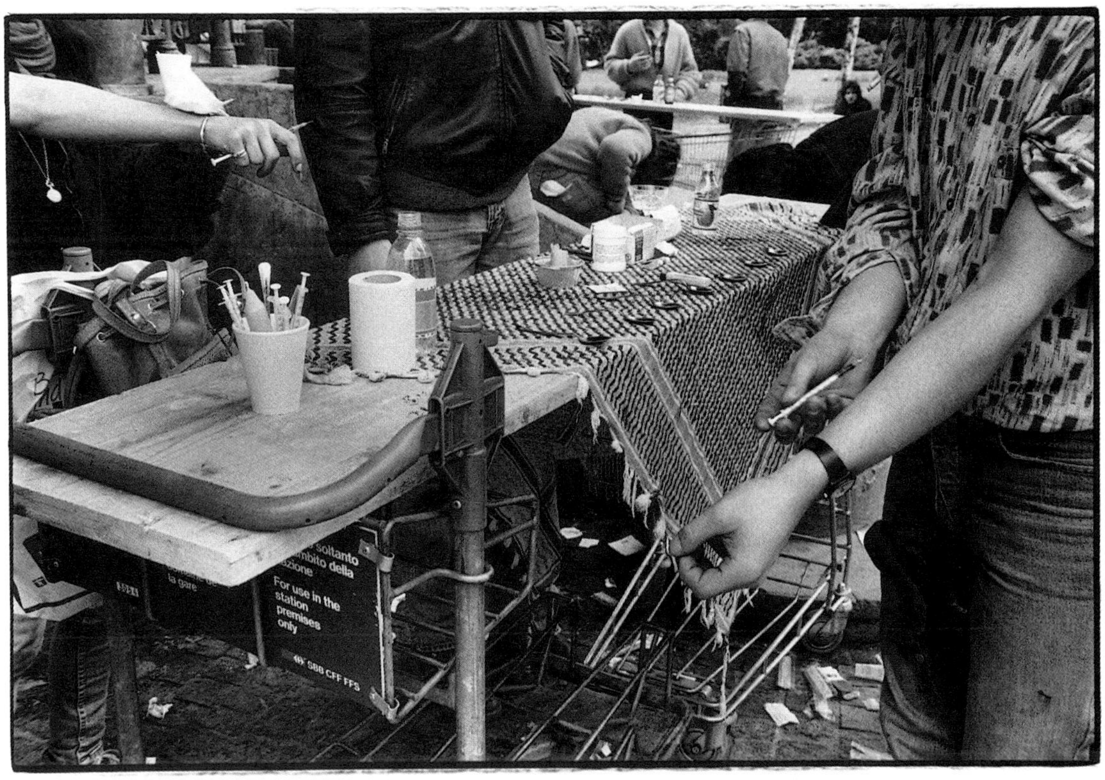
soltanto
della
la gare
For use in the station premises only
SBB CFF FFS

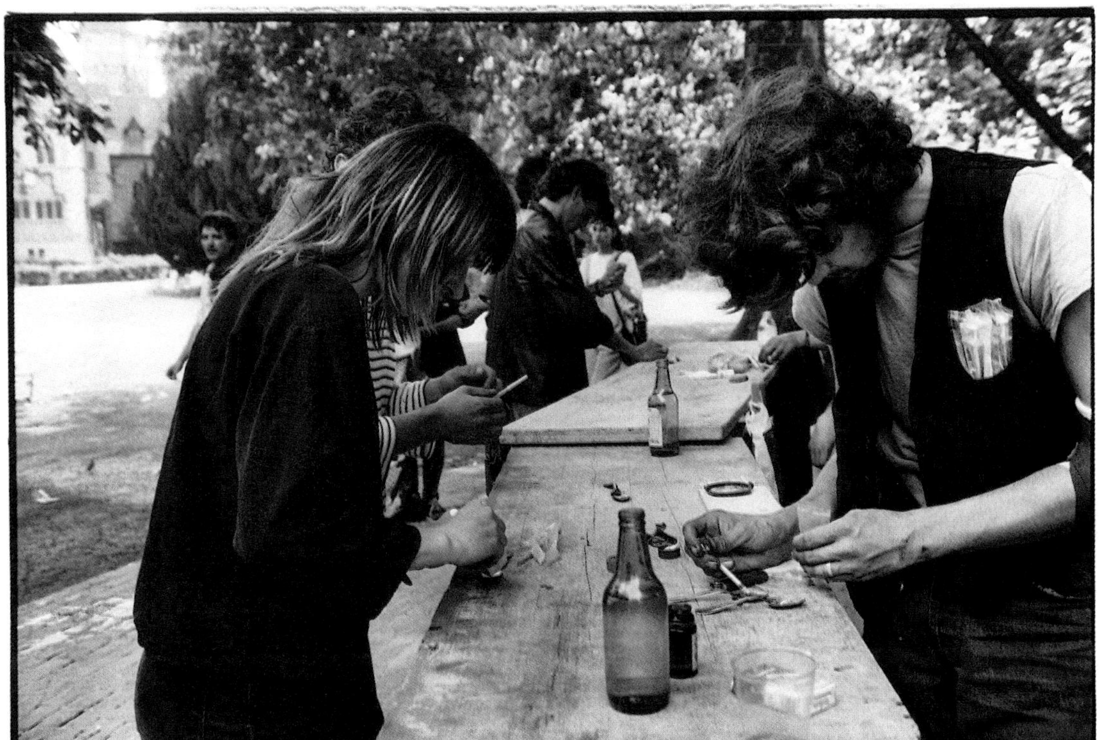

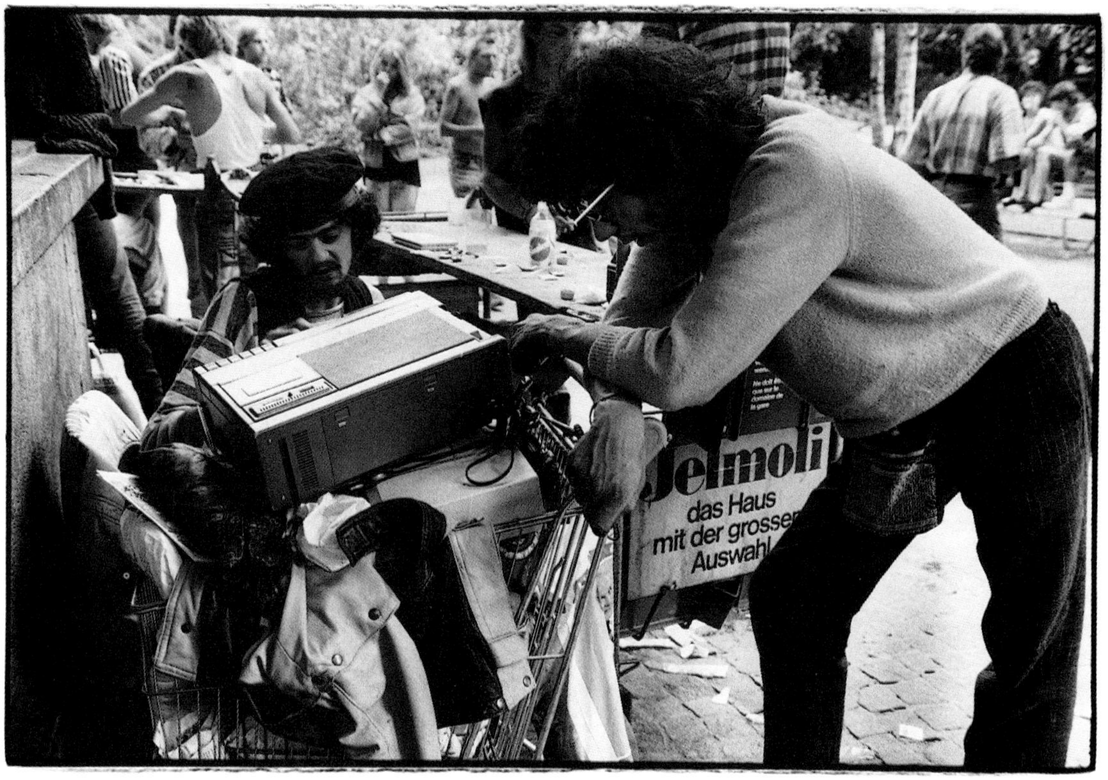
Jelmoli
das Haus
Auswahl

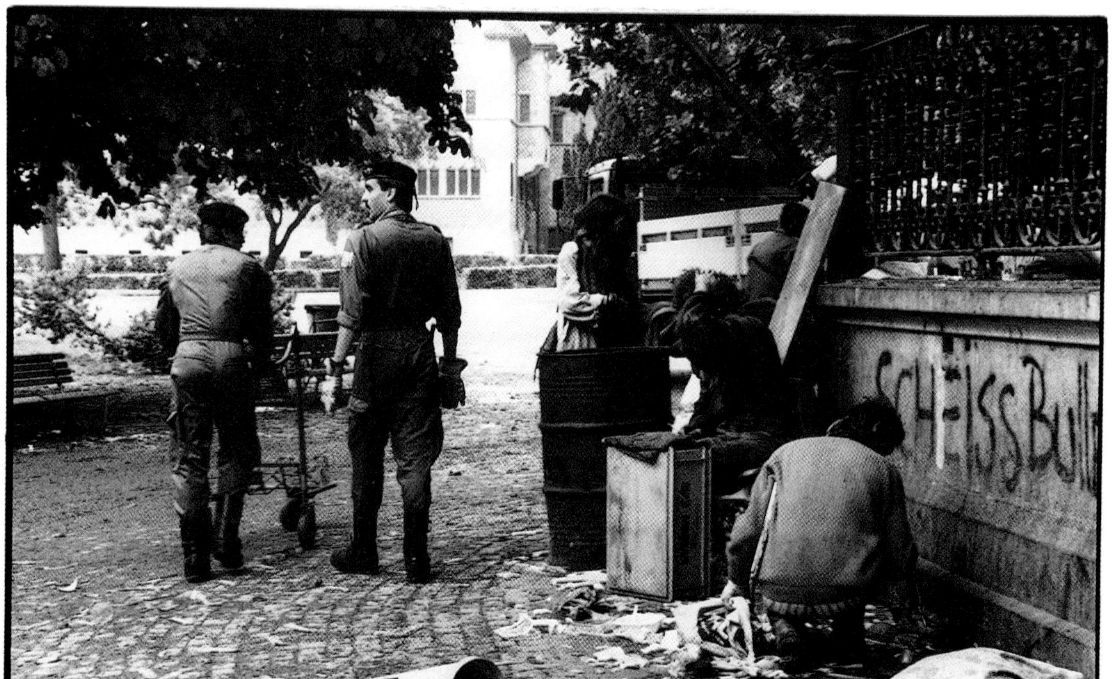

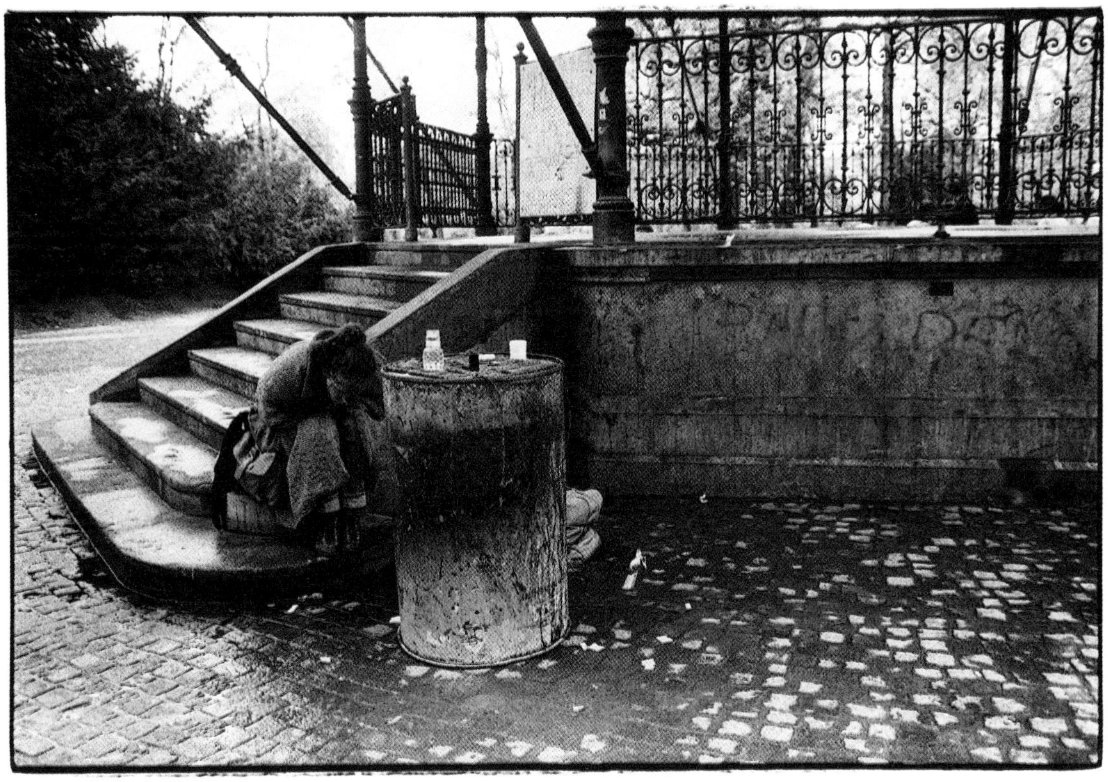

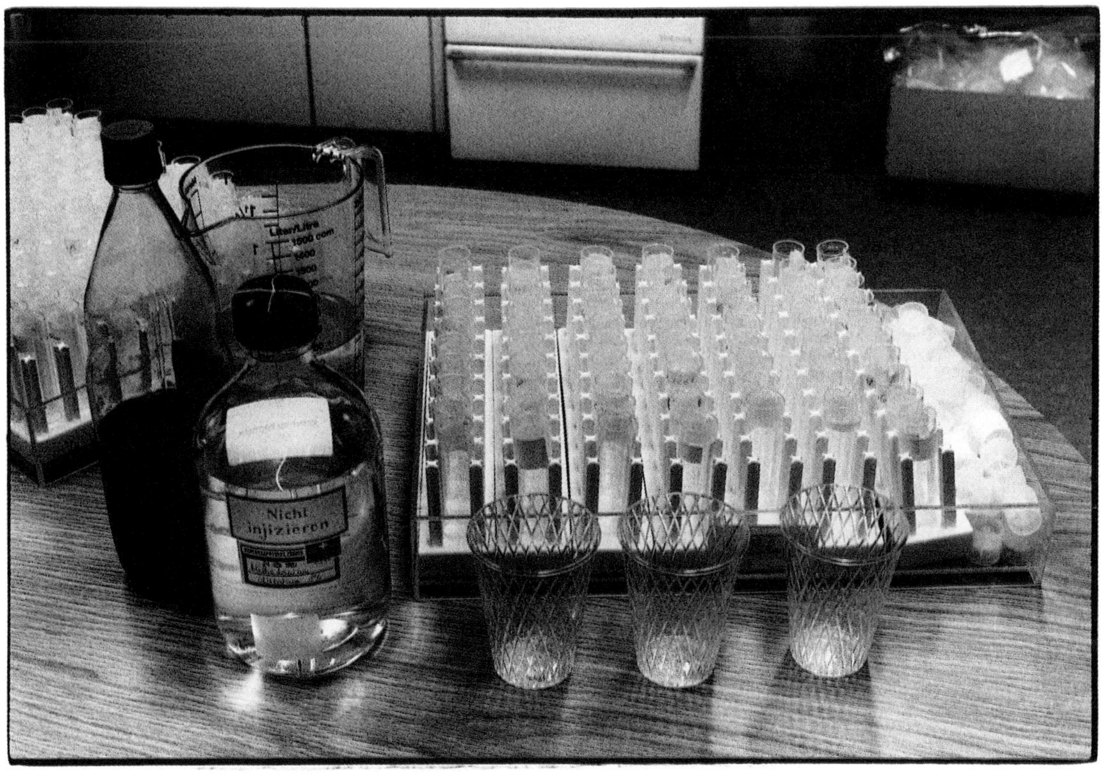

Methadonabgabe im Drop-In

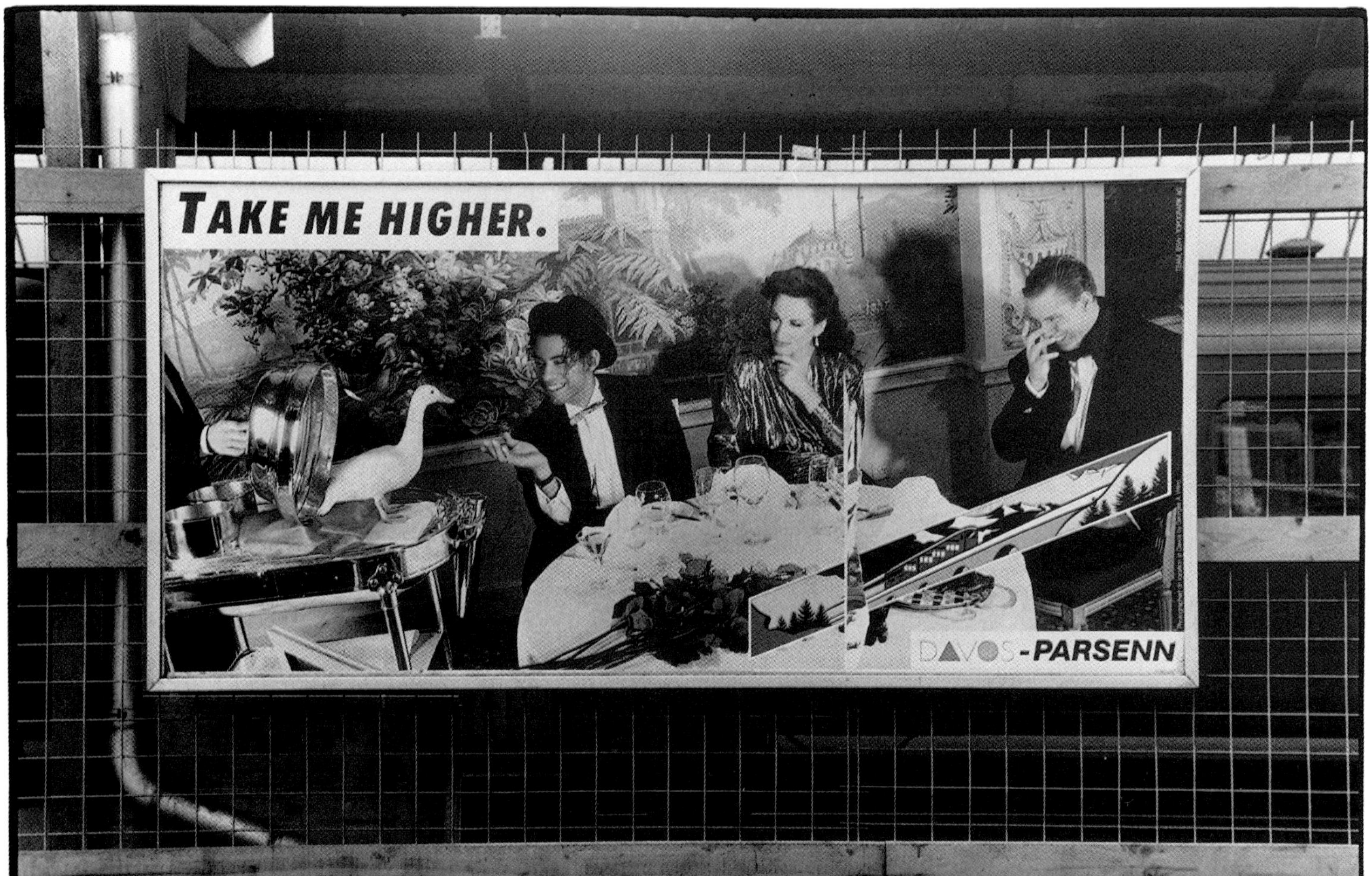
TAKE ME HIGHER.
DAVOS-PARSENN

Verdrängung

Diese Aktion läuft schon seit drei Monaten:

Jeden Morgen um 7.30 Uhr fährt die Polizei ein – unter ihrem Schutz und mit ihrer Hilfe räumt eine für diesen Zweck angestellte Reinigungsfirma Rondell und Umgebung von hier schlafenden, obdachlosen FixerInnen. Vor dem aggressiv betätigten Hochdruckschlauch, der alles unter Wasser setzt, weichen die Leute, packen ihre Habseligkeiten zusammen, Wolldecken, Schlafsäcke, Kleider; retten die zum Windschutz am Geländer montierten Kartons vor dem alles zerstörenden Wasserstrahl.

Vereinzelt herumstehende Einkaufswagen aus Shoppingcenters werden beladen, und so schlurfen die Leute rüber, zur langen Limmatufermauer, wo sie sich neu installieren, hinsetzen oder -legen, müde, verladen, eine neben dem andern, aufgereiht wie Spatzen auf dem Telefondraht. Im Rücken die Limmat, vor sich den schmalen, von Gebüschen begrenzten Uferweg – man kommt kaum aneinander vorbei. Trotzdem schaffen es die Fahnder, mit dem Auto langsam die Reihe der an den Rand des Parkes Gedrängten abzufahren, um die Szene wieder unter Kontrolle zu bringen. Staub wirbelt auf und schlägt sich auf den notdürftig wieder eingerichteten Fixertischli nieder.

Eine Frau, der sie fast über die Füsse fahren, schreit wütend: »Habt ihr denn immer noch nicht gemerkt, dass ihr hier am falschen Ort seid? Die Kopps sind nicht hier – und der Musullulu ist gradmal schnell Kaffee trinken gegangen!«

Tagsüber bleibt jetzt das Rondell, der Park leer, clean, abends, in der Dämmerung, setzt die Rückkehrbewegung ein – weil's der einzige Ort ist, wo es genügend Licht hat.

Genervte, gestresste, aggressive Leute – denn neben diesen allmorgendlichen Schikanen laufen den ganzen Tag Polizeikontrollen und alle paar Tage eine Grossrazzia.

Und morgen früh, 7.30 Uhr, fängt das Ganze von vorne an.

Gertrud Vogler
(aus: WochenZeitung, 25.8.1989)

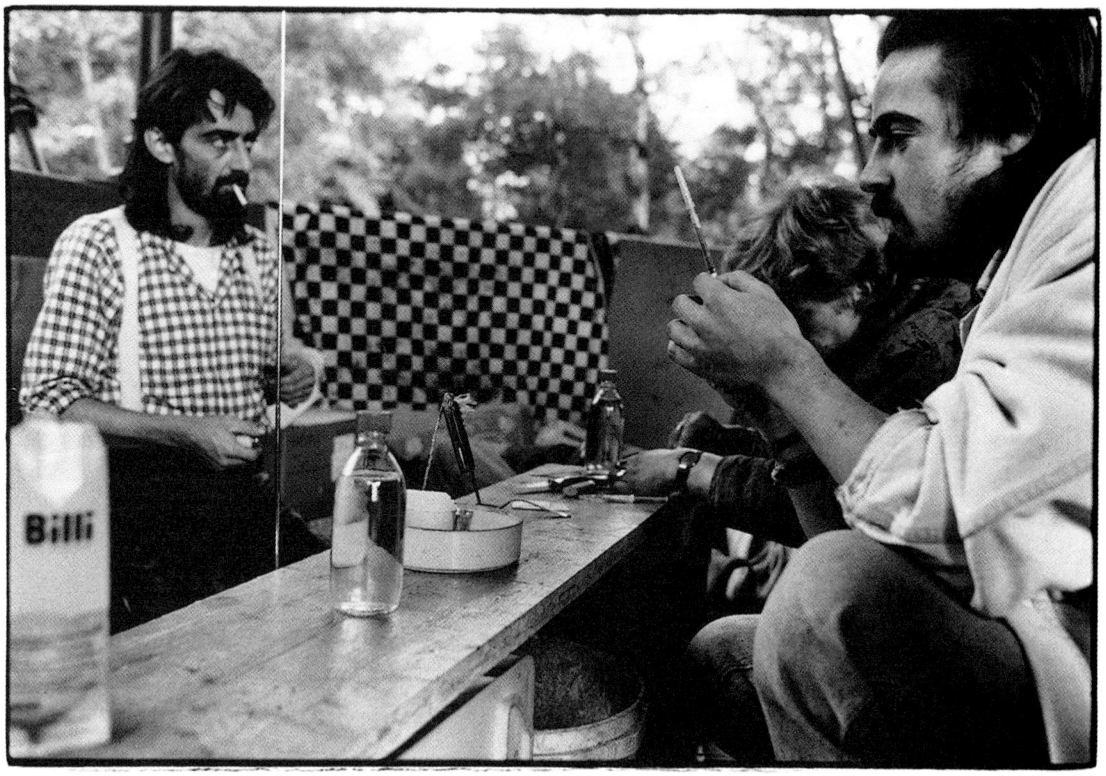
Billi

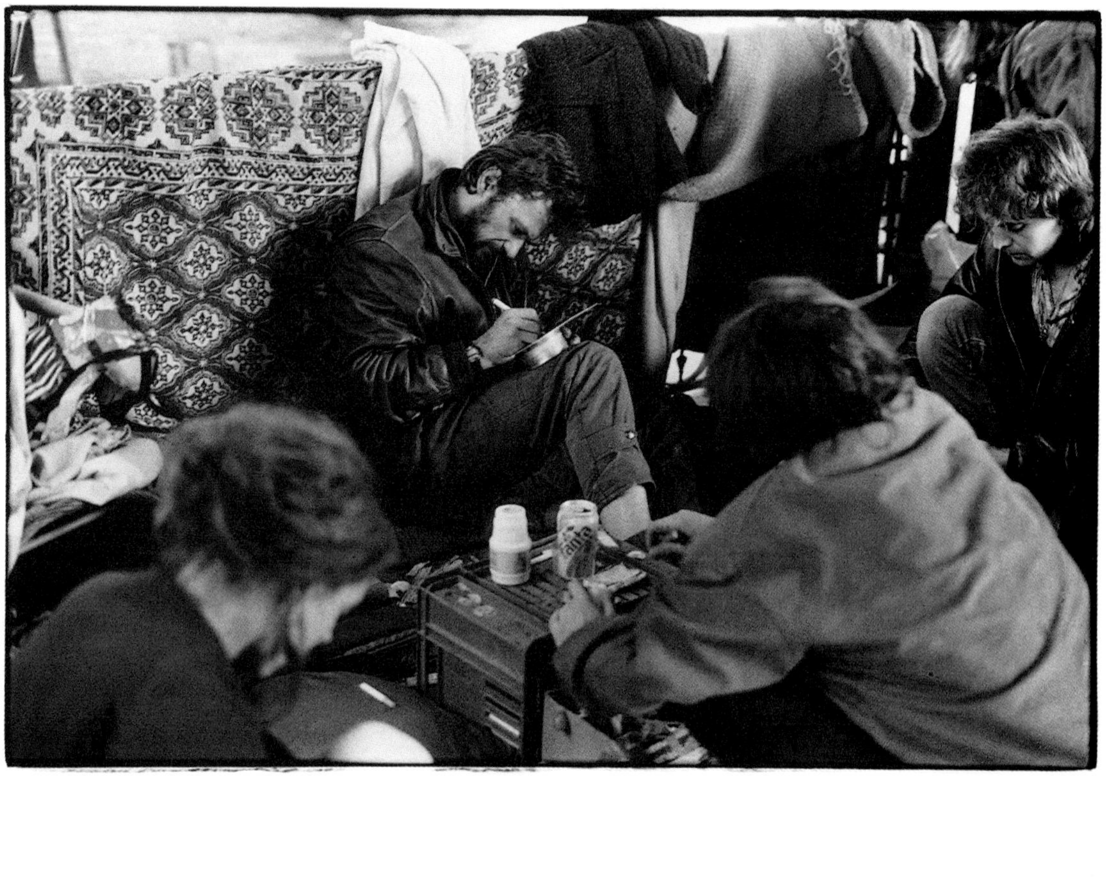

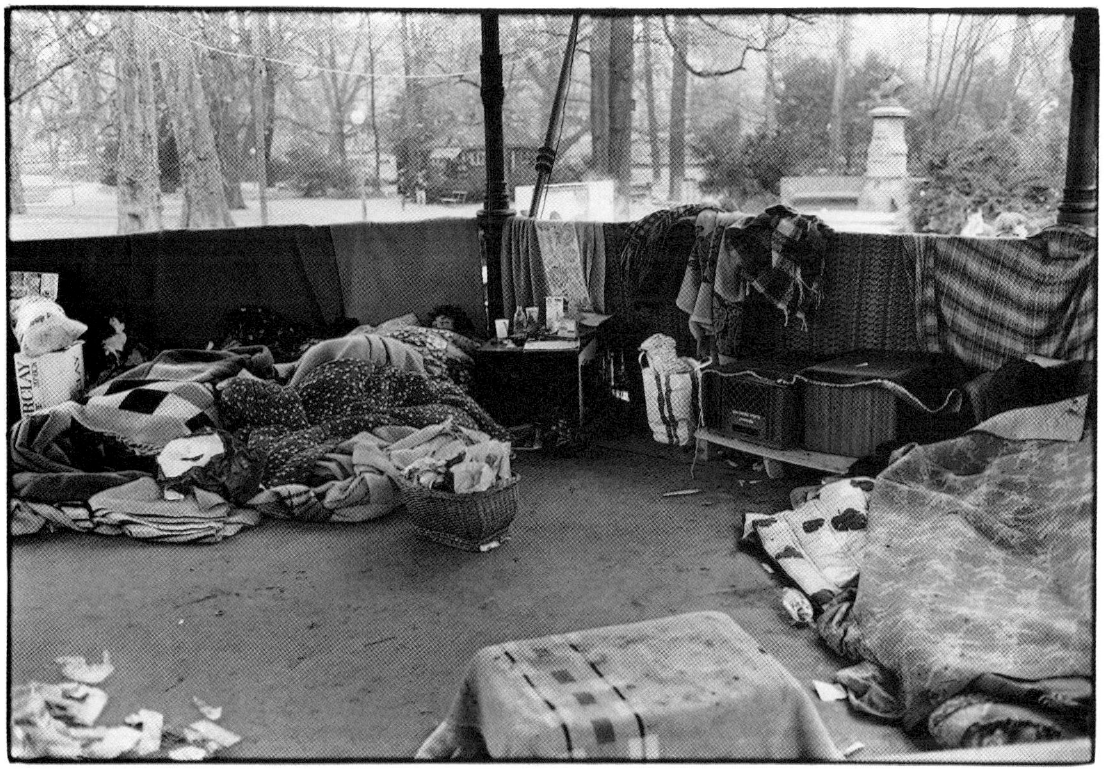

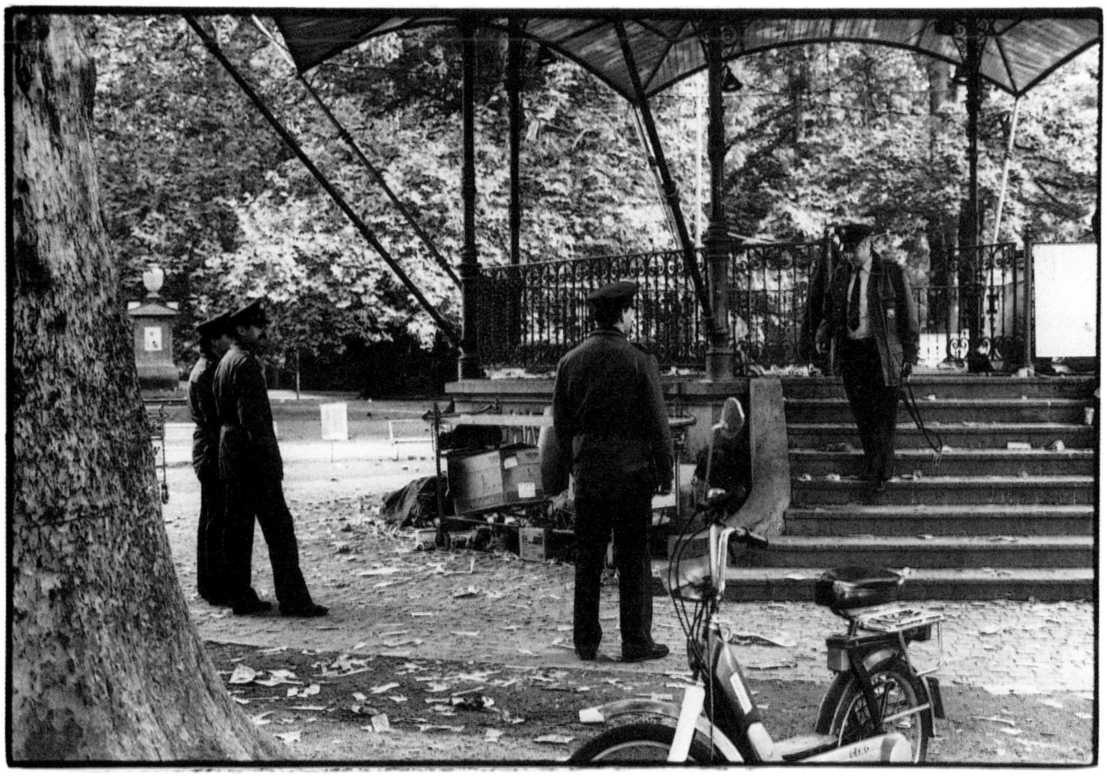

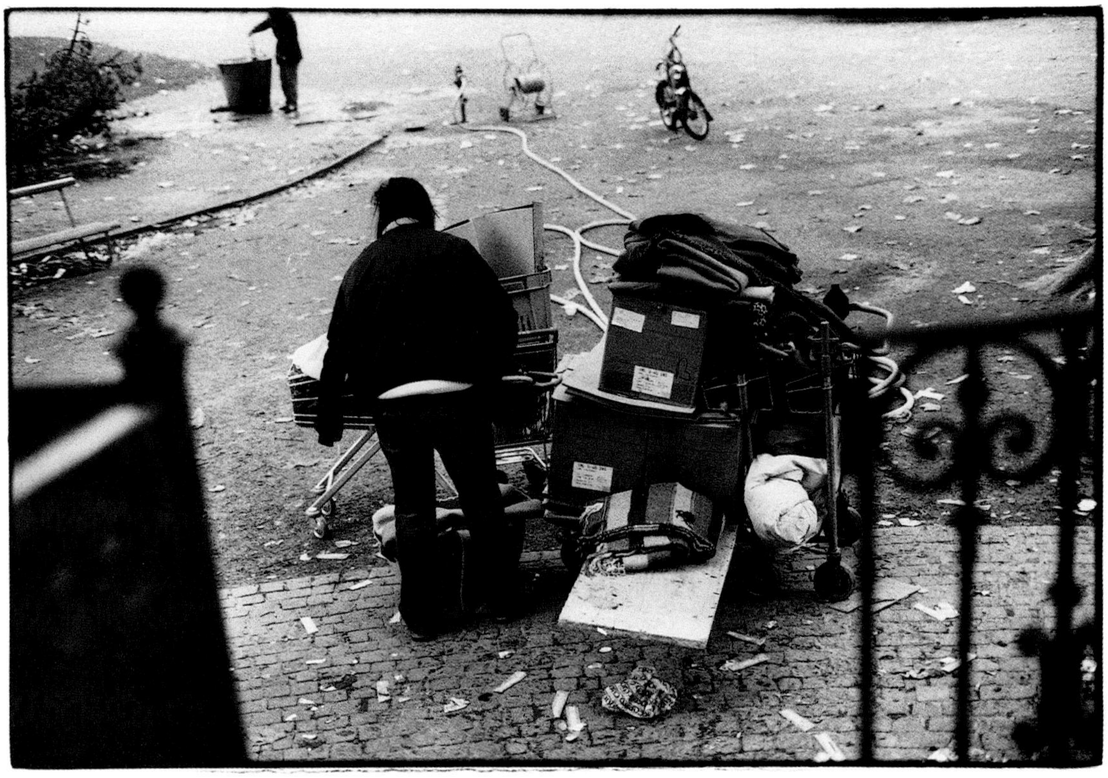

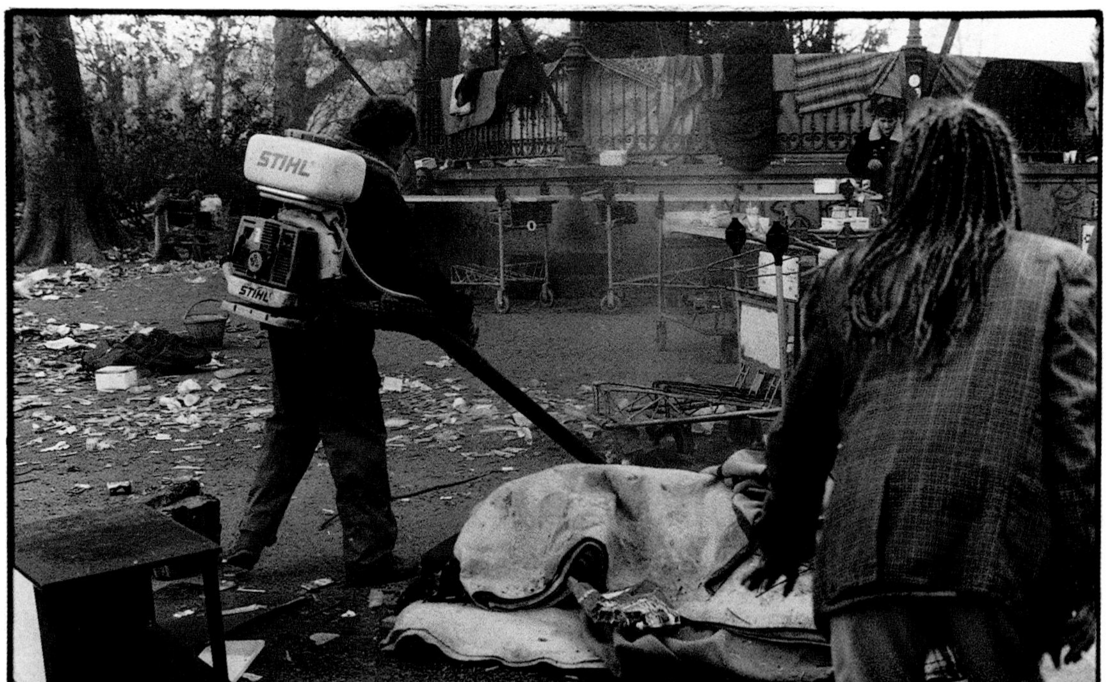
STIHL
STIHL

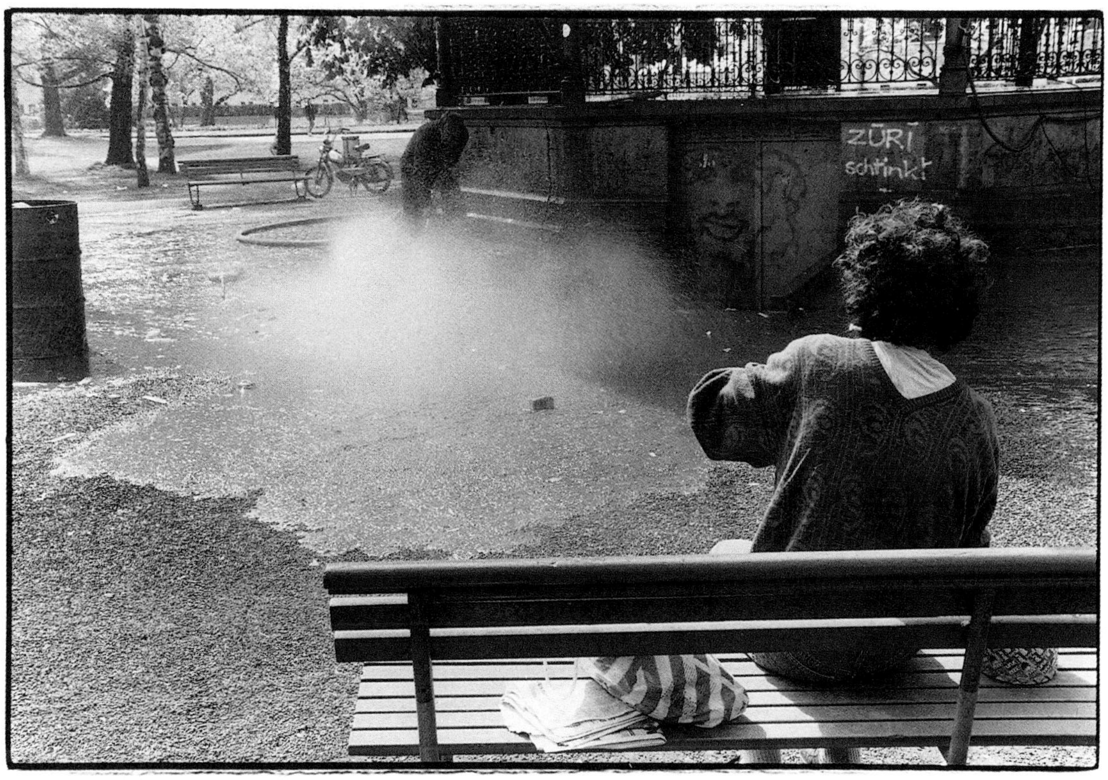
ZÜRI
schtinkt

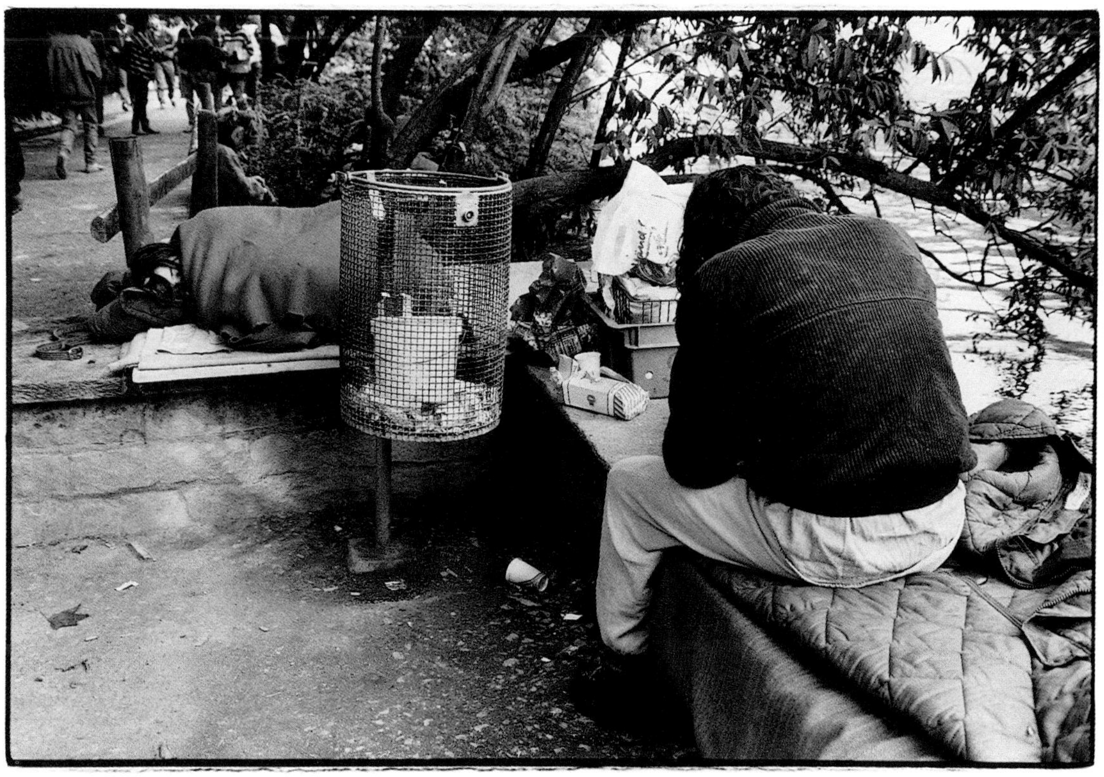

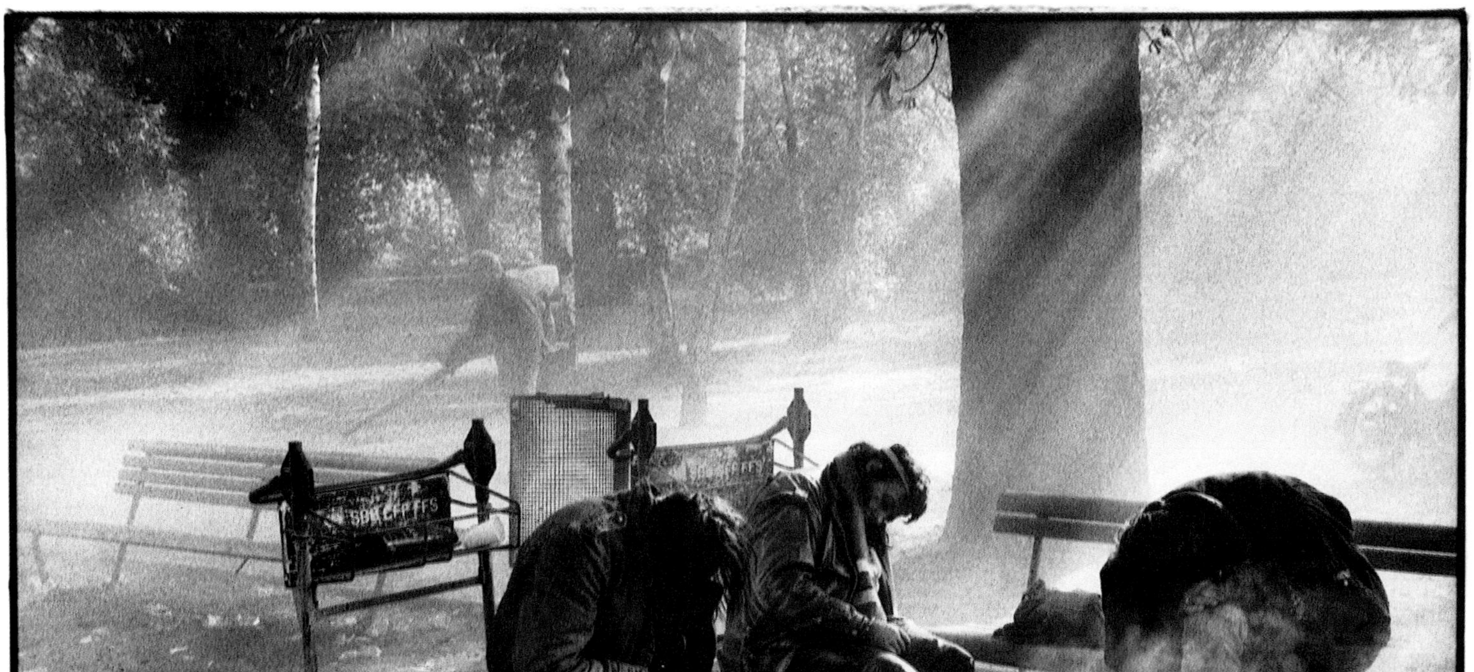
SBB CFF FFS
SBB CFF FFS

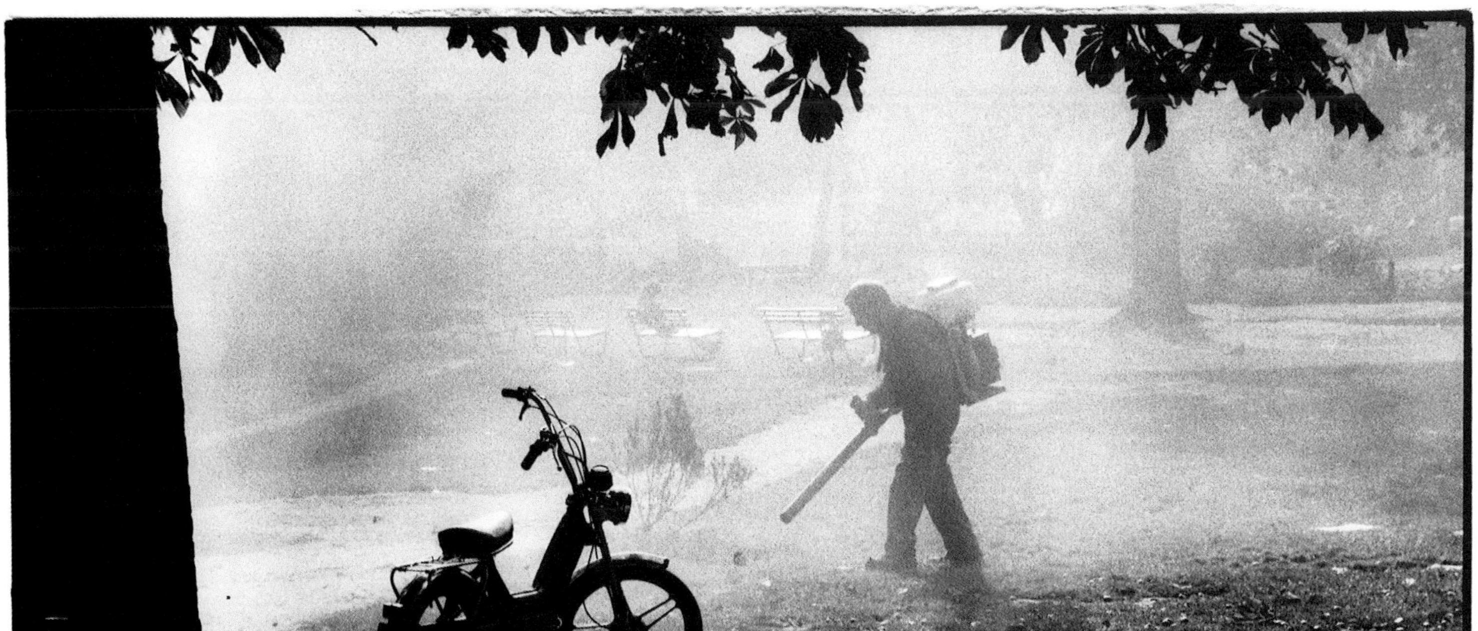

TAGES-ANZEIGER

SVP gegen liberale Drogenpolitik

Der Zürcher Platzspitz soll geräumt werden

Nicht die repressive Drogenpolitik habe versagt, sondern die liberale, progressive Drogenpolitik, diese «konsequente Fortsetzung verwahrlosten Denkens». Dies erklärte SVP-Kantonalpräsident Christoph Blocher gestern Dienstag an einer Medienkonferenz seiner Partei in Zürich. Die SVP verlangt die Räumung des Platzspitzes und die Einweisung der Drogensüchtigen in Drogenkliniken – allenfalls zwangsweise.

«Kampf den Drogen». Diesen Leitsatz hat sich nun auch die SVP des Kantons Zürich zu eigen gemacht, nachdem – wie Blocher sagte – die Drogenpolitik «zunehmend selbsternannten Drogenexperten überlassen» worden sei und demzufolge «immer mehr eine verhängnisvolle Entwicklung» eingeschlagen habe. Anders, als stets kolportiert, sei die nun gescheiterte Drogenpolitik nämlich keine repressive, sondern eine liberale gewesen. Jede weitere Liberalisierung in diesem Bereich – ohnehin «einer fragwürdigen Lebensauffassung», ja einem «verwahrlosten Denken» entstammend – wäre nach Blocher ein weiterer Schritt in die falsche Richtung. Die kantonale SVP also, die sich «intensiv diesem Problemkreis angenommen» und dabei die aus ihrer Sicht richtigen Fachleute zu Rate gezogen hat, ist im wesentlichen zu folgenden Schlussfolgerungen gelangt:

- Der Drogenhandel muss wirksam bekämpft werden. Gegen das organisierte Verbrechen ist eine Spezialabteilung der Staatsanwaltschaft unter der Leitung eines besonderen Staatsanwalts zu schaffen. Ein entsprechender Vorstoss im Kantonsrat ist bereits deponiert.
- Das Betäubungsmittelgesetz ist strikte durchzusetzen. Gerichte dürfen das Gesetz nicht länger large handhaben. Die Richter sind aufgerufen, die Polizei vermehrt zu unterstützen.
- Die «Drogen-Infrastruktur» Platzspitz ist aufzulösen; der Platzspitz ist zu räumen und damit die verheerende, zentrale Sogwirkung zu verhindern.
- Drogensüchtige sind in Drogenkliniken – auch zwangsweise – einzuweisen. Vom fürsorgerischen Freiheitsentzug ist vermehrt Gebrauch zu machen. Wenn nötig, sind geschlossene Drogenkliniken zu schaffen.
- Keine Freigabe der Drogen.
- Dem Schutz der Gesunden vor Drogen und dem Schutz der Bürger vor Drogendelikten ist Vorrang einzuräumen.

Zur Durchsetzung dieser Forderungen seien die heutigen Rechtsgrundlagen durchaus ausreichend, erklärte an der Medienkonferenz Kantonsrat Hermann Weigold, der ehemalige Winterthurer Bezirksgerichtspräsident (heute im Präsidium der Zürcher Kantonalbank). Notwendig sei «einzig und allein die Besinnung auf die bestehenden gesetzlichen Möglichkeiten und deren konsequente Anwendung». Nach Weigold geht es nun darum, in einer «konzentrierten Aktion» (Polizei, Vormundschafts- und Strafverfolgungsbehörden) die Vorkehrungen zu treffen, damit die offene Drogenszene am Platzspitz «raschestmöglich aufgelöst» werden kann.

Weigold wurde dabei unterstützt von Heinz Frei, dem Gesamtleiter der Drogenstation Frankental in Höngg. Frei, der die liberalisierte Methadonabgabe ohne flankierende Massnahmen für den Anstieg des Drogenkonsums mitverantwortlich machte, forderte zudem den Kanton auf, die Koordination und Überwachung aller im Bereich Drogenarbeit mitwirkenden Stellen zu übernehmen und einen kantonalen Delegierten einzusetzen.

Der Zürcher Stadtrat Kurt Egloff schliesslich plädierte für wirksamere Vorbeugungsmassnahmen – auch in den Schulen – für die Propagierung einer «gesunden und sinnvollen Lebensführung» sowie für einen Verzicht auf «apokalyptische Umweltkunde mit Ozonloch und so». *(zg.)*

27. September 1989

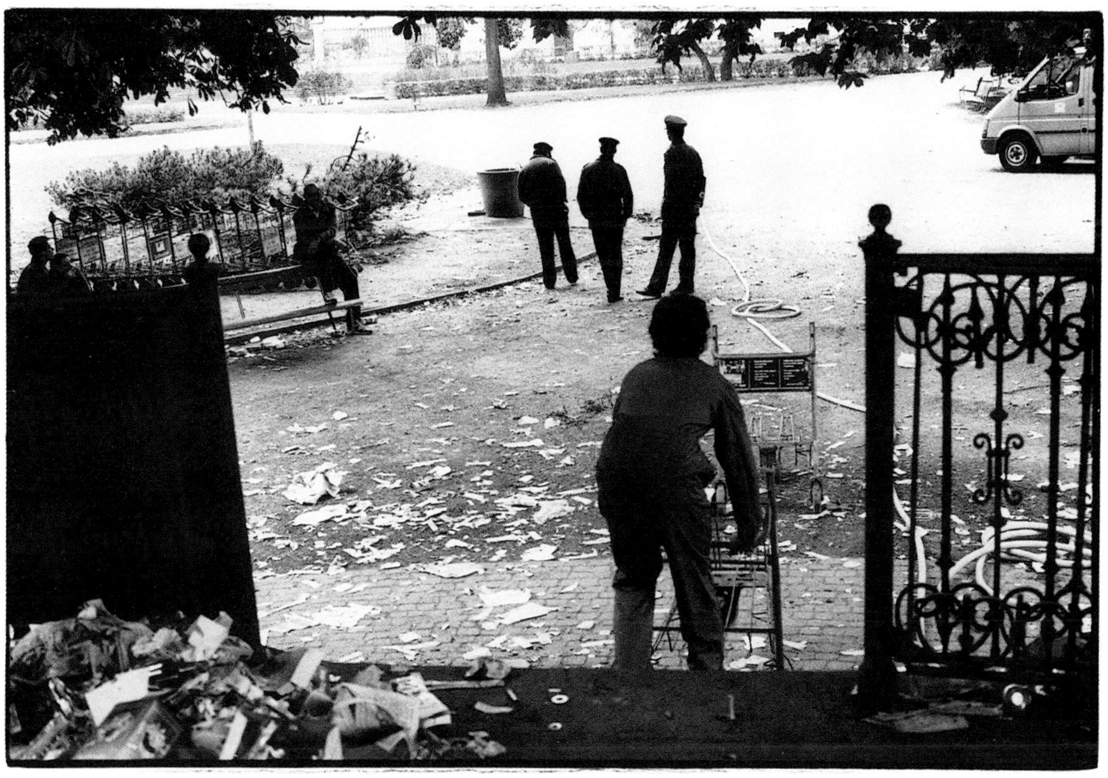

7.30
»Heute sind sie anständig, weil du da bist mit der Kamera – hättest gestern sehen sollen, wie die uns runtergezerrt haben.«

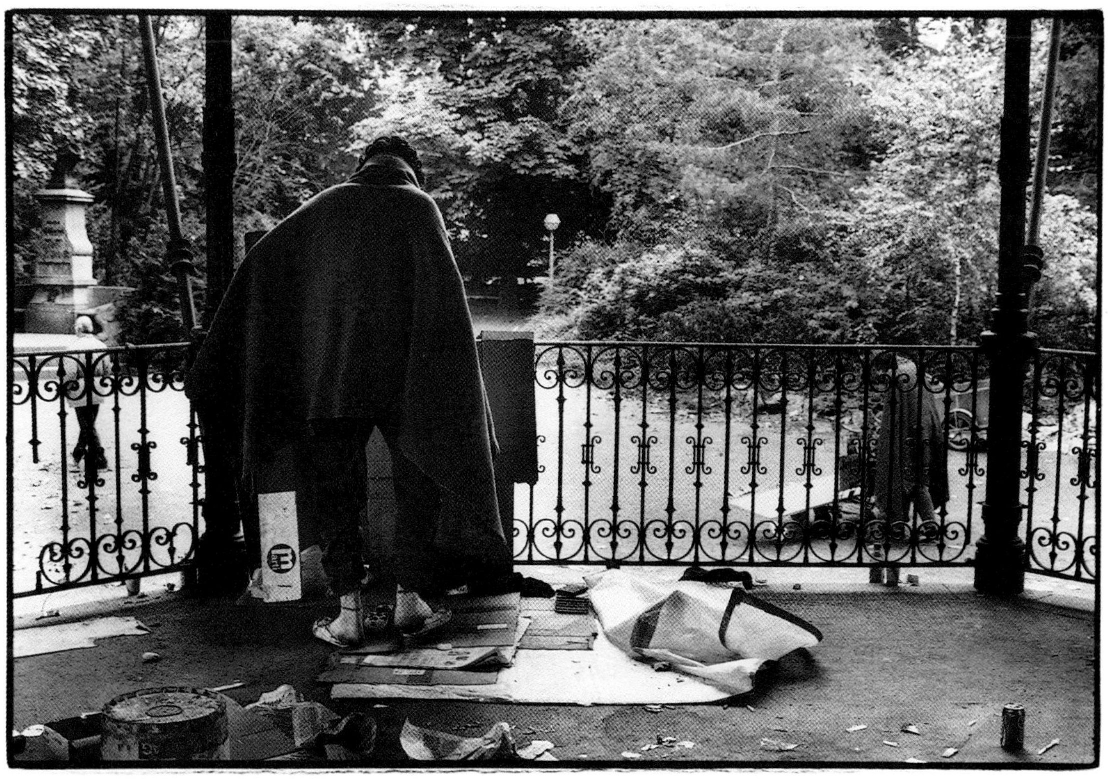

8.00
Alex lebt seit einem Jahr im Platzspitz. Mit 13 Jahren hat er angefangen zu fixen, heute ist er 21jährig.
»Ich muss raus hier, muss weg, ich will nicht hier verrecken.«

8.30
»Ich arbeit' nochmals kräftig, tu Geld auf die Seite und geh irgendwohin kuren. Ich möcht mich mal pflegen, pflegen lassen, aber weisst, ohne solche Fuck-Therapie, nix solches, nie mehr – eine gewöhnliche, schöne Kur.«

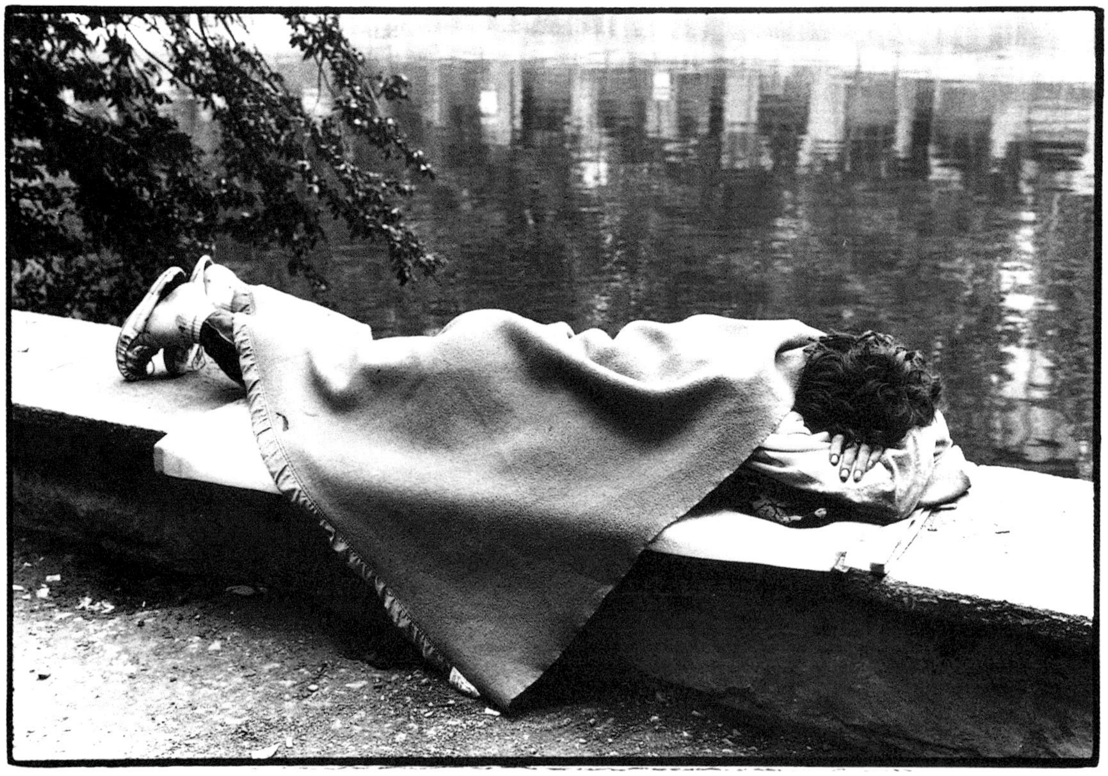

14.00
Razzia. Alle Ausgänge werden »zugemacht«, alle im Park Anwesenden müssen raus, durch die Kontrollen. Es wird registriert, gefilzt, verhaftet. Ich weigere mich, den Platz zu verlassen, mein Presseausweis nützt wieder mal nichts. Erst als der leitende Beamte sagt: »Ach, lasst doch die, die gehört ja schon zum Inventar«, klappt's.

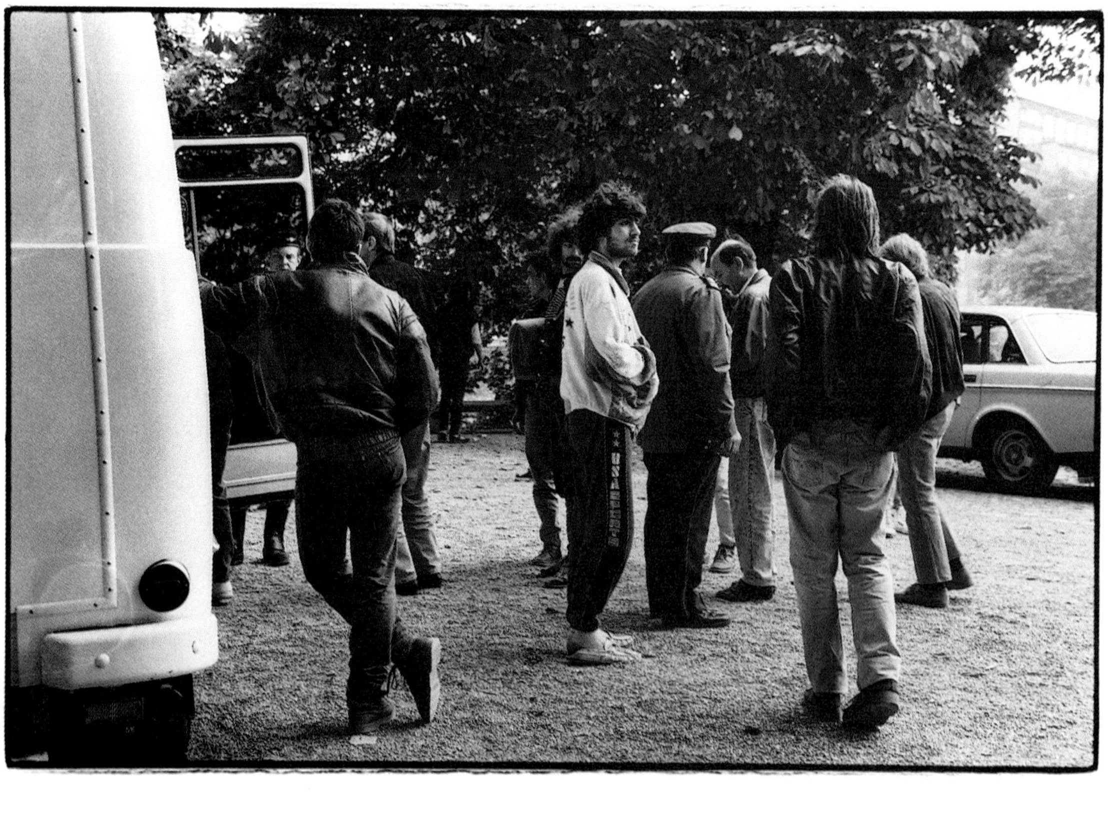

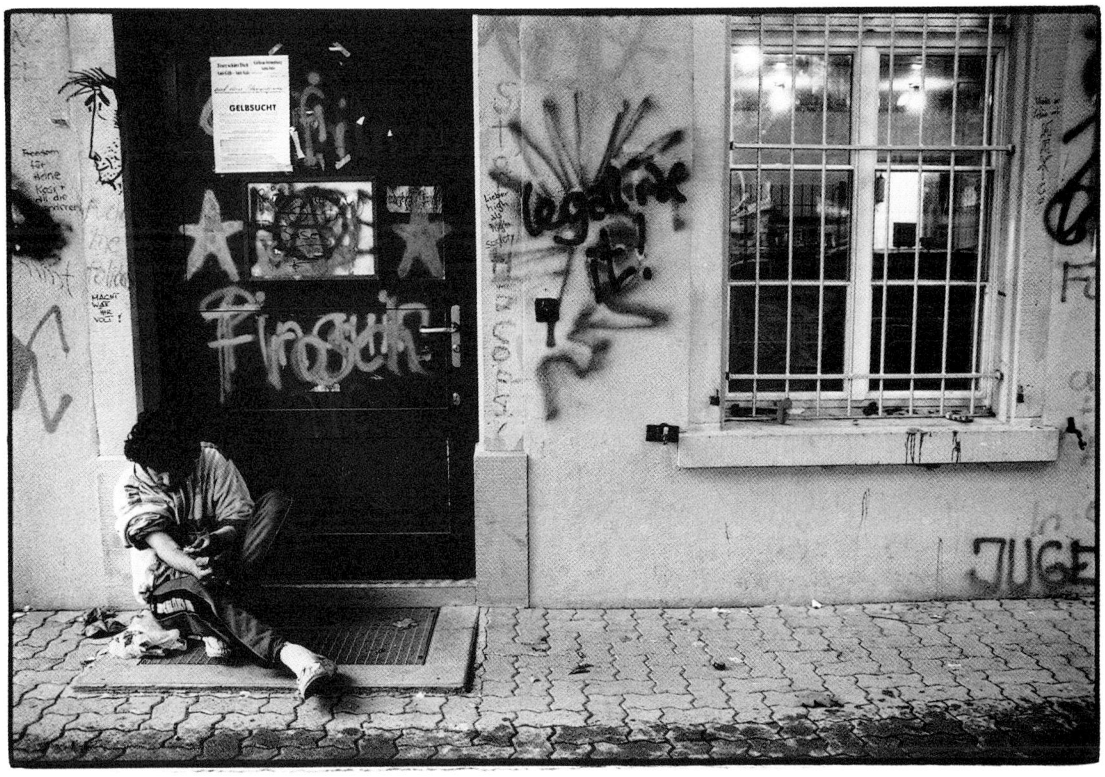

15.30
Die Kontrollierten verziehen sich hundert Meter weiter rüber, vor das vergitterte, für sie verschlossene Jugendhaus Dynamo. Dort treffe ich auch Alex wieder.
Warten –
bis die Polizei abzieht.

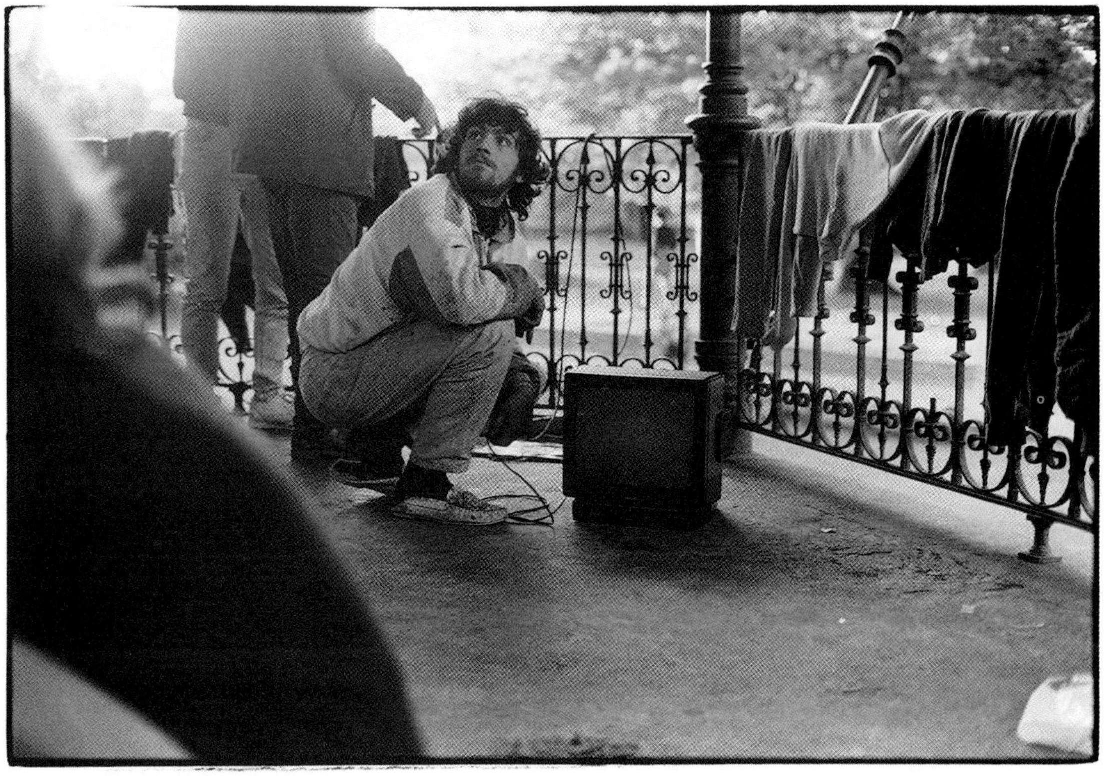

17.30
Zurück in den Park. Alex hatte seine Wolldecke, den Schlafsack und die Kartonunterlage im Gebüsch versteckt, bevor er rausging. Andere laden jeweils ihre Habe auf die Einkaufswägeli und nehmen alles mit. Alex richtet sich wieder ein im Rondell.

18.30
Alex versucht, vor dem Rondell ein Feuer anzumachen, er opfert dafür den Karton, den er eigentlich als Schlafunterlage braucht. Es ist kalt geworden, und da hat er noch mehr Mühe als üblich, eine Vene zu finden, sechs-, siebenmal neu ansetzen, vorsichtig, langsam, die Hände fangen an zu zittern – dann ist das Blut in der Spritze geronnen, der Cocktail futsch. Alex heult auf vor Wut …

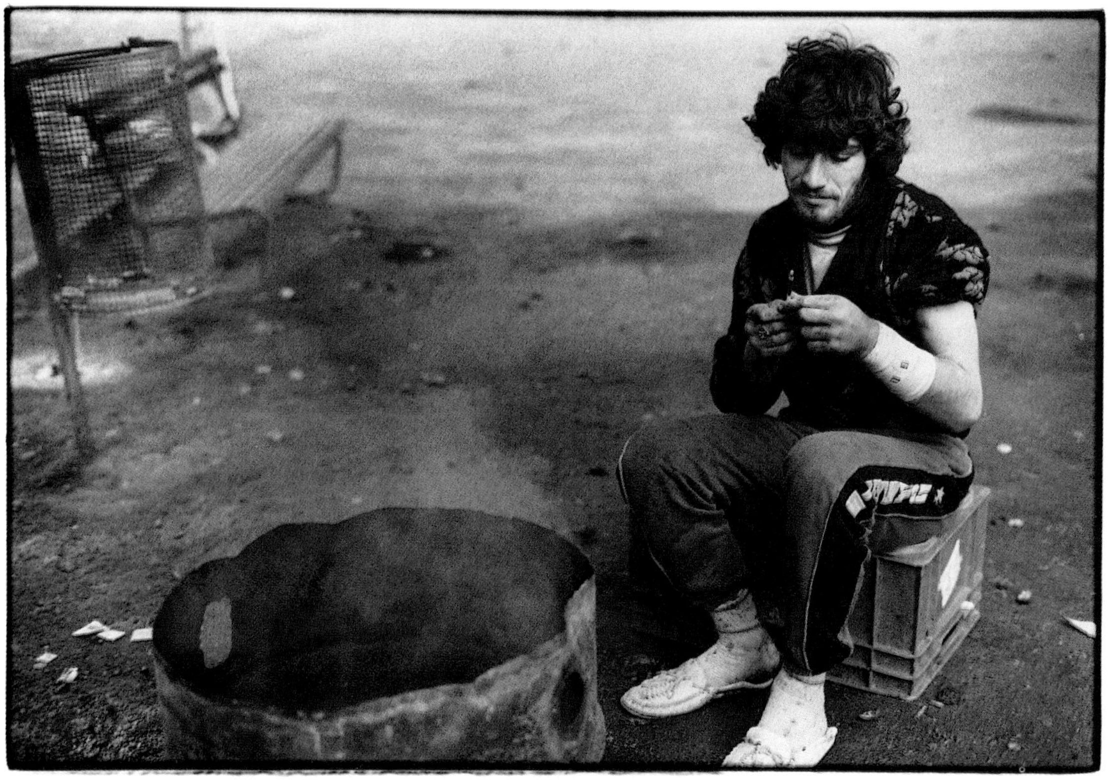

19.00
Er bereitet sich einen neuen Cocktail zu. Unten kreist bereits wieder das Personenauto der Fahnder. »Andere haben eine Stube, ein Schlafzimmer, eine Küche – hier bei uns kann jedermann jederzeit reintrampen, wie er will.«

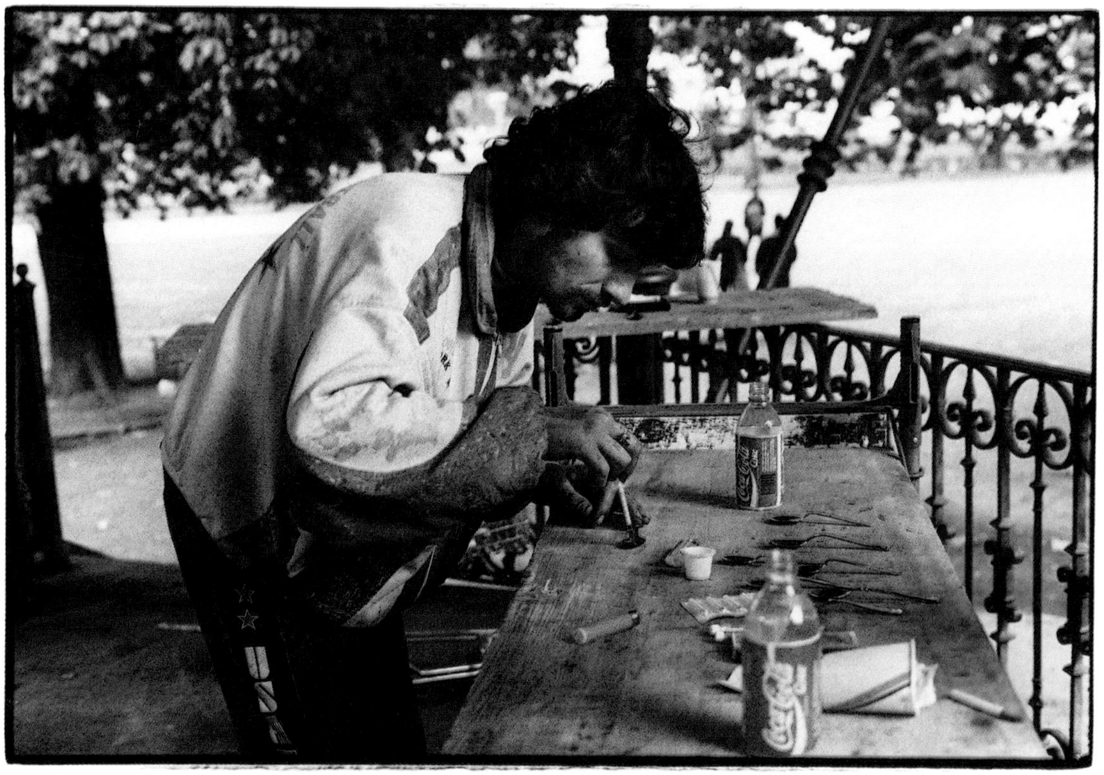

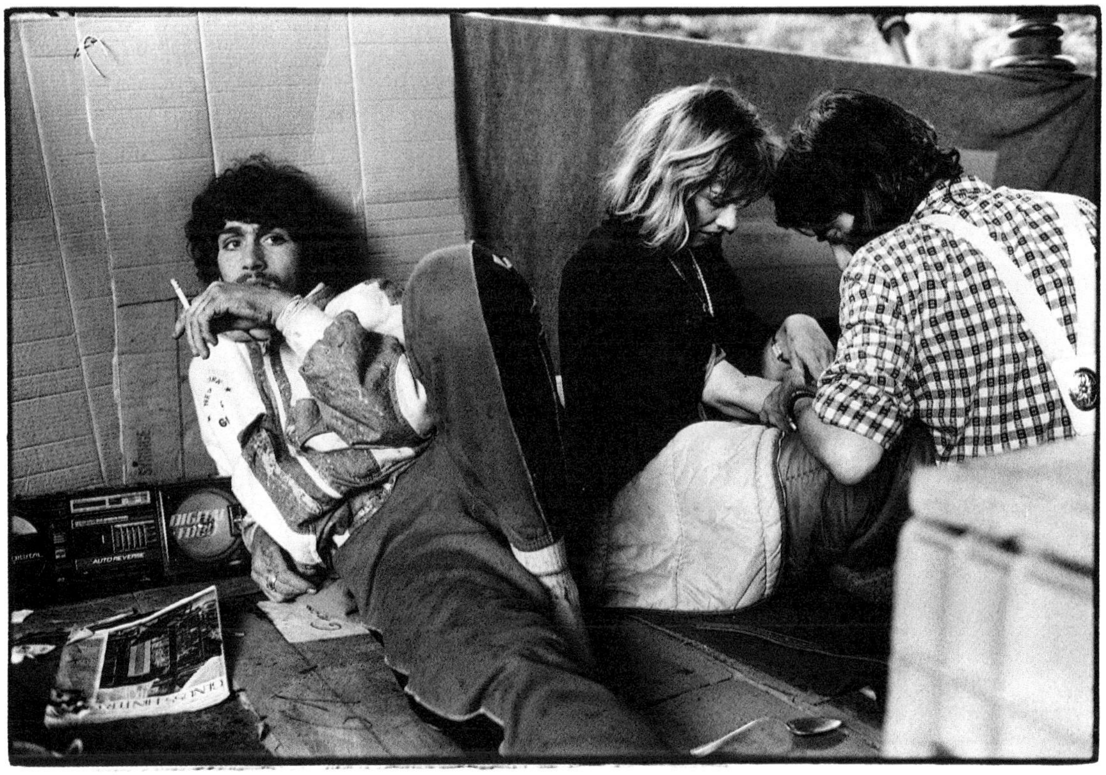

20.00
»Was haben die eigentlich vor? Wollen die uns wirklich internieren? KZ? Wo soll ich denn hin? Wenn mir was passiert, wenn die mich abzügeln – kein Mensch würd was merken.«

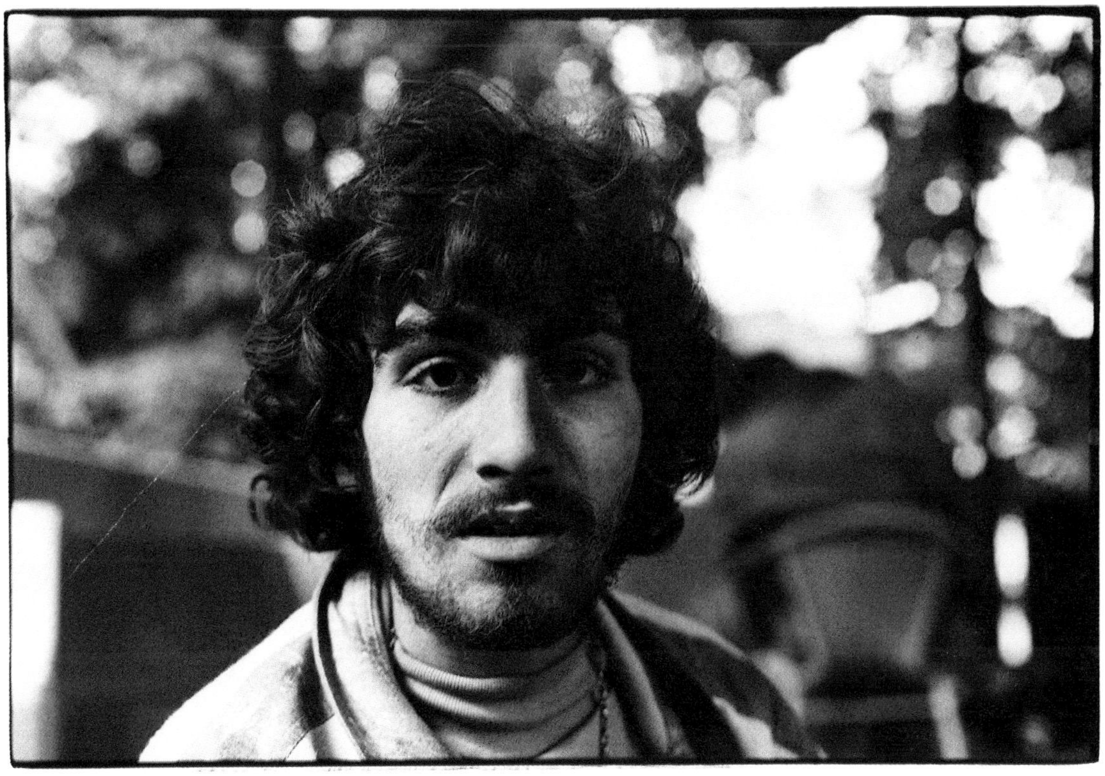

20.00
»Weisst, all das Gerede, warum man auf die Droge kommt – das kann man nicht sagen, 's gibt keine Gründe – 's ist jedem seine Sache, sein Entscheid. Wenn du mich fragst: 's ist einfach geil, mir gefällt's einfach. Und's liegt nur an dir selber, wieder wegzukommen – ich schaff das! Aber dann, wenn ich will, und nicht dann, wenn sie's befehlen.«

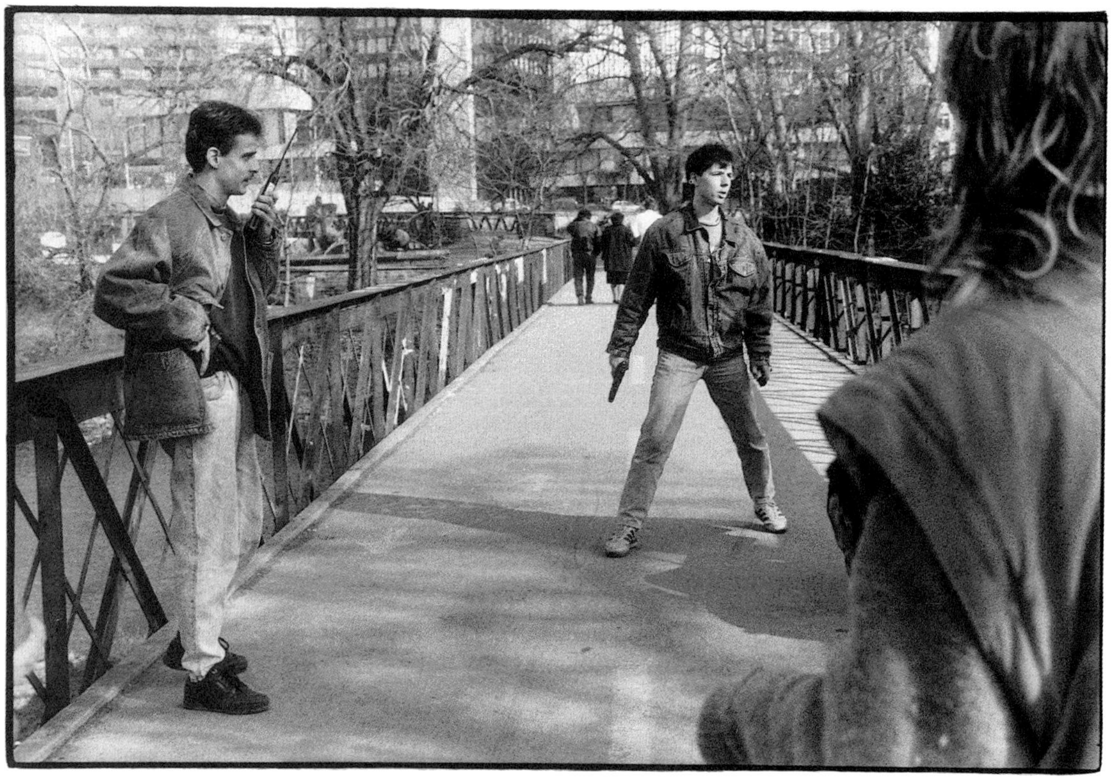

Platzspitz, Februar 1990: Mit Tränengasspray, Waffe und Funk – Zivilfahnder im Einsatz

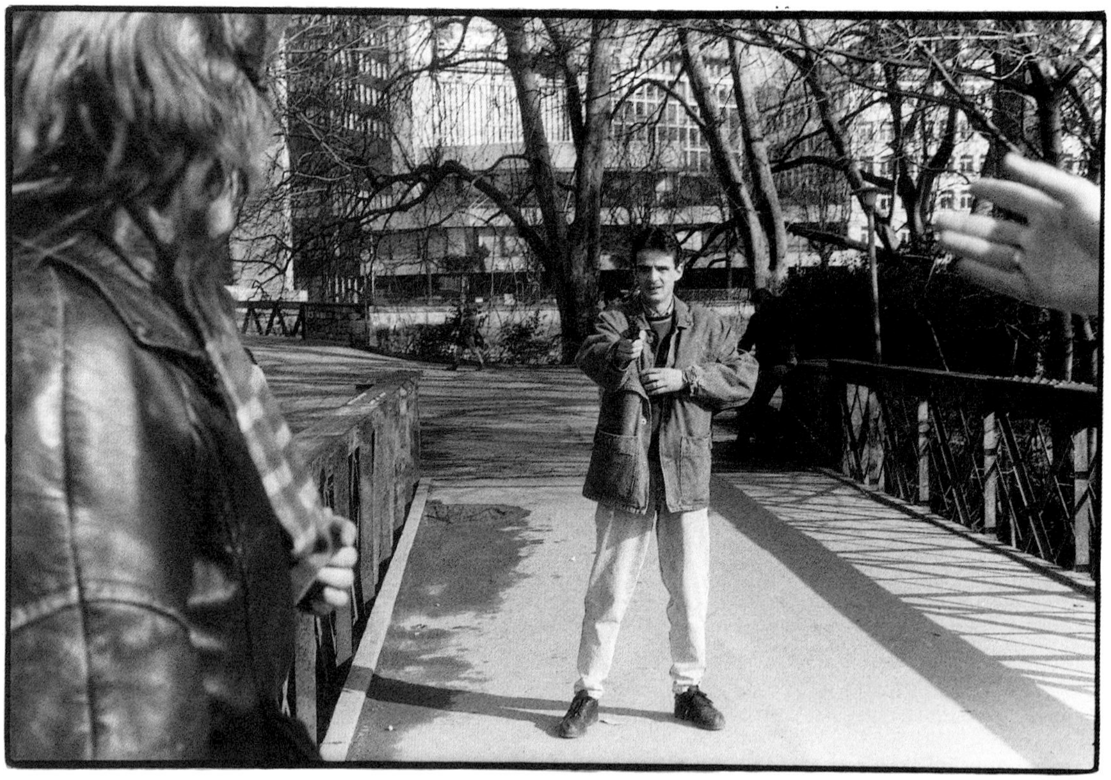

Ohnmacht macht Widerstand

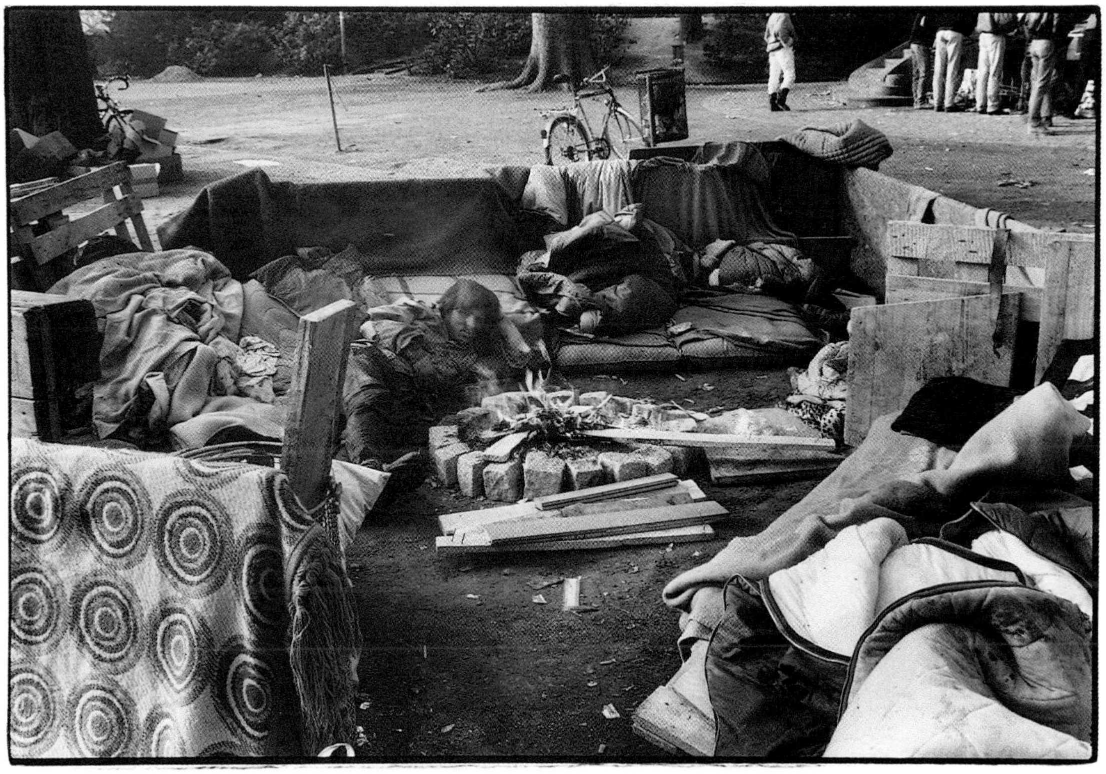

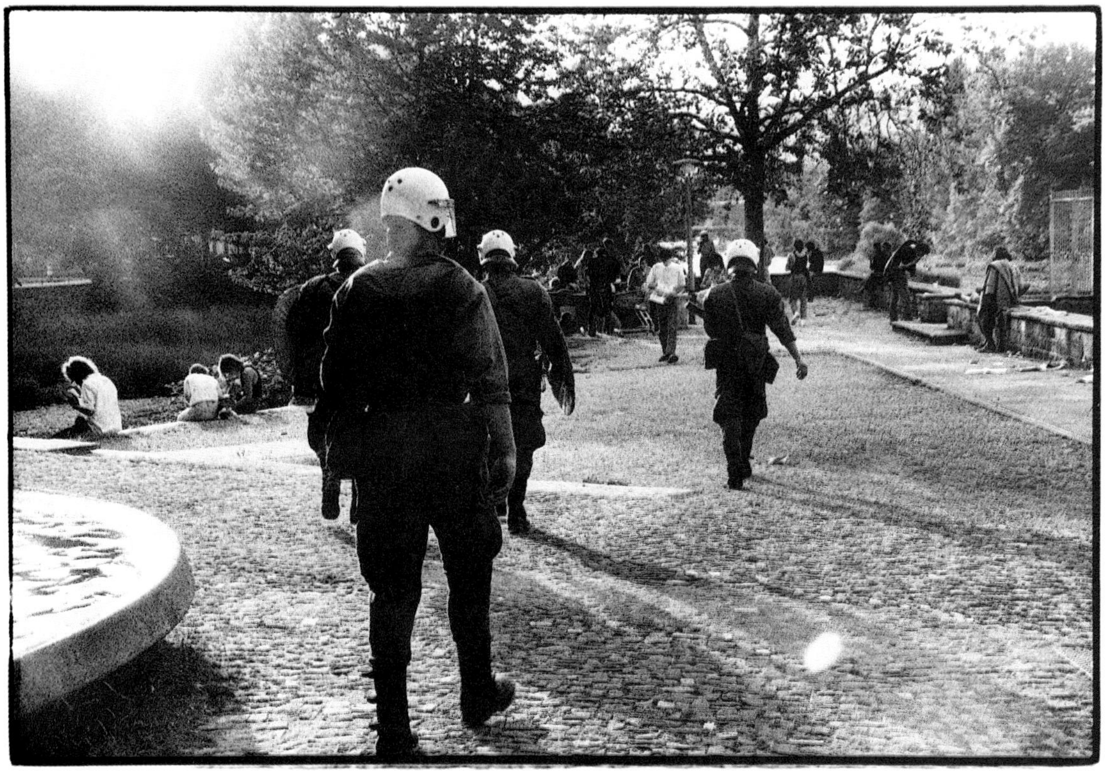

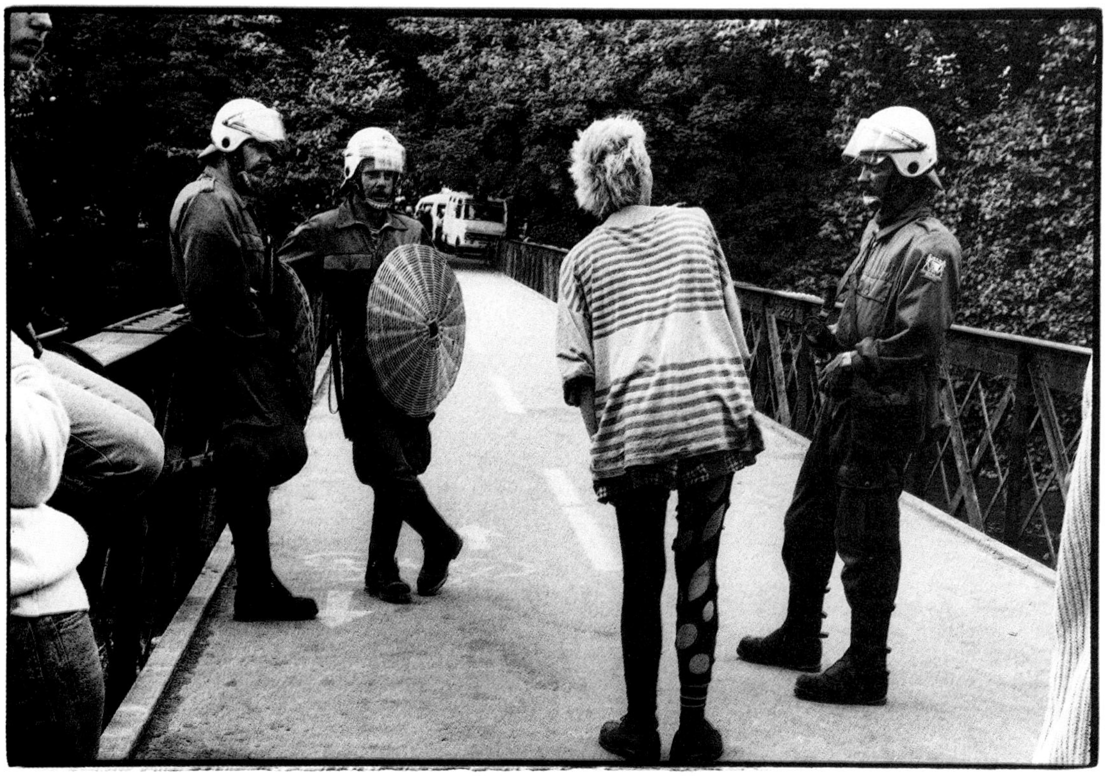

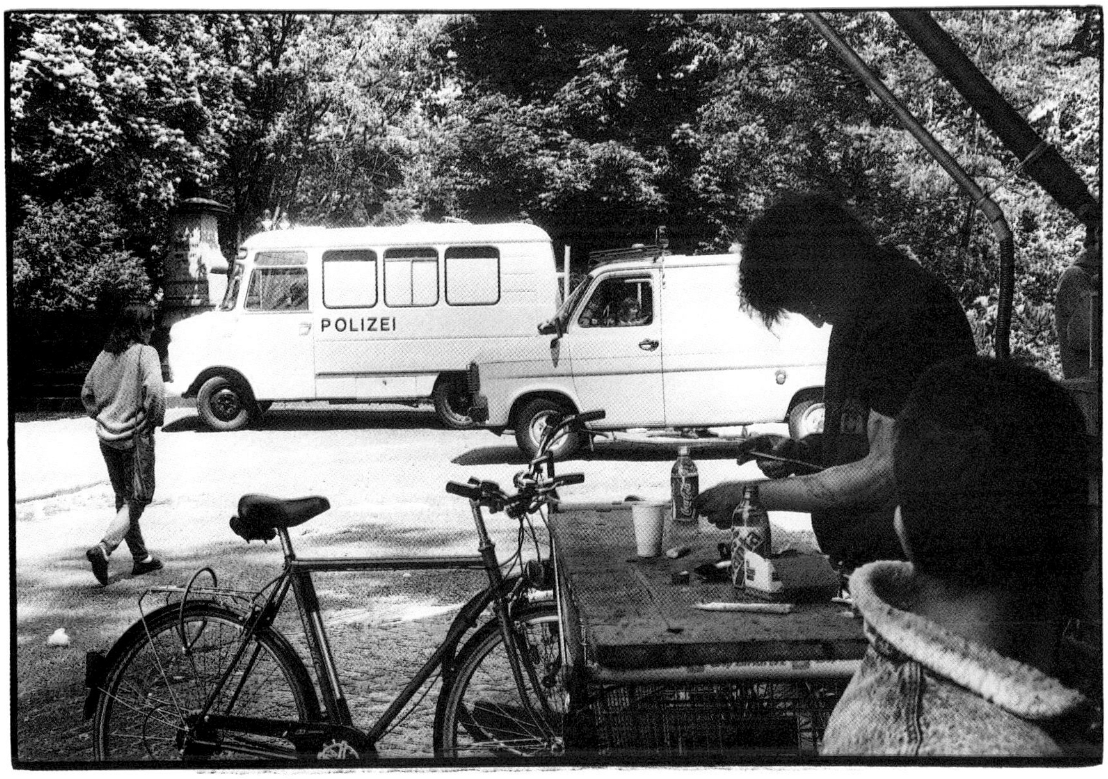
POLIZEI

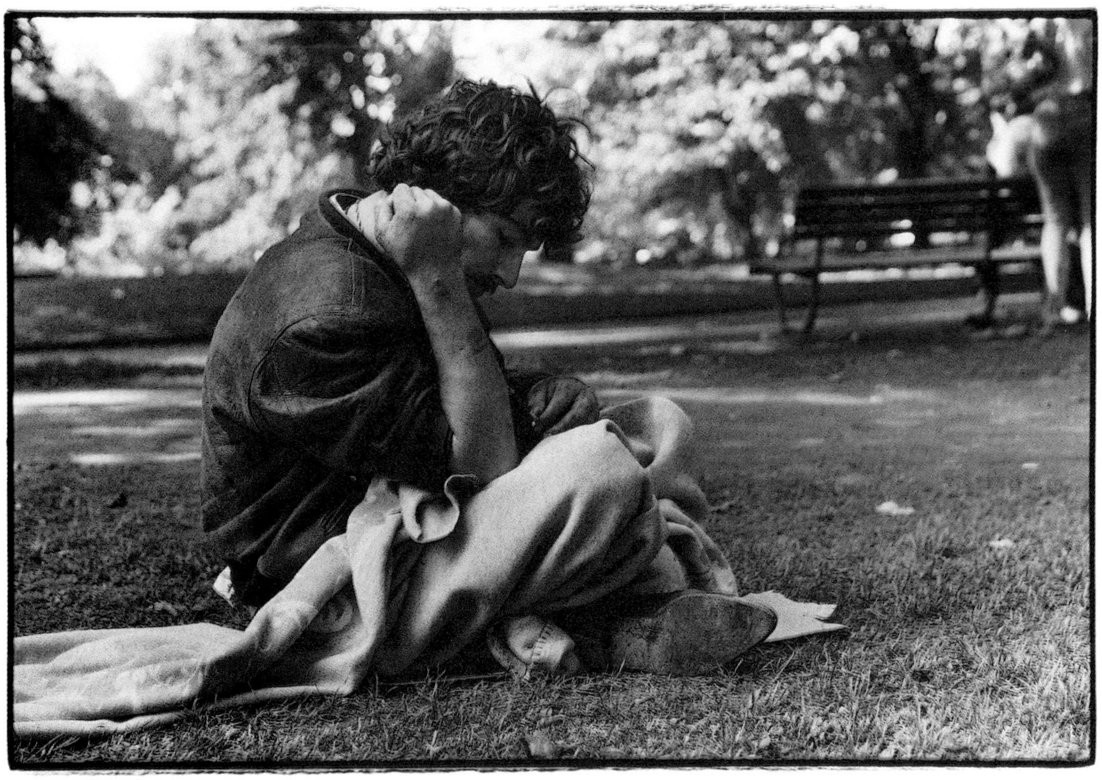

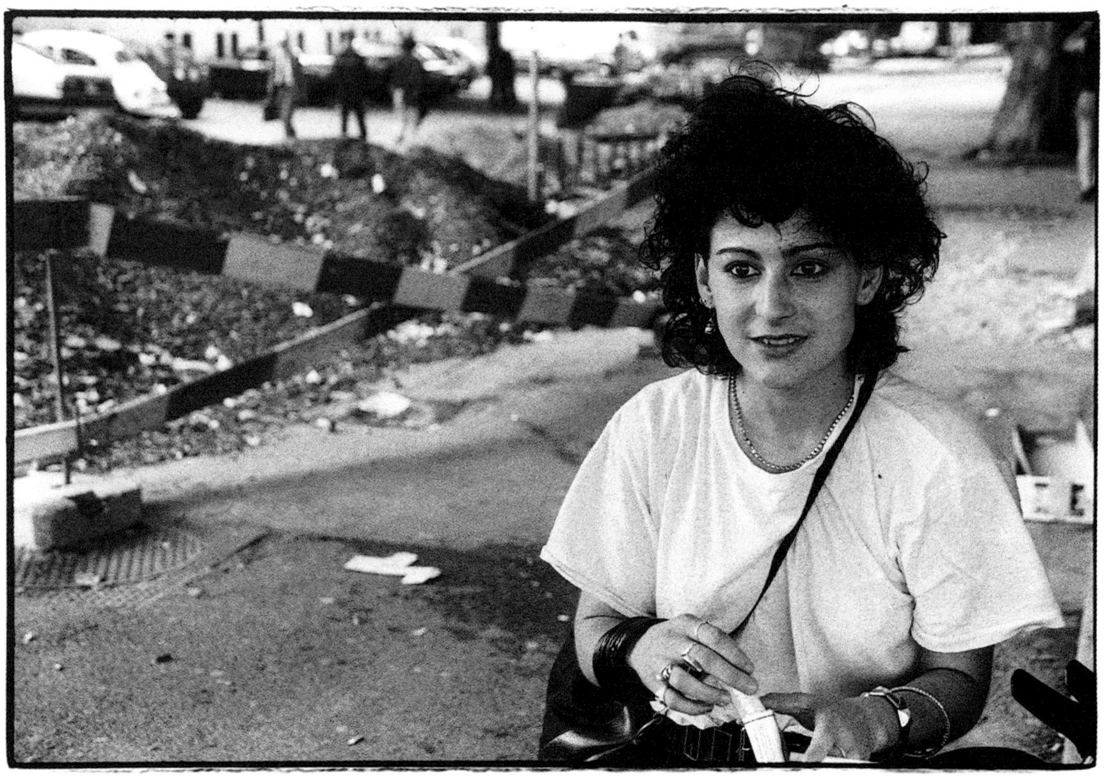

Gina

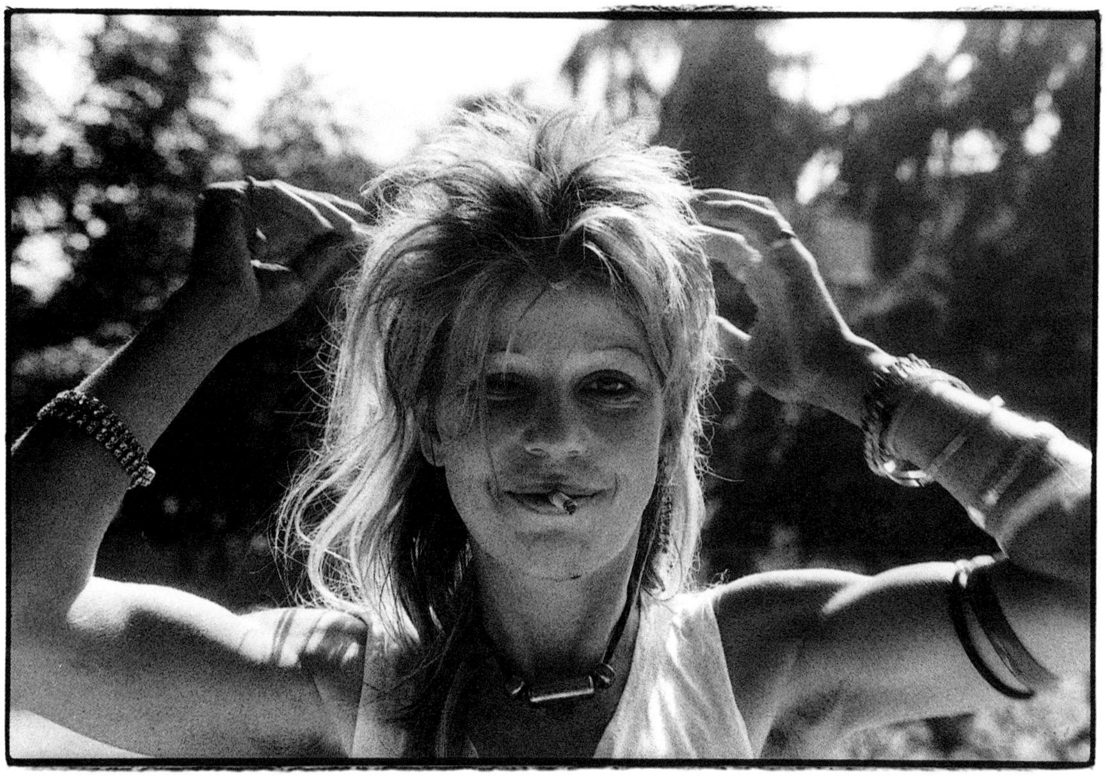

Tarja

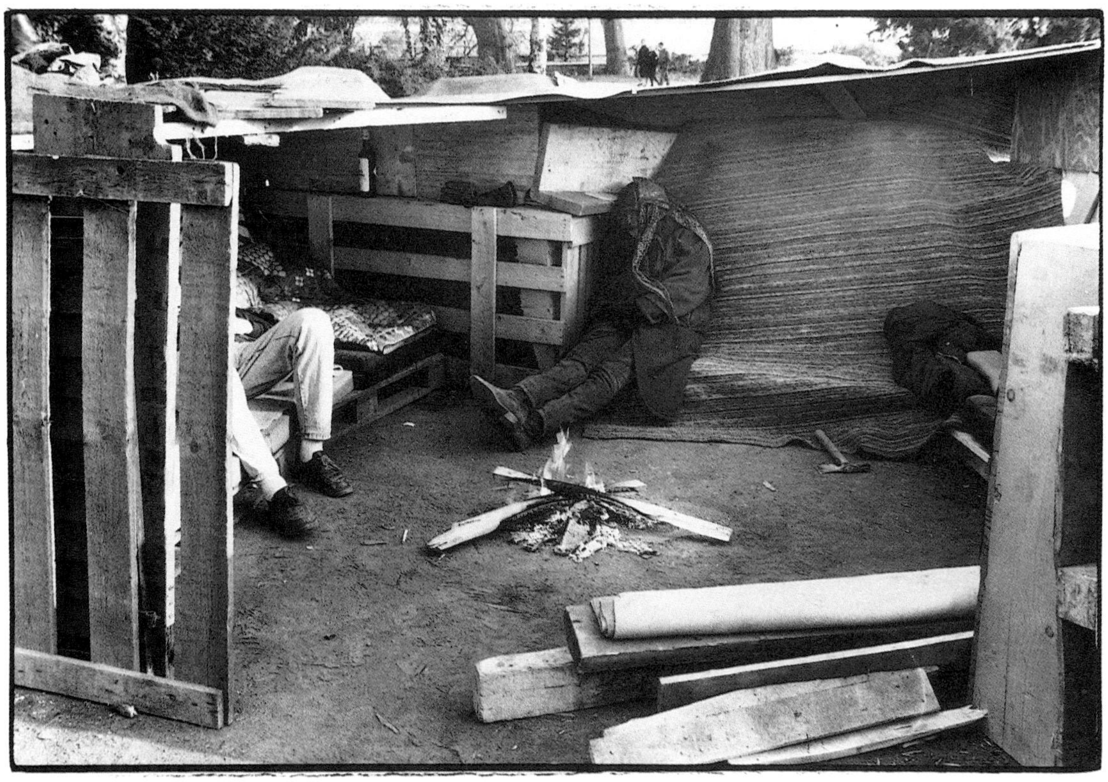

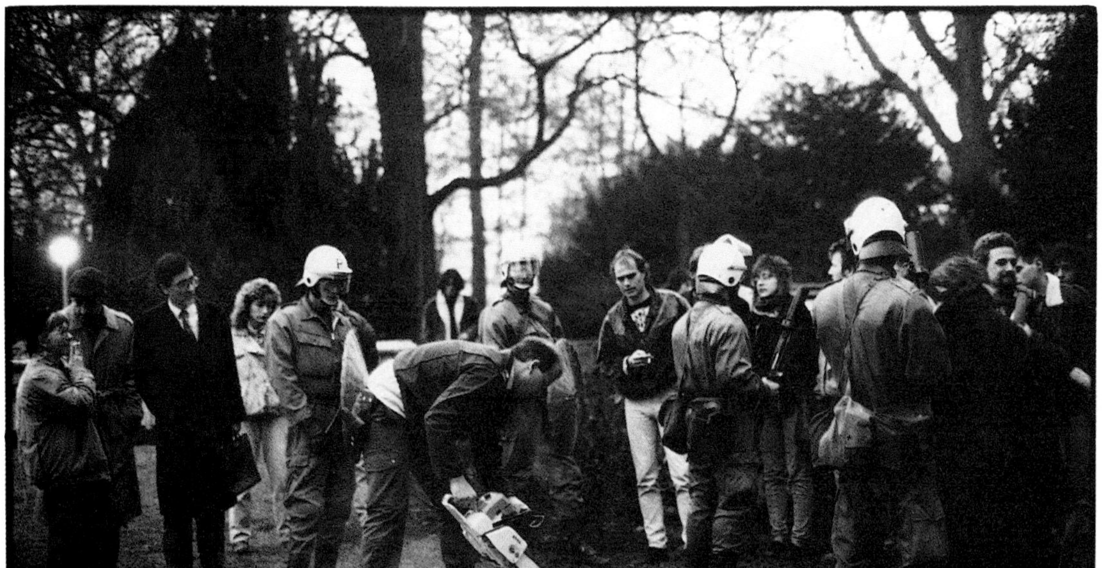

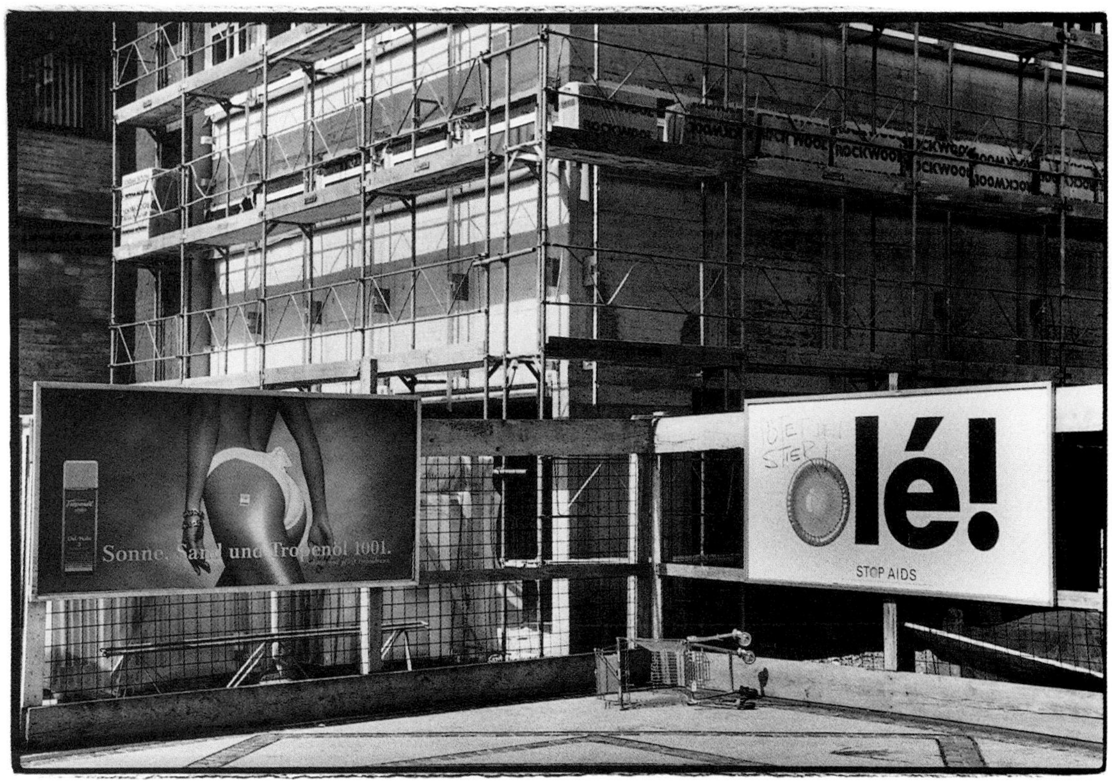
ROCKWOOL
Sonne, Sand und Tropenöl 1001.
lé!
STOP AIDS

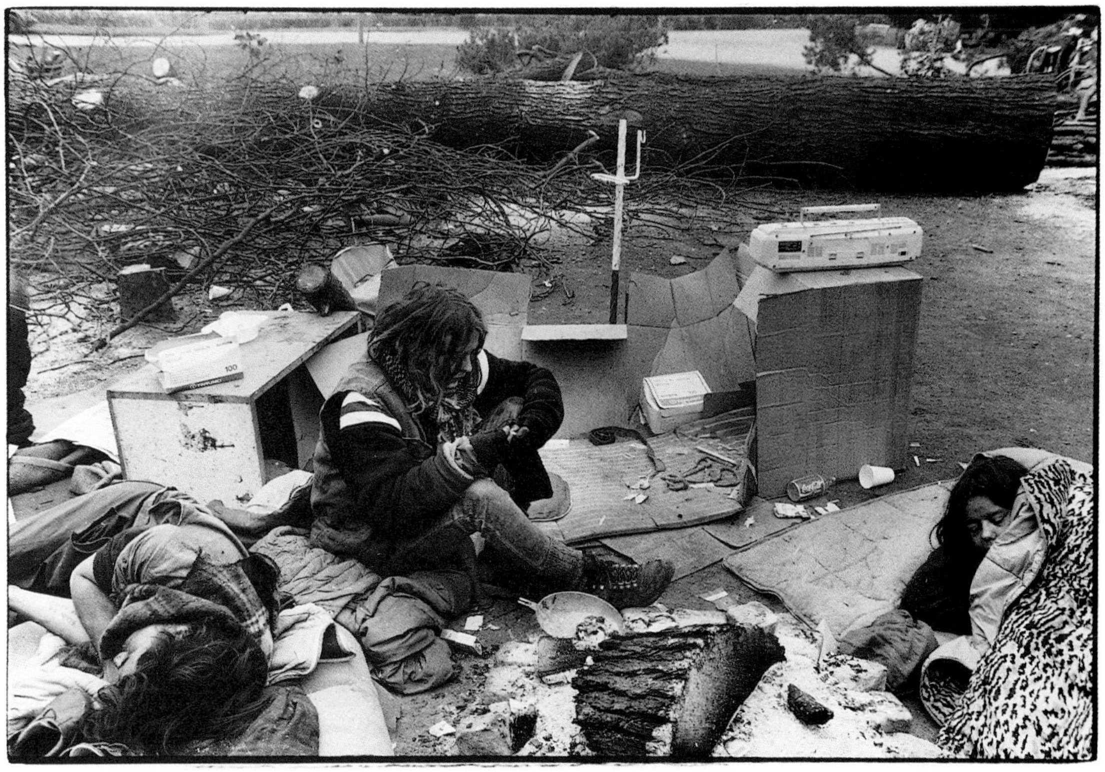

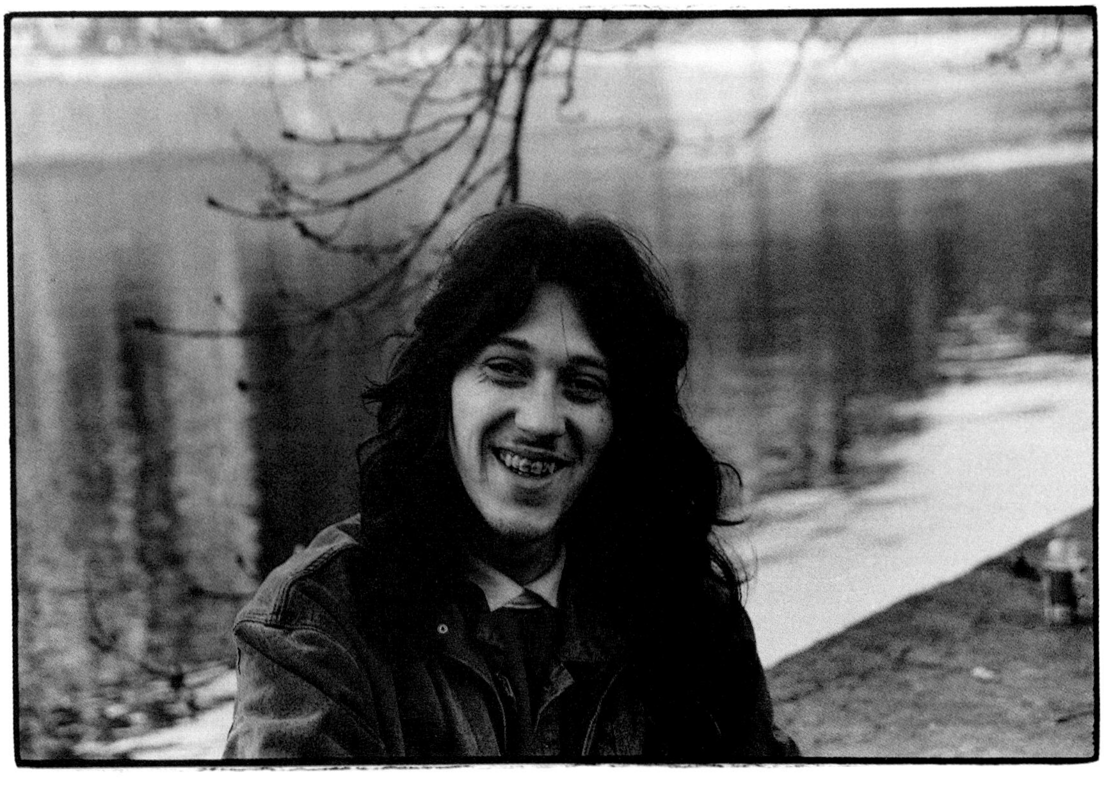

Koni

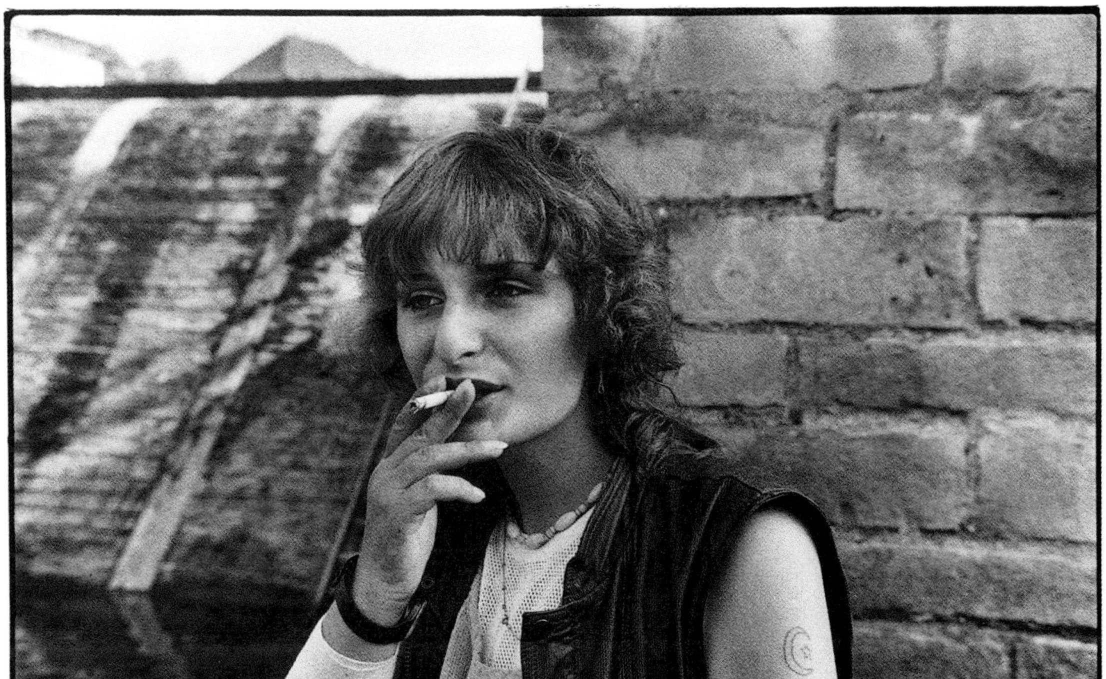

Gabriella

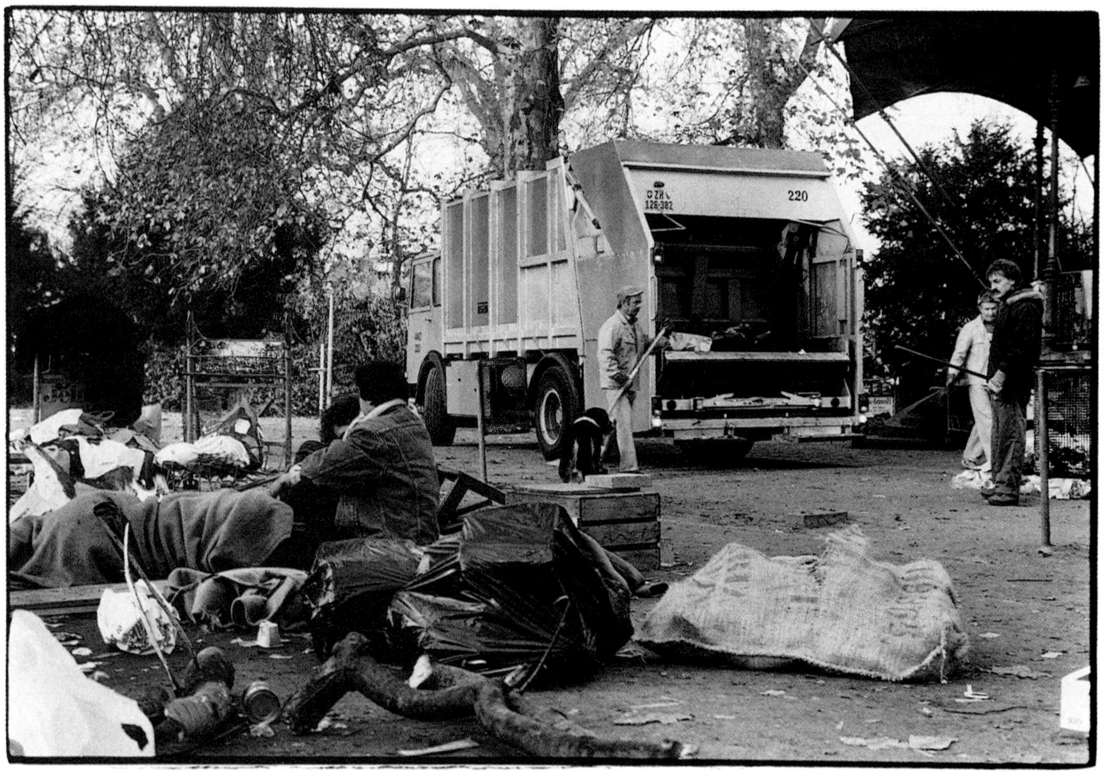
220

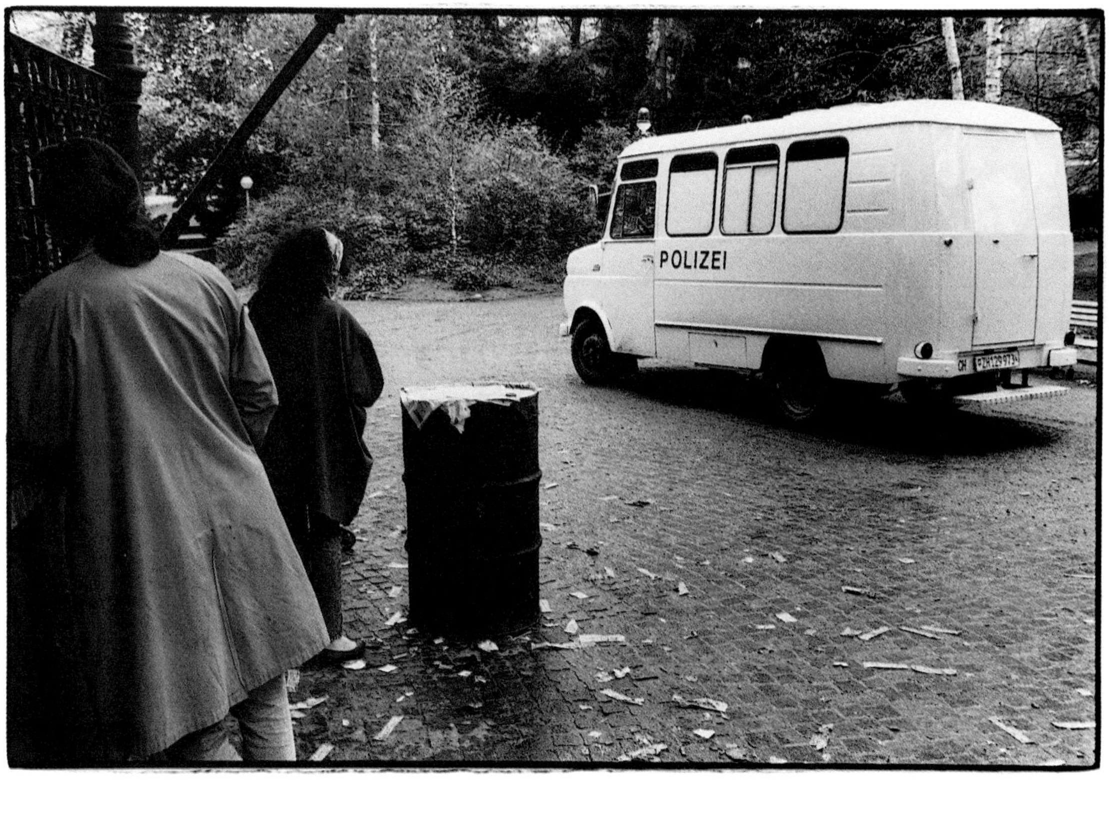
POLIZEI

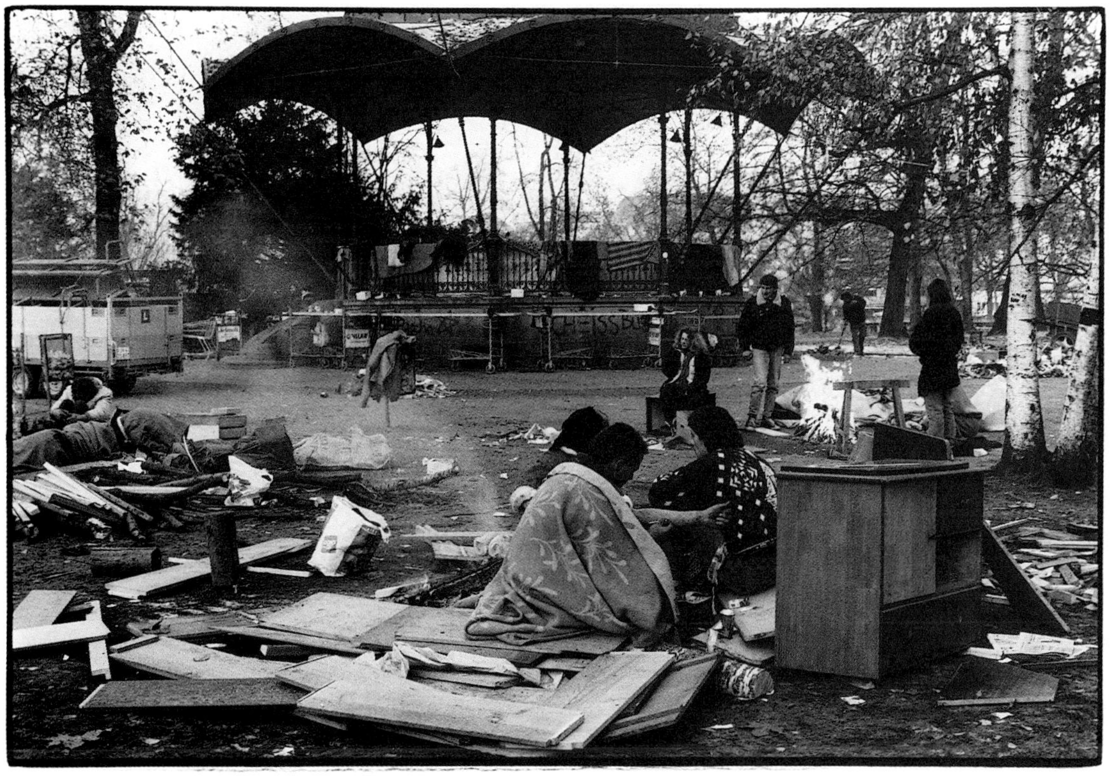

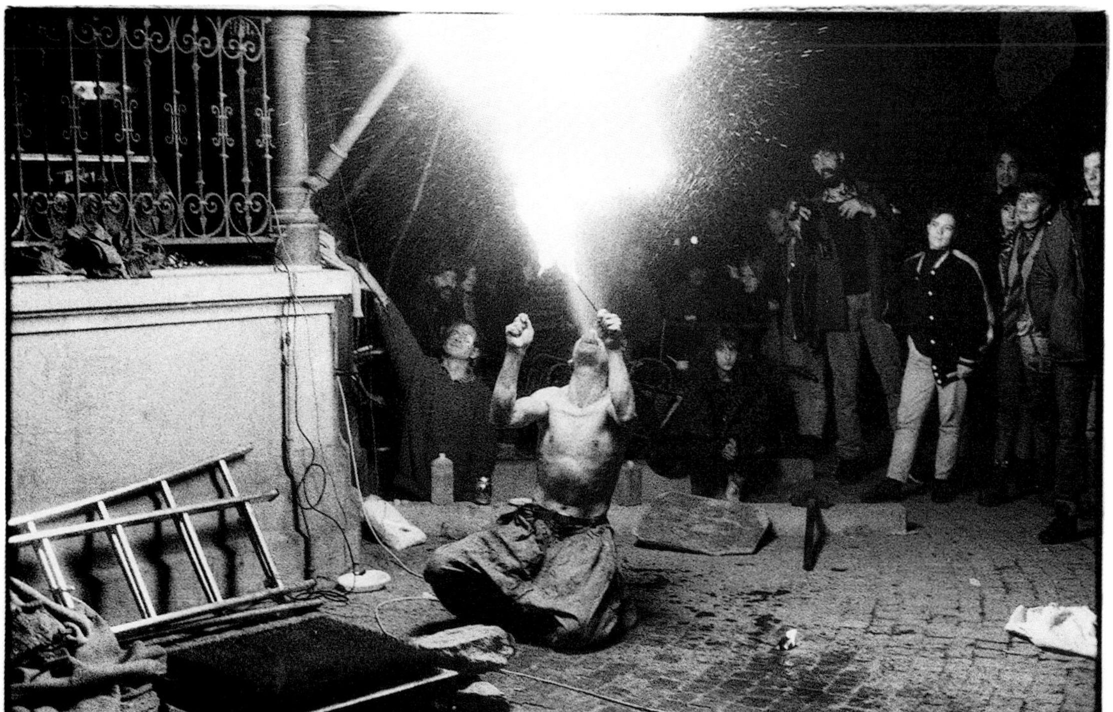

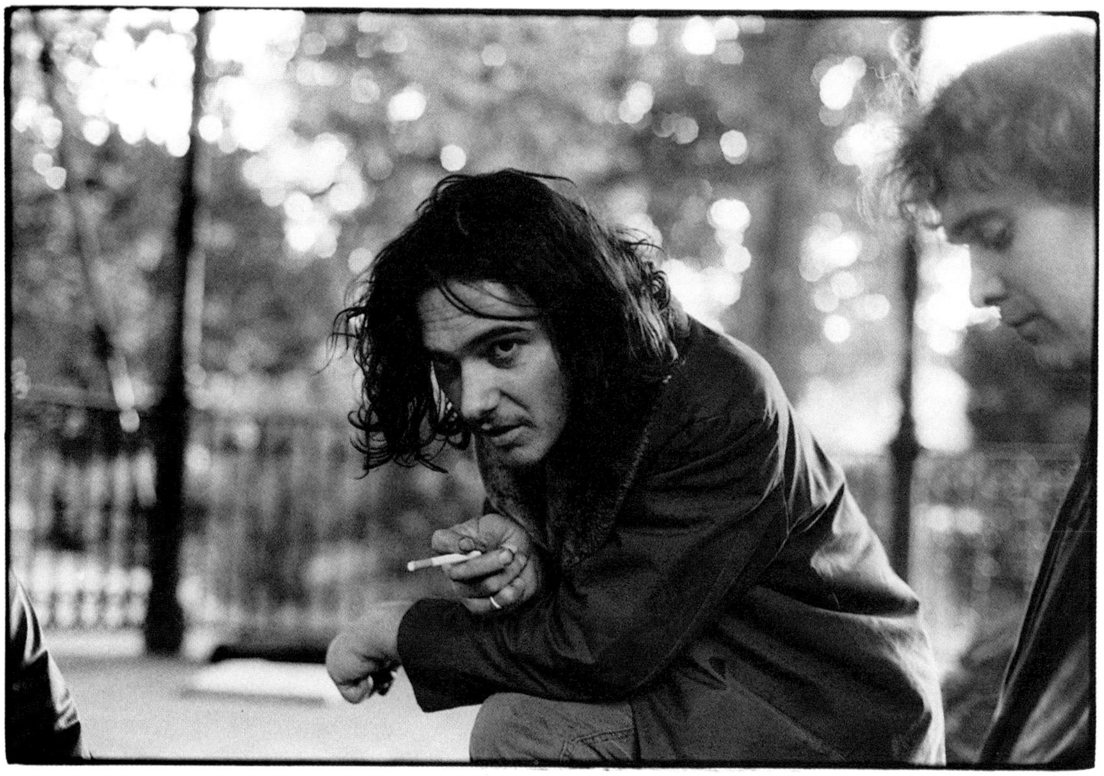

Ruedi

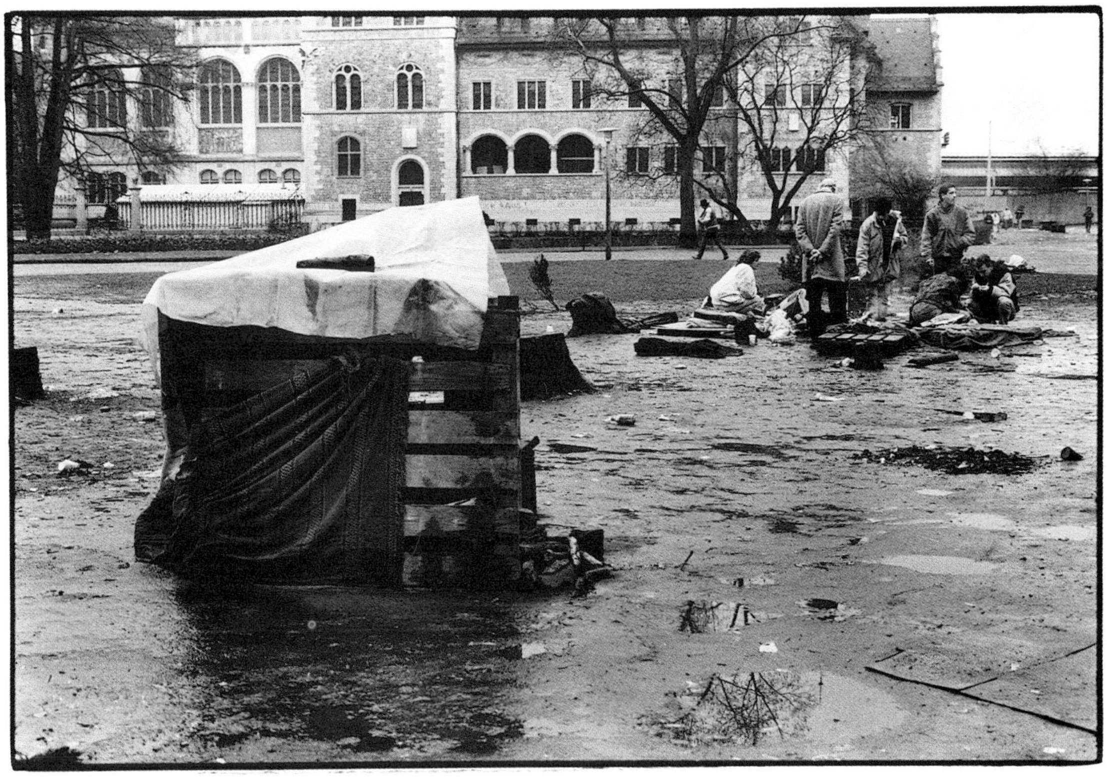

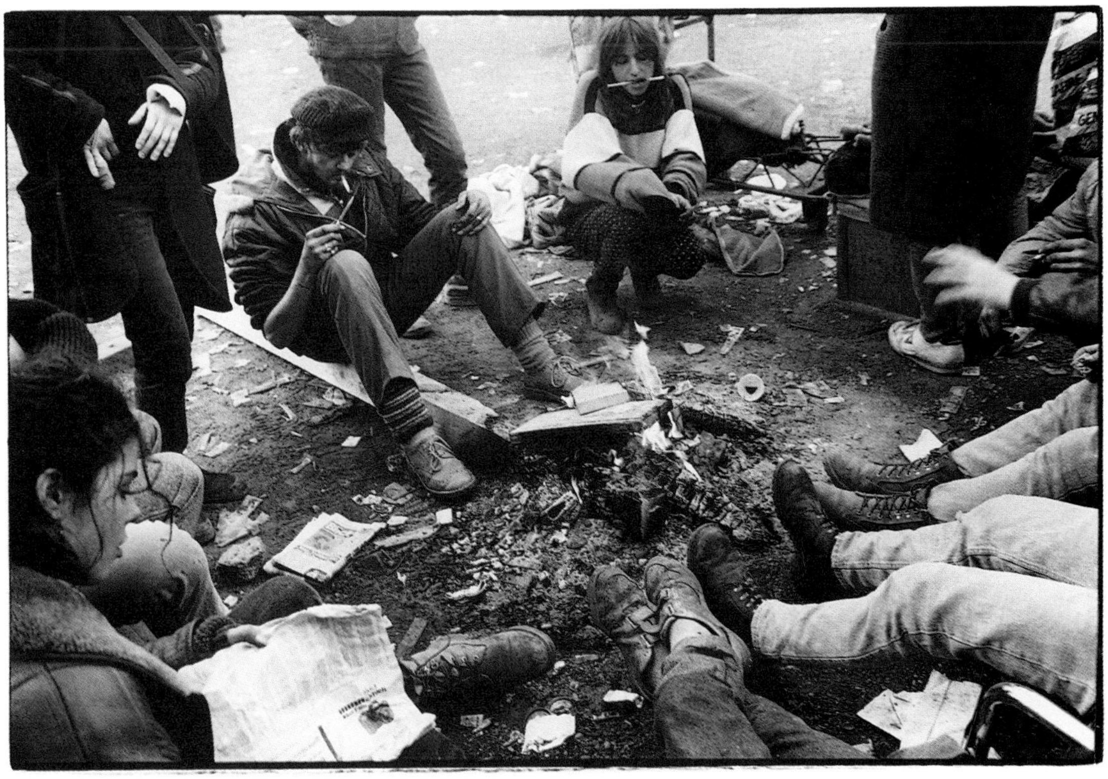

Am Platzspitz

1989

Im März 89 kehre ich dem Aebihus, den Kollegen in der Aussenwohngruppe in Bern den Rücken zu, gehe, ziehe – endlich – die Konsequenzen. Während einer Woche wohne ich bei Marja, dann trennen wir uns für einen Monat, um zu sehen, wie es weitergeht. In diesem Monat wohne ich in Zurzach, verkehre immer öfter auf dem Platzspitz, spüre zum erstenmal wieder Entzugserscheinungen.

Psychologisch Vorgebildete wissen es: wir Opiatkonsumenten, Junkies, Fixer, Morphinisten, Süchtige sind durchs Band beziehungsgestört, unfähig zu Beziehungen. Und so, wie sich viele Junkies auf dem Platzspitz geben – cool, hart, unnahbar, kalt –, sieht alles nach einer Bestätigung dieser Theorie aus. Und doch ist diese Feststellung nur die eine Seite der Medaille, ein weiteres Kapitel aus dem Vorurteilskatalog. Denn: dadurch, dass uns die tägliche Jagd nach dem Stoff massiv Zeit kostet, die Stoffbeschaffung uns geistig und körperlich stark absorbiert, verlieren wir noch nicht das Interesse an den früheren Freunden; die Bedingungen, unter denen Süchtige ihren Stoff organisieren müssen, sind – schon wieder! – die Bedingungen der Illegalität. Ob wir dies nun wollen oder nicht – die Stoffbeschaffung, die Kontakte, die der Reproduktion dienen, gehen für uns Süchtige vor. Wenn diese gesichert ist, können wir uns wieder um andere Leute kümmern. Die Frage ist einfach, ob diese Leute – Familie, Freunde, weitere Bekannte etc. – bereit sind, mit einem Fixer noch Kontakt zu haben... Denn zwischen ihnen und den alten Freunden, die jetzt süchtig geworden sind, steht eine unsichtbare, aber kaum überwindbare Mauer aus Hunderten und Tausenden von Presseberichten, Vorurteilen; sieht derjenige, der sich über die Beziehungsunfähigkeit von Fixern auslässt, nicht die dicken Schlagzeilen vor sich: Fixer, Schandfleck, AIDS, Gefahr Gefahr Gefahr...?

Marjas Rückzug kann ich akzeptieren. Sie begründet ihren Weggang auch anders, nimmt nicht diese unglaubhaften Ausreden zu Hilfe, die Freundschaft aufzukünden, wie andere – ich habe keine Zeit mehr, habe jetzt andere Interessen –, um ihre Hilflosigkeit zu überspielen.

Ich will deiner Selbstzerstörung nicht zuschauen, ertrage deine äussere und innere Verwahrlosung nicht mehr; dazu – sieh doch diese Löcher in den Armen, den Beinen, vor allem in den Händen! Mich überläuft es kalt bei der Vorstellung, dass du mich mit diesen Händen berührst, liebkost.

Und später: Es ist auch diese verdammte Hilflosigkeit, die für mich unsere Beziehung verunmöglicht, wenn du fixt! Nicht mehr helfen können, nur noch gebraucht zu werden, ohne dass ein Austausch, ein Ausgleich möglich wäre. Deine Junkphasen zeigen mir auch, wie wenig du dich im Moment liebst; dir fehlt als Junkie nicht die Fähigkeit, Gefühle zu empfinden, ich spüre deine Liebe – aber dir fehlt im Moment, wo du fixt, die Fähigkeit, Gefühle zu empfangen. Auch als Junkie bist du schon oft für mich Stütze, Unterstützung gewesen; doch ich kann dir nichts mehr geben... Du kannst immer noch gut zu andern sein, aber nicht mehr zu dir selbst! Und, zuletzt: Sicher hast du mich noch gern, und umgekehrt. Aber da ist keine Entwicklung mehr möglich, nur noch das Festklammern am Moment; und die Offenheit, die wir beide in unserer Beziehung wollen, verliert sich gerade in diesem Festklammern.

Zuerst stürze ich mich in Selbstmitleid, verdammt – gerade dann, wenn ich die Menschen am nötigsten habe, gehen sie fort, verlassen mich. Dann Resignation, Trauer. Als wir uns voneinander verabschieden, heulen wir beide los. Dann fährt ihr Zug ab, und wir haben uns endgültig getrennt. Vorläufig...

Platzspitz

Ich verlasse das Bahnhofsgebäude, überquere die zwei Strassen, vorbei an den Baustellen, nur knapp, bevor eine rasende Autofahrermeute vorbeidonnert, die gerade hier besonders rücksichtslos aufs Gaspedal zu treten scheint... Ich verschnaufe am Kiosk vor dem Landesmuseum, gerade neben der Landestelle der Limmatschiffahrtsgesellschaft – weniger wegen der Anstrengung des kurzen Spurts über die Strasse, schon eher, weil es mich trotz täglicher Wiederholung immer wieder Überwindung kostet, in diesen Park zu gehen, den dank der unermüdlichen Presse bald die halbe Welt als Needlepark von Zürich kennt; die wohlgeordnete bürgerliche Welt verlassen, die brave angepasste Maske fallen lassen, wieder das werden, was ich hier drin, nur hier, sein kann, ohne Schuldgefühle, ohne Maske, das tägliche Versteckspiel: ein Junkie unter Junkies, ein Süchtiger unter andern Süchtigen. Eintauchen in das Ghetto, in den Dunstkreis der Heroin- und Kokserszene, eintauchen in die Welt der schnellen Träume und der künstlichen Paradiese, eintauchen in das täglich härter werdende Geschäft um Stoff und Geld, um weiter existieren zu können, zu dürfen – für die nächsten Stunden.

Geschafft: ich laufe los, zünde mir im Gehen eine Zigarette an, vorbei an den paar Freiern, die hier auf eine der Frauen warten – widerliche Aasgeier, die die Notlage mit minimalen Preisen ausnützen; vorbei an der ersten Gruppe von Junkies – die haben eh nichts, versuchen höchstens, jemand auszunehmen oder zu linken.

Endlich beim Rondell ... viele Stimmen: was suchst du? Sugar? Coci? Alles mögliche wird angeboten, getauscht, gedealt. Ich entdecke meinen üblichen Dealer nicht. Schaue mich um, warte ein wenig, entscheide mich schliesslich, schon jetzt etwas zu kaufen. Schaue mir verschiedenen Stoff an, Libi, Türk, Weisses, angeblich aus Thailand, kaufe schliesslich ein halbes Gramm Libi, löse es gleich auf; dem Geruch nach ist das Zeug gut – was heisst hier gut? Bei einem durchschnittlichen Heroingehalt von 15 Prozent ist Stoff von 20 Prozent bereits an der Grenze des noch Erträglichen.

Als ich vor zwei Monaten oder so zum erstenmal seit der Therapie auf die Gasse ging, diesem unerträglichen Drang nachgab, Stoff kaufte, wenig zwar nur, aber genug, um mich wieder darauf einzulassen, erschrak ich noch über das schlechte Aussehen vieler Junkies. Es war Winter, Schnee lag auf den Wiesen, den Bäumen, eisig kalt, und der Schnee schluckte die meisten Geräusche, die jetzt im Park zu hören sind ... Schritte auf den Kieswegen, Rufe, Schreie manchmal, Schreie der Wut, des Schmerzes ...

Ich ging wie heute zum Rondell; nur wenige Leute waren da, vielleicht dreissig, und auf den meisten Gesichtern lagen die Spuren vieler nie ausgeheilter Krankheiten ... Ein erster bewusster Blick in den Spiegel, die eigene Zukunft vorweggenommen – AIDS: hier bereits nicht mehr Gesprächsthema, sondern Realität. Nein – es wird nicht gejammert, nur brutal nüchtern festgestellt ... Manchmal Angst, Resignation, manchmal Auflehnung ...

Jetzt, bereits wieder süchtig geworden, habe ich mich an den Anblick gewöhnt. Manchmal bemerke ich, dass jemand fehlt, nicht mehr kommt, Genaues weiss keiner.

Ich schüttle die düsteren Gedanken ab, wende mich an einen der Koksdealer hier, kaufe noch ein halbes Gramm Coci, um mir einen Cocktail zu verpassen. Während sich das Heroin in weichen warmen Wellen im Körper ausbreitet, flasht das Koks, taucht mein Denken in eine kühle, fast überintellektuelle Atmosphäre ... die beiden verschiedenen »Gifte« kämpfen miteinander ... ich lege mich auf eine der Parkbänke, lagere die Füsse hoch, auf die Lehne, damit das Blut stärker und schneller ins Hirn fliesst, bleibe auch nach dem Flash noch liegen, geniesse die Sonne und die Wärme, schliesse die Augen, horche in mich hinein, folge den Wellen, die meinen Körper, meinen Geist umspülen, geniesse die Entspannung nach dem Stress der Suche. Ich lausche auf die verschiedenen Geräusche, die vom Rondell herüberklingen – Stimmen, Musik, Hundegebell. Dealer, Vermittler, die ihren Stoff ausrufen, anpreisen. Ganz ruhig bleibe ich liegen; jeder Stress schadet, vertreibt die Wirkung des Heroins – eine flüchtige Sache.

Später taucht mein Dealer auf. Ich schieb ihm das Geld zu, wir verabreden uns, wo und wann ich den Stoff erhalte. Er geht weiter; ich habe noch eine halbe Stunde Zeit, bevor ich aufbrechen muss, damit ich rechtzeitig im Selbstbedienungsspunten am Limmatplatz bin. Zeit genug, um den nächsten Cocktail reinzudrücken.

Gespräche kommen immer seltener vor hier auf dem Platz. Klar, man tauscht Informationen aus, wer gerade den besten Stoff hat, vor wem man aufpassen muss, weil er linken Stoff verkauft oder Leute ausnimmt. Aber immer seltener hörst du anderes; die sogenannten Gespräche über Gott und die Welt gehören einer ruhigeren Vergangenheit an – die durch Polizeiaktionen und Medien-»Aufklärung« entstandene Ghettosituation, die brutale Isolation der Junkieszene, tut ihre Wirkung.

An den Filtertischen herrscht jetzt grosses Gedränge, es ist Abend geworden, und viele, die den Tag über arbeiten, kommen jetzt auf den Platzspitz, um sich ihre Auftriebsspritze zu kaufen. Angestellte von Banken, VerkäuferInnen, Verwaltungsangestellte, Leute, denen man es nicht ansehen würde, dass auch sie eine innige Beziehung mit der bleichen Lady eingegangen sind, die sonst kaum auffallen oder von denen zumindest niemand denken würde, dass auch sie eben Süchtige sind. Hier taucht ja vor allem der unterste Teil der Bevölkerungs-/Einkommenspyramide auf, der Rest versorgt sich selbst oder lässt sich zu Hause beliefern, viele Süchtige siehst du nur dann auf dem Platzspitz, wenn ein Versorgungsengpass aufgetaucht ist, ihr privater Dealer verhaftet wurde oder in die Ferien fährt ... Manche schaffen es, ihr Süchtigenleben lang, so durchzukommen; andere bringen es immerhin für einige Jahre fertig, dieses Doppelleben durchzuziehen. Dann geht etwas schief, eine Katastrophe zieht dem oder der Betreffenden den Boden unter den Füssen weg – und schon kannst du ständig gleiche Abläufe beobachten: er, oder sie, taucht immer häufiger auch am Tag auf dem Platzspitz auf, die Dosis steigt, der

Geldverbrauch ebenfalls. Eine Zeitlang versuchen sich die Leute noch im vergangenen Glanz der verlorenen Privilegien zu sonnen, geben sich der Illusion hin, dass dies nur ein Zwischenspiel, nein ein Zwischentief sei, dem bald wieder bessere Zeiten folgen werden. Noch ist vielleicht Geld auf der Bank, auch die Wohnung haben sie noch, und der Arbeitgeber glaubt die Erklärung von der schweren Erkrankung – noch. Der Schuldenberg wächst. Alte Freunde ziehen sich zurück. Der Job, die Wohnung, das Geld auf der Bank? Die letzten Mahnungen verschiedener Gläubiger häufen sich. Das Bett in der eigenen Wohnung wird mit Freinächten auf dem Platzspitz und mit Aufenthalten in der Notschlafstelle vertauscht. Der letzte Lohn auf dem Konto reicht gerade für zwei, drei Tage Stoff und die wichtigsten Schulden. Die Illusionen, so ohne weiteres ins alte Leben zurückkehren zu können, weichen einer tiefen Hoffnungslosigkeit.

Razzia

Wie schon mehrmals an diesem Tag taucht auf dem Weg zum Rondell ein blauer Ford-Transit auf, biegt ab; doch hinter ihm folgt ein zweiter, einer dritter, ein vierter Wagen, alles Ford-Transit, dazu die normalen Polizeiwagen plus einige Autos der zivil auftauchenden Drogenfahnder. Dann der »Milchwagen«, wie wir den grossen Bus mit zwei Kabinen zum Filzen nennen; Dutzende von Bullen im Demolook riegeln den Platzspitz von allen Seiten ab, dann werden wir zum Brückenkopf beim Steg getrieben, nach kurzer Kontrolle durchgelassen. Eine halbe Stunde später besammelt sich die Szene vor dem Drahtschmidli wieder, während sich die Bullen weiterhin auf dem Platz aufhalten, genüsslich ihre Presseinformationen durchgeben, andere unter den Büschen nach verstecktem Stoff buddeln, aber kaum etwas finden, weil der Stoff – mit den Junkies – den Platz schon längst verlassen hat. Die oberflächlichen Kontrollen ermöglichen es, auch grössere Mengen durchzubringen.

Natürlich haben wir Junkies die monatelange Presseberichterstattung, insbesondere die systematische Hetze durch die Ringier-Produkte »Blick« und »Schweizer Illustrierte« mitverfolgt, bemerken das seltsame Verhalten der Polizei während dieser Razzias. Natürlich sind die Bullen brutal wie immer oder, infolge des Ringier-Drucks, brutaler als je zuvor. Genauso natürlich verbergen wir noch immer unsern Stoff, versuchen aus der Gefahrenzone zu flüchten; aber immer stärker hinterlassen diese Razzias den Eindruck, für die drängende Öffentlichkeit oder die Presse durchgeführt worden zu sein, was trotzdem Angst, Stress, Hektik und Wut auslöst bei uns. Immer unklarer sind die Gründe für die Hetzjagden – Endlösung, Wahlkampf, Betäubungsmittelgesetz, alles ist möglich, für alles gibt es Hinweise.

Dass auf unsern Rücken die verschiedensten Leute ihr Süppchen kochen, ist klar ersichtlich. Und die Polizei tut inzwischen, was sie will. Während die Politiker das Wahlkampfspektakel aufführen, die ganze Bandbreite zwischen Liberalisierungs- und Legalisierungsvorschlägen einerseits bis hin zur brutalen Zerschlagung, Internierung, Einknastung und Psychiatrisierung andererseits ausnützen und dabei erschreckend wenig Sachkenntnis demonstrieren, handelt die Polizei je länger desto brutaler, und das mit ausdrücklicher Rückendeckung durch »ihren« Stadtrat Frick. Während dieser ihr Recht auf Handlungsfreiheit gegenüber dem Gemeinderat verteidigt, der das polizeiliche Vorgehen in politischen Gremien zu kontrollieren verlangt, handelt die städtische Polizei sowieso nach eigenem Gutdünken; und diese Handlungsfreiheit riecht je länger desto kälter nach Endlösung: dass diese Polizei während Stunden die verschiedenen Notfalltelefonleitungen auf dem Platzspitz blockiert, im Notfall weder Cardiomobil noch Krankenwagen gerufen werden können, ist wohl das Vorgeplänkel...

Die Polizei ist wieder abgezogen, die Grenadiere im Vollwix sind abgetreten, es kehrt wieder Ruhe ein im Park. Ruhe? Überall suchen Leute ihre Sachen zusammen, zerknüllte, staubig gewordene Kleider werden wieder in Säcke und Taschen gestopft, die Leute von den Filtertischen beginnen sich wieder einzurichten, am Boden liegen Spritzenverpackungen, Löffel, leere Flaschen, Zeitungen und Zeitschriften, von der sich über das Saupack mokierenden Polizei einfach auf den Boden gewischt; das macht Spass, und schliesslich ist das eh nichts wert.

Während der Gemeinderat über Liberalisierungsmöglichkeiten diskutiert, auf Vorschlag der Ratslinken, realisiert die Polizei die Drogenpolitikansätze der Ratsrechten, der NA und der SVP, demonstrieren die städtischen Knüppelgarden die bürgerliche Ideenlosigkeit – einschüchtern, zusammenschlagen, zerstreuen, Leidensdruck erhöhen.

Die Stimmung auf dem Platz ist aggressiv, wieder einmal, wegen geringfügigen Meinungsverschiedenheiten entstehen Schlägereien, und die innere Spannung entlädt sich nicht nur einmal am Tag wie noch vor Monaten, als diese Form der Auseinandersetzung noch Ausnahme war. Nicht, dass wir damals ein Herz und eine Seele waren, und laut wurde es auch früher öfters mal. Heute aber wird oft gleich zugeschlagen, sind Prügeleien an der Tagesordnung, für die zunehmende Verunsicherung Adressaten zu finden wird immer schwieriger, die beinahe totale Isolation der Szene, die Ghettoisierung hat höchstens Implosionen zur Folge: für Explosionen fehlt zunehmend die Kraft und Energie...

Dass gerade die Filtertische die beliebtesten Angriffsziele der Polizei sind, hat wohl auch seinen Grund... Diese letzten Ansätze von Organisation und Selbsthilfe in der Junkieszene müssen einer Polizei ein Dorn im Auge sein, die in jeder Pressekonferenz das Hohelied unserer Unfähigkeit zur Selbsthilfe abspult...

Apropos Hilfe

Ich habe seit einigen Tagen Schwierigkeiten beim Atmen, fühle mich schlapp, kaputt, spüre stechenden Schmerz in der Brust, das Treppensteigen wird zur Tortur. Ich gehe zum Arzt, beschreibe die Symptome, verlange Behandlung. Nachdem er registriert hat, dass ich ein Junkie bin, beginnt er auf diese Tatsache zu reagieren, indem er seine Sprache meiner Sucht anpasst – oder das zu tun glaubt. Er beginnt langsam und behutsam zu sprechen, vermeidet Fremdwörter, fragt immer wieder, ob ich ihn auch verstehe; ich kenne diese Reaktion schon, habe in den letzten Monaten und Jahren schon öfters mal Streit bekommen deswegen, kann mir auch diesmal eine bissige Bemerkung nicht verkneifen. Ich stelle klar, dass heroinsüchtig zu sein keine Geistesschwäche bedeute, dass ich auch nicht durch meine Abhängigkeit infantilisiert worden sei. Und er solle mich doch gefälligst als Mensch akzeptieren, mich für voll nehmen und sich seine Herablassung in den Hintern stecken. Auch die Antwort auf diese absolut ernst gemeinte Anregung, mal über seine Vorurteile gegenüber uns Fixern nachzudenken, ist mir bekannt: empörtes Darauf-Hinweisen, dass er sich doch so für uns einsetze, und diese seine Hilfsbereitschaft in den Schmutz zu ziehen, sei einfach eine Frechheit. Er erwarte weiss Gott keine Dankbarkeit – und ich unterbreche ihn: sind Sie da sicher? Ich hätte durchaus Respekt vor seiner Arbeit, aber ich liesse mich höchst ungern hilfloser machen als ich sei.

Das ist denn auch des Pudels Kern: Junkies haben schlicht und ergreifend hilflos zu sein, es braucht jemand mit mehrjähriger Ausbildung und Erfahrung im psychologischen, sozialen Bereich und die Fähigkeit des Dolmetschers, der mein unverständliches Gestammel in verständliche Bedürfnisse übersetzen kann. Denn das ist ja unsere Krankheit: wir können unsere Bedürfnisse nicht artikulieren. In den gleichen Bereich gehört die typische Zusammensetzung von Diskussionsveranstaltungen zum Drogenproblem: da sitzen Psychiater, Psychologen, Soziologen, manchmal auch Theologen, dazu Sozialarbeiter, Gassenarbeiter, im äussersten Fall auch noch Eltern von Süchtigen um den Tisch herum, diskutieren über die Drogenproblematik, wissen denn auch, was für uns gut, was schlecht ist für uns. Manchmal sind auch Politiker mit Profilneurosen und Juristen dabei, steuern ihre Ansichten zur Drogenproblematik bei. Und WO IST DER JUNKIE?

Verschiedene Gruppen von hilfsbereiten MitbürgerInnen kümmern sich auf dem Platzspitz um die Junkieszene, verteilen Brötchen, Getränke, kochen, sorgen für saubere Spritzen, sind auch für Gespräche zu haben. Und sie alle müssen erst lernen, ihre Sprache, ihre Gefühle von der Herablassung der Kolonialherren gegenüber den Eingeborenen zu befreien. Erst dann ist ein Austausch möglich...

Es gab in den dreizehn Jahren, in denen ich Heroin konsumiere, die Zürcher Gasse kenne, immer wieder Ansätze zu Organisation, Selbsthilfeaktionen. Gerade gegen die richten sich seit Jahren die extremsten Einsätze der Bullen, diese Versuche, in uns selbst und in der Öffentlichkeit das seit Jahren verbreitete Bild der Junkies zu zerstören, sind einer Polizei und einer Drogenpolitik deshalb ein Dorn im Auge, weil die Rechtfertigung von Ghettoisierung und Ausgrenzung, Verfolgung und Vernichtung in unserer behaupteten Hilflosigkeit, Selbstzerstörung und – seit etwa einem Jahr – auch in unserer Gefährlichkeit liegt.

Die Hilfeleistungen verschiedener Institutionen, von Kirche, Vereinen, Privaten sind in diesem Zusammenhang einerseits absolut subversive Versuche, der behördlich angeordneten Ghettoisierung auf dem Platzspitz etwas entgegenzusetzen, die Unmenschlichkeit der politischen und polizeilichen Praxis mit Menschlichkeit zu unterlaufen. Andererseits behindern sie auch Selbsthilfeanstrengungen in der Szene... Nicht immer ist die Gratwanderung zwischen Subversion gegenüber der offiziellen Drogenpolitik und der Entmündigung von uns Junkies durch übereifrige Hilfe geglückt; welchen Stellenwert aber diese Hilfsangebote inzwischen haben, ist leicht an der immer massiveren Bedrohung der Freiwilligen aus der Arbeitsgemeinschaft Platzspitz durch die Polizei abzulesen. Die Arbeitsgemeinschaft Platzspitz hat sich aus den freiwilligen Helfern der weihnachtlichen Zeltaktion im Winter 88/89 gebildet, kocht nun täglich auf der Gasse, hilft aufräumen, setzt sich ganz entschieden gegen polizeilichen Terror und für die Verbesserung der Lage in der Junkieszene ein und ist genau deshalb zur Zielscheibe polizeilicher Übergriffe geworden. Ganz offensichtlich ist es nach wie vor nicht gestattet, sich mit den Ausgestossenen, Ausgegrenzten, Verfemten und Verfolgten zu solidarisieren, und natürlich hat die Polizei auch einiges gegen Zeugen ihrer Ordnungsschaffungsweise.

Markus B.

I never would have started if I'd knew
that it would end this way.
But funny thing I'm not at all sad
that it stopped this way.

(Lou Reed: The Bed)

Schaut man in die Zeitungen und will sich dort über die vielfältigen Aspekte des Drogenproblems informieren, fällt bald einmal auf, dass sie in verschiedenen Sparten abgehandelt werden: im Inland- und Lokalteil das schlagzeilenbringende Thema Platzspitz (Szene, Fixer, Bullen, aufopferungsbereite Helfer etc.); im Inlandteil, an anderer Stelle, manchmal auch im Wirtschaftsteil, selten und als Kuriosum aufgemacht, die Berichte über das organisierte Verbrechen; schliesslich als Kurzstoff im Lokalteil und bei den Mitteilungen der Stadtverwaltung die Toten. Für die Leser sind Zusammenhänge zwischen Szene und den Todesfällen klar ersichtlich; was das alles aber mit den Interessen des organisierten Verbrechens zu tun hat, bleibt auch nach Dutzenden von Artikeln ein Buch mit sieben Siegeln. Einer der toten Fixer, die den Eintrittspreis darstellen für eine stabile Währung, welche durch Milliarden von Drogendollars gestützt wird, war mein eigener Bruder Markus.

Unsere Schulkarrieren und sonstige persönliche Entwicklungen verliefen über weite Strecken parallel; während ich bei meiner Mutter aufwuchs, lebte er als Kind der neuen Ehe meines Vaters mit diesem zusammen, wir sahen uns jeweils in den Ferien, besuchten dann mit vierzehn dasselbe Internat, bis er ein Jahr später rausgeschmissen wurde, weil er sich mit einer Mitschülerin im Bett erwischen lassen hatte. An der Riviera trafen wir uns dann wieder, kifften zusammen, waren gemeinsam auf etlichen Trips, und begannen schliesslich mehr oder weniger gleichzeitig Heroin zu konsumieren. Während ich in Zürich blieb, wohnte er lange Zeit in Genf und in Frankreich, wo sich seine Mutter nach der Scheidung niedergelassen hatte.

Dann, in der Zeit der Bewegung, trennten sich unsere Wege; er flippte in der Welt herum, versuchte sich aufzufangen und von der Syphilis zu erholen, mit der er sich einige Jahre zuvor angesteckt hatte.

In den Monaten, die meiner Therapie im Aebihus vorausgingen, trafen wir wieder zusammen; wir fixten gemeinsam, versuchten mit unserer familiären Geschichte klarzukommen, lasen dieselben Bücher, diskutierten oft. Logisch, dass ich nach der Therapie und meinem erneuten Absturz wieder mit ihm zusammen durch die Szene zog, dass wir unsere Gespräche über Gott und die Welt wieder aufnahmen. Doch irgendwie war alles anders: was ich in meiner Teilfamilie erlebt hatte, erlebte er nun gedrängt in seiner... Er stieg ein ins Methadonprogramm, wollte seine Ausbildungspläne wieder aufnehmen, liess sich als Programmierer ausbilden, wohnte deshalb in Zürich bei seinem Grossvater: in strikter Obhut und, wohl aus Angst vor erneuten Drogenexzessen ihres Sorgenkindes, unter extremer Kontrolle durch die Angehörigen seiner Mutter. Er habe sich nie ganz von den Familienbanden befreien können, klagte er oft; dauernd war jemand da, der ihm dies oder jenes abnahm, ihn unmündig hielt, ihm aber gleichzeitig seine Unselbständigkeit vorwarf. Natürlich war so ein Absturz nur eine Frage der Zeit – für jemanden mit hoher Sensibilität und angeschlagenem Selbstbewusstsein die logische Reaktion auf das Durchsuchen seiner Taschen, die Überwachung seiner Freundschaften und Telefone. Zuletzt war er völlig kraftlos geworden, hatte keinen Mut mehr, verteidigte sich kaum noch; du musst dieses machen, Mark, hiess es täglich, du musst jenes tun, ruf dorthin an, stell dich vor: wir haben alles arrangiert für dich.

Je unselbständiger man ihn machte, desto mehr verzweifelte er. Früher hatte er alles hinuntergeschluckt, alles in sich hineingefressen. Nun aber begann er zu erzählen, von seiner Angst, seiner Resignation, seiner Verzweiflung. Wir beschlossen dann, im Herbst gemeinsam den Entzug zu machen und nach Spanien zu reisen; wir wollten dort vor allem schreiben und Musik machen, unsere alten künstlerischen Pläne realisieren. Es kam nicht mehr dazu...

Markus Bänziger, mein Bruder, ist genau dreissig Jahre alt geworden. Er starb, im Frühling 89, an einer Überdosis Heroin in Zürich.

Ich ging nicht zur Beerdigung. Ich hätte die Familie, die da den längst abgeschriebenen Sohn und Problemfall beerdigte und nun Trauer heuchelte, ganz einfach nicht ausgehalten. Ich ging, Tage später, allein auf den Friedhof, nahm allein von ihm Abschied.

Ein ganz gewöhnliches Wochenende

What is this dullest
and bluntest of pains
such that my eyes never close
when I'm feeling it there?
what abject despair demands
an end to all things of eternity
if we have gained how
do we now reach the cost
what have we bargained
and what have we lost
what have we relinquished
never knowing it was there???

(Van der Graaf Generator:
Still live)

Ich habe mit diesem Typ um halb zwei Uhr abgemacht, um fünf Gramm Heroin von ihm zu kaufen. Ich komme etwas früher beim Bahnhof Enge an, schaue mich auf dem Tessinerplatz um, weil hier um vierzehn Uhr die grosse, nicht bewilligte Demo gegen die Wohnungsnot beginnen soll. Natürlich haben wir gewusst, dass hier bald einiges los sein wird, aber wir wählen für unsere Deals oft solche Situationen oder überfüllte Plätze, weil dies die beste Deckung abgibt für diese Art von Geschäften. Aber heute scheint der Teufel los zu sein: bereits eine Stunde vor Demobeginn hat sich die Polizei im Demolook versammelt, treibt jede Ansammlung von Menschen auseinander, droht mit den Knüppeln, richtet Gummigeschossgewehre auf noch so kleine Gruppen junger Leute, und natürlich wird fotografiert auf Teufel komm raus. Ich entdecke meinen Typ; er drängt sich zwischen einigen Bullen durch, nickt mir leicht zu, geht dann langsam davon, folgt der Hauptstrasse, biegt ab. Ich folge ihm in fünfzehn Metern Abstand, schlendere die Strasse entlang, steige langsam die Treppe hoch, schlage den Weg zur Kirche auf dem Hügel über dem Bahnhof Enge ein. Ich vergewissere mich, dass mir keine Bullen gefolgt sind, gehe dann auf ihn zu, der es sich bereits bequem gemacht hat auf einer der Bänke vor der Kirche. Der Deal geht sauber und schnell über die Bühne – Stoff gegen Geld, wie immer zwischen uns.

Ich versorge das kleine Plastiksäckchen mit dem Dope in der Unterhose, verabschiede mich von ihm, gehe dann den Weg zurück zum Bahnhof Enge, wo inzwischen bereits alles in Tränengasnebel gehüllt ist, der demokratisch legitimierte Protest – einmal mehr – zum Schweigen gebracht werden soll. Ich bleibe nicht hier, ist viel zu riskant für mich, solange ich Dope dabei habe – trotzdem geht mich das Thema der Demo verdammt viel an, habe schliesslich seit mehr als vier Monaten keine Wohnung mehr, wohne mal hier, mal dort, mal im Hotel, wenn das Geld reicht, und dann wieder bei Kollegen: was heisst hier wohnen? Übernachten... Trotzdem ist mir das Risiko momentan zu gross, mit fünf Gramm bist du für die Bullen gleich ein Dealer, verschaffst ihnen ihr Alibi, nichts, aber auch gar nichts gegen den Grossdeal zu unternehmen. Ich setze mich ins Tram, fahre zum Hauptbahnhof, das heisst natürlich zum Platzspitz, wo ich noch etwas Koks einkaufen werde. Ich fahre also los, hinein in ein Weekend, das ich so bald nicht mehr vergessen werde – eine Reise durch den Wahnsinn, durch die Abgründe...

Während die Demo hinter mir beginnt, durch das Zentrum, die City tobt, von der Polizei verfolgt und gejagt, begebe ich mich also auf den Platzspitz. Und los geht's mit meiner Soloparty; der erste Cocktail wird zubereitet, ich löse erst Heroin auf, schütte dann etwas Koks dazu, rühre um, bis sich das Koks aufgelöst hat, ziehe die ganze Lösung in die Spritze, stecke die Nadel darauf und bin bereit, mich dem geballten Power dieser Mischung auszuliefern. Ich frage den Kollegen hinter einem Filtertisch, ob er mir den Kick machen könne, zeige dazu auf die Vene auf der rechten Halsseite, will nicht riskieren, dass das Blut in der Spritze gerinnt und damit der Kick verlorengeht, weil meine Venen an Armen und Beinen nach über dreizehn Jahren nicht mehr gut brauchbar sind, ich die Kicks oft nur in zwei oder drei Anläufen hineinbringe, manchmal sogar den Schuss fortschmeissen muss, weil die Mischung aus Dope und Blut nicht mehr durch die Nadel zu drücken ist. Ich halte den Atem an, lege den Kopf auf die Schulter, spanne die Vene, er sticht ein, was ich kaum spüre, und drückt dann in einem Anlauf alles hinein. Ich bedanke mich, verschwinde, lege mich oben auf dem Spielplatz auf ein freies Parkbänkchen, um die Wirkung des Cocktails zu geniessen – zuerst den Hammerschlag des Koks, darauf die weiche Welle des Heroins, die die Kälte und das fast superrationale Inferno des Koksflashs in der Wärme des Opiats auflöst. Falls die Götter etwas Besseres gefunden haben, haben sie es für sich selbst behalten, schreibt Burroughs...

Nach zwei weiteren Kicks brauche ich etwas Ruhe, verschwinde über den Drahtschmidli-Steg zum Kunstgewerbemuseum und sehe bei einem Blick über die Schulter gerade noch die Polizei auf dem Platzspitz auftauchen. Kokain macht überempfindlich, löst paranoide Schübe aus; plötzlich sehe ich überall Bullen, hinter mir, vor mir – ich kann ganz genau sehen, spüre es, wie sie angeschlichen kommen, verkrieche mich in den nächsten Hauseingang, dann in ein Restaurant, wo ich mich vorerst sicher fühle... nein, auch der Kellner schaut misstrauisch. Was ist Realität, was jene Pararealität, welche durch Koks in meinem Hirn produziert wird? Natürlich gibt's überall Bullen, genauso natürlich schauen alle Kellner in dieser Gegend misstrauisch, wenn jemand mit schulterlangem Haar das Lokal betritt, doch mein überreiztes Hirn verzerrt und verstärkt diese Realitäten. Ich kapituliere endlich, verschwinde aufs Klo, bereite einen Heroinschuss zu, um mich runterzuholen. Momentan ist es zu riskant in dieser Stadt, mit einigem Stoff in den Taschen und nicht alle sieben Sinne beisammen. Ich bin inkonsequent und schütte des Flashs wegen noch ein wenig Koks in den Löffel. Zwar bin ich nach diesem Kick ruhiger als zuvor, dieses aggressive, monströse Tier in mir aber bleibt und macht aus dem sanften Heroinsüchtigen einen aggressiven Polytoxikomanen, hin und her gezerrt und geschüttelt durch die Wirkung der beiden Drogen.

Wenn Koks gespritzt wird, wirkt es nicht sehr lange, doch wenn immer möglich fixst du ja nicht nur einmal, gerade im unablässigen, zehn-, zwanzigmaligem Gebrauch unmittelbar hintereinander liegt der Reiz des Kokains, alles andere ist Augenwischerei. Welche Rolle spielt die Kontrolle jetzt noch, wo ich meine völlige Auslieferung beschlossen habe, mich dieser wilden Widersprüchlichkeit, dieser Zerrissenheit hingebe.

Ich verlasse den Spunten, sehe gerade noch die Polizei abziehen, gehe zurück auf den Platzspitz, der in solchen Momenten wie eine Schutzhaut wirkt, die du dir überstreifst als Schutz vor einer Welt, die sich äusserlichem Erleben verschrieben, kaum Sinn und Raum für solche wilden Fahrten durch überreizte Hirnwindungen hat. Noch immer eben: die Verpakkung ist die Botschaft, nicht der Inhalt, wie schon längst in dieser bürgerlichen Scheinwelt, die durch den hierzulande propagierten und praktizierten Konsumrausch reale Gefühle vorgaukelt, dabei uns Drogenkonsumenten vorwirft, unsere massiven Gefühlserlebnisse durch Materielles zu produzieren, und nicht begreift, dass es uns, wenn schon, darum geht, hinter die Verpackung und an den Inhalt zu kommen...

Ich lege mich auf den Rasen, beruhige meine Sinne wieder, lasse mich durch die abendliche Dunkelheit einhüllen wie in einen tröstlichen Mantel, es ist warm heute abend, schön. Einige Cocktails später setze ich mich auf eine der Bänke oben auf dem Spielplatz neben dem Rondell, geniesse das Flash, erst das Koks, dann, langsam, warm jene Welle, in der ich mich wieder erhole; plötzlich höre ich ein Rascheln, sehe, wie sich einige Ratten nähern, sich daran machen, das Erbrochene eines andern Junkies zu fressen, spüre ein Krabbeln auf dem Rücken, habe plötzlich das Gefühl, dann die untrügliche Gewissheit, dass eine Ratte auf die Bank gesprungen ist, auf meinem Rücken, im Hemd oder der Jacke herumklettert, sie wird mich beissen, ganz bestimmt will sie das; ich bekomme Angst, versuche erst mal, ganz rational zu überlegen, zuerst über die paranoid machenden Wirkungen des Kokains, dann, schon weniger realistisch, wie ich dieses Viehzeug aus meinen Kleidern herausbringe, beschliesse, mich langsam und vorsichtig auszuziehen, erst die Jacke, dann das Hemd, durchsuche beide – verdammt, wohin hat sich das Biest verkrochen, frage schliesslich andere, ob sie diese verfluchte Ratte in meinen Kleidern entdecken, und werde nur zurückgefragt, wieviel Koks ich heute schon konsumiert habe. Ich bin beleidigt, die reale Bedrohung, von einer Ratte gebissen zu werden, hat doch nichts mit Kokskonsum zu tun...

Natürlich warten die nur darauf, dass ich meine Sachen liegenlasse, damit sie mir den Stoff oder die Kohle aus den Klamotten klauen können. Doch das habe ich alles sicher in der Unterhose verstaut. Auch beim nächsten Schuss dasselbe Erlebnis: diese Ratten werden immer frecher, vorsichtshalber habe ich diesmal die Jacke von vornherein ausgezogen; als ich wieder flüchten muss, weil ich von neuem einen Angriff der bissigen Nager erwarte, nehme ich die Jacke mit – warum ist die auf der einen, nun plötzlich auf der andern Seite so schwer? Sicher hat sich so ein Biest darin verborgen; ich nehme eine gebrauchte Spritze, steche auf das Futter der Jacke ein, gehe darauf ins Licht, um die tote Ratte hinauszuschütteln... keine Ratte. Ich beginne an meinem Verstand zu zweifeln.

Ein Kollege von der Gasse begleitet mich später ins Shopville, Zigaretten kaufen am 24-Stunden-Automat; in der Schlange vor dem Automaten treffe ich Gertrud. Sie erzählt mir von der Fortsetzung der Wohnungsnotdemo, welche von den Bullen abgewürgt und nach bewährter Manier in einen Krawall umgewandelt wurde, um wie schon so oft die Inhalte der Demo in der Öffentlichkeit zu besudeln. Am folgenden Montag wird sich dann zeigen, dass beinahe die gesamte Presse sehr wohl unterscheiden kann zwischen einem provozierten Krawall, der selbst der NZZ einen Kommentar wert ist, und dem Inhalt einer Demo, den diesmal alle ausser der NZZ, selbst der »Blick«, berechtigt gefunden haben. Wohnungsnot ist DAS Thema neben »unserm«, dem Drogenproblem in dieser Stadt. Gertrud mustert mich seltsam, offenbar sind die verschiedenen Kämpfe mit imaginären Ratten nicht ganz spurlos an mir vorbeigegangen.

Ich verlasse das Shopville wieder und entdecke, dass mir ein Typ schon längere Zeit folgt, ein Typ, der schon mehrere Junkies ausgenommen hat; diesmal hat er es wohl auf mich abgesehen, merke ich, als ich beim Zurückblicken sehe, dass er den gleichen Weg nimmt wie ich. Was tun? Ich entschliesse mich abzuhauen, lege plötzlich Tempo zu, der Typ gibt jetzt alle Zeichen des Unbeteiligtseins auf, rennt hinter mir her, was ich erwartet habe, ich schlage einen Haken, stehe wieder am Strassenrand, überquere die Strasse, knapp vor einer längeren Kolonne, und während der Typ darauf wartet, die Strasse überqueren zu können, verschnaufe ich und gehe dann ganz gemütlich zu einem Taxi, winke dem

Verfolger zu, ein freundliches Lächeln auf dem Gesicht, das Taxi fährt ab, ich bin gerettet. Ich blicke in den Rückspiegel, aha, was ist das? Nahm der Typ, mein Feind, ebenfalls ein Taxi? Ich kann es nicht erkennen, sage aber dem Taxifahrer, er solle schneller fahren, das Auto jagt die Strasse zum Triemli hoch, dort oben kenne ich mich aus, mein Verfolger ist aus Basel, der hat keine Chance, diese kleinen Wege zu finden... Ich lasse den Fahrer halten, zahle, steige aus, das Taxi entfernt sich. Ich bleibe stehen, rauche, horche in die mitternächtliche Stille, da – ein Motor! Dort unten fährt ganz langsam ein Auto vorbei, hält, wendet; es ist ebenfalls ein Taxi. VERDAMMT, der ist mir gefolgt! Ich renne in die Dunkelheit, verberge mich in einem Garten, höre Schritte, das muss er sein, klettere über einen Gartenzaun, renne eine Treppe hoch, neben einem dieser Vorstadteinfamilienhäuschen vorbei; da kommt dieser Weg, dem ich nach unten folgen muss, um dort bei der Hochhausgruppe beim Strähler rauszukommen, nur noch die Strasse überqueren. Ich höre, wie ein Motorrad gestartet wird. Der hat ein Motorrad geknackt und folgt mir noch immer, denke ich, sehe, wie ein Mann ohne Helm an mir vorbeifährt, weiter unten wendet, die Strasse langsam zurückfährt, den Weg findet, neben dem ich inzwischen in einem Gebüsch verborgen bin; er rast diesen Weg hinunter, ist an mir vorbei; gerettet, denke ich, folge langsam dem Weg, aber jederzeit bereit, mich wieder zu verbergen; da, wieder das Motorrad. Wie kommt es, dass der Typ schon wieder hinter mir ist? Der Motor wird abgewürgt, wenig später ein Auto gestartet – will er mit dem Auto hier runterfahren? Tatsächlich fährt ein Auto den Weg, diese kleine Strasse entlang, ganz langsam, die Scheinwerfer voll aufgedreht, wie wenn der Fahrer etwas – ODER JEMAND – suchen würde. Immer mehr wird zur Gewissheit, dass ich verfolgt werde; der will mich umbringen, denke ich, dem genügt der Stoff nicht. Alle paar Meter halte ich an, lausche in die Dunkelheit hinein, aus der jederzeit mein Mörder auftauchen kann, bereit zur Verteidigung, halte ich krampfhaft mein Taschenmesser geöffnet in der Hand. Da knackt ein Ast im Gebüsch, dort bewegt sich etwas, und meine Schritte, mein durch die Panik viel zu lauter Atem verraten mich. Ich entdecke einen Brunnen, merke, dass ich mich beruhigen muss. Unbedingt! Ich werde einen Schuss machen, nur mit Heroin, ich kann jetzt, wo ich jederzeit angegriffen werden kann, diese kokainbedingte Paranoia nicht brauchen; hinter einem Gebüsch, die Hausmauer im Rücken, bereite ich einen Schuss zu, und fast unwillkürlich schütte ich wieder eine Riesenportion Kokain dazu... Ich habe Glück, finde die Vene im Schein des Feuerzeugs sofort, warte kaum das Flash ab, renne weiter – ah, dort drüben ist eine Strasse und: oh Wunder, ein Taxi. Ich renne zum Auto, steige ein, sage die Adresse im Zollikerberg, auf der andern Seite der Stadt, wo ich ganz bestimmt sicher bin vor aller Verfolgung, schlimmstenfalls meine Mutter wecken und hinter ihrer durch den Hausverwalter errichteten dicken Türe gerettet sein werde... Doch zuerst mal lehne ich mich im Polster zurück, schaue dann nach hinten, sehe ein rotes Auto hinter uns herfahren, die Panik überschwemmt wieder den frischgesammelten Mut, die frischen Widerstandskräfte... Fahren Sie bitte schneller, sage ich dem Fahrer, ich habe das Gefühl, das rote Auto da hinten verfolgt uns. Tatsächlich fährt der durch die ganze Stadt hinterher, erhöht genau wie wir das Tempo auf der Forchstrasse, was mache ich nur, wenn es immer noch dieser Typ ist, mein Mörder? Bestimmt ist er es, noch immer, warum nur, warum werde ich, der doch keinem was zuleide tut, verfolgt, sehe schon die Schlagzeilen vor mir: Fixer ermordet und ausgeraubt, und mir wird immer ungemütlicher in meiner Haut. Verzweiflung und Mutlosigkeit übermannen mich. Wir sind angekommen, und tatsächlich fährt der rote Wagen weiter, hält dann aber etwa zweihundert Meter weiter oben an derselben Strasse... Werde ich den nicht mehr los? frage ich mich verzweifelt, beschliesse dann aber weiterzukämpfen, gegen wen, gegen was?, und will mir deshalb zuerst mal gegen die anwachsende Müdigkeit und zur Stärkung der Moral einen Kick gönnen, habe ich doch zwei Nächte nicht geschlafen, war dauernd auf Achse und natürlich auch auf Kokain; zwar legte ich mich am Morgen jeweils doch zur Ruhe, aber tauchte höchstens für zwei oder drei Stunden weg, um dann sofort wieder hochzuschrecken; diese Übermüdung macht sich nun immer stärker bemerkbar, und doch kann ich ihr nicht nachgeben, will ich nicht zum Opfer meines Mörders werden. Ich beschliesse, auf Nummer sicher zu gehen, schleiche zwischen den Wohnblocks zur Station der Forchbahn im Rosengarten, wo ich das Klo aufsuche und mir die nötige Stärkung verschaffen will. Tatsächlich ist das Klo offen, ich gehe die Treppe runter, hole am Lavabo Wasser für die Spritze, schliesse mich ein, setze mich auf die Kloschüssel, um mit den Vorbereitungen zu beginnen. Ich schaufle mit dem Messer Heroin in den Löffel, eine grössere Portion diesmal, etwa ein halbes Gramm, damit ich auch etwas davon habe, und vor allem, um mich für die vorausgegangenen Schrecken zu entschädigen. Dann Wasser und Ascorbin dazu, ich beginne zu heizen...

mit einem Ruck wache ich auf, am Boden entdecke ich den ausgekippten Löffel; verflucht, musste das sein? Ich bin tatsächlich weggetreten, eingeschlafen, muss, nach Blick auf die Uhr, etwa drei Stunden geschlafen haben; ich zittere vor Kälte, bin auf Entzug, kann kaum noch den Löffel halten. So gut es geht, kratze ich die wenigen Körner vom Boden, versuche die Flüssigkeit, in der unschwer zu erkennen ist, was ich ausgeleert habe: meine Mischung, noch nicht fertig aufgelöst. Schliesslich, nach mehreren Anläufen, schaffe ich es, ohne einzuschlafen, meinen Kick bereit zu haben, eine Mischung aus etwa einem halben Gramm Heroin und einem Viertel Gramm Kokain: das ist nach dieser Horrornacht gerade das richtige zum Aufwachen, denke ich, schaffe es tatsächlich, eine Vene zu finden... Wohin habe ich nicht schon alles gefixt, aus Verzweiflung, keine Vene an den Armen, auf den Händen, an den Füssen mehr zu finden, am Hals, am Bauch, in den Achselhöhlen, auf den Schultern, und sogar am Schwanz, diese Riesenvene bei voller Erektion ausnützend, zwar ohne Folgen, doch nur ein einziges Mal, zu pervers fand ich trotz gelungenem Flash dieses Vorgehen.

Wieder beginnt es zu kribbeln und zu krabbeln, wieder suche ich nach Ratten in den Kleidern, durchsuche Hosen, T-Shirt, Hemd, Jacke, einfach alles wieder und wieder, sitze fast nackt in diesem Klo, und werde auch nach mehrmaligem Durchsuchen den Verdacht nicht los, dass ich diese verfluchte Ratte mitgeschleppt habe, staune zwar, wie sie es geschafft hat, die ganze Flucht durch die Stadt mitzumachen, aber Ratten sind ja widerstandsfähige Viecher... Später, wieder angezogen, horche ich nach draussen; durch die Klotüre sicher vor aller Verfolgung und vor allem vor meinem Feind, musste ich natürlich nicht besonders achtgeben auf das oder den, weswegen ich hier im Zollikerberg gelandet bin, doch will ich ja nicht mein Leben in einem Klo beschliessen, möchte raus und die Welt geniessen, den Tag. Ich beschliesse zu warten, bis die ersten Passanten ihr Bedürfnis loswerden wollen, mache es mir möglichst bequem auf der Klobrille, lange kann es ja nicht mehr dauern...

Ich erwache nach einer harten Landung, bei der ich mit dem Kopf an die Tür geknallt bin, und registriere, dass ich nochmals ein Stündchen geschlafen habe. Noch immer ist es nicht hell draussen, trotzdem will ich raus hier, halte es nicht mehr aus in dieser Enge. Vorsichtig und langsam öffne ich die Türe, linse um die Ecke, niemand zu sehen, ich steige die Treppe hoch, horche an der Türe, bevor ich sie mit einem Ruck öffne, um sie dem Verfolger an den Kopf zu schlagen, falls er dort auf mich wartet. Niemand zu sehen – kein Kunststück, ist es doch erst halb fünf, da schlafen die Zolliker Bürger noch; ich überquere die Strasse, schleiche leise ins Langwattquartier hinein, immer wieder lauschend, in alle Richtungen blickend, um ja nicht gesehen oder überrascht zu werden. Es ist nicht mehr der Feind von gestern abend, inzwischen denke ich auch, dass das Ganze eine Koks-Vision war, paranoide Phantasie infolge Übermüdung und absolut unkontrolliertem Umgang mit Kokain, und jetzt, wo ich das Erlebnis, welches mich stundenlang ängstigte, durch die halbe Stadt jagte, irgendwie in die Kategorie Paranoia durch überhöhten Kokskonsum einordnen kann, verliert sich der Schrecken, und ich bin bereit für den nächsten Kick. Weniger Heroin diesmal, schliesslich will ich keine Überdosis, denke ich, wenige Minuten, bevor es mich beinahe verbläst, umschlägt – zuviel Koks ist auch nicht gerade so gesund... Doch ich muss jetzt wach bleiben, irgendwie abwarten, bis ich in die Stadt fahren kann, wo ich zu Freunden gehen werde, bei denen ich mich ausruhen kann und sicher fühle. So denke ich, langsam über eine Wiese schleichend, merke, wie müde ich eigentlich bin – wieder wache ich auf, diesmal aus dem Stand auf den Arsch... Das geschieht mir mehrmals hintereinander, eine Art Nachtwandeln überfällt mich, ich stolpere mit geschlossenen Augen über die Wiese, um plötzlich mit voller Wucht auf der Nase zu landen, kopfvoran. Dazu halluziniere ich, träume von einer Landschaft ohne Häuser und Bäume, um im nächsten Moment in einen Baum hineinzulaufen, mir an ihm die Nase blutig schlagend... Dann wieder reagieren die Visionen auf meine Schweissausbrüche, das viele Gift und die Schlaflosigkeit und Übermüdung gaukeln mir einen Swimming-Pool in der Wüste vor, durch die ich seit Tagen wanke, am Verdursten, ich stürze mich hinein – und erwache in einem Gebüsch, was wohl einigen Lärm verursacht hat, weil ich etwas von verdammten Betrunkenen höre. Ich muss mich zusammennehmen, denke ich kurz vor dem nächsten Sturz... Dann folgt wieder eine längere Phase, in welcher ich tatsächlich wach bleibe, das liegt wohl weniger an mir oder meiner jetzt besseren Beherrschung als daran, dass nun eine ganze Schar von Verfolgern aufgetaucht ist; mindestens zwei Autos versuchen mir den Weg abzuschneiden, folgen mir überall hin, ich flüchte über verschiedene Wege und Strassen, hinter mir immer diese verdammten Schweinehunde, was wollen die von mir, frage ich mich verzweifelt, renne schliesslich um ein Altersheim herum, wo ich mich verstecken kann; tatsächlich steigt der Fahrer des einen Wagens aus, offensichtlich sucht er mich, vermutlich sind es Bullen, die von irgendwelchen Bürgern auf mich gehetzt wurden, denke ich; jetzt habe ich ihn abgeschüttelt, den Typ beim Altersheim, ich flüchte am Freizeitzentrum vorbei Richtung Wald – da ist schon das andere Auto. Jedesmal, wenn ich gehe, fährt es auch, wenn ich ein Haus später anhalte, hält auch der Fahrer dieses Wagens... was, verflucht nochmal, ist das? Als ich den Wald hinein renne, folgt mir keiner, der aussteigt, sondern das besagte Auto fährt langsam weiter, hält an, fährt weiter, hält an, wendet am Ende der Strasse, fährt schnell, dann wieder langsam zurück, hält wieder...

ist es wohl ein Zeitungsausträger, oder die Post, oder die Polizei? Doch ich flüchte, ohne Antwort zu erhalten, zu gefährlich. Auf der Strasse habe ich plötzlich wieder den andern Wagen hinter mir; langsam folgt er mir, hält nicht, fährt zwei, drei Schritte hinter mir. Als ich stoppe, hält auch das Auto, ein älterer Mann steigt aus, mustert mich, ich frage: was willst du, was soll das? Bürgerwehr spielen? Auf harmlose Nachtschwärmer losgehen? Ich bekomme keine Antwort, doch der Mann steigt wieder ein, fährt an mir vorbei. Noch heute weiss ich nicht, ob die Verfolgung durch die Autos real war, der Mann aber, der mir gefolgt ist, ausstieg... das war überreal... das muss gestimmt haben, tatsächlich geschehen sein.

Ich hätte noch viel zu berichten von diesem Wochenende, da wäre noch der Weg hinunter in die Stadt, der mich in etwa acht Stunden kostete, von unzähligen Stürzen begleitet, auf den Arsch oder aufs Gesicht, dann wieder irgendwer, der mich am Arm ergreift und sagt: aber Sie können doch nicht einfach auf der Strasse sitzen, oder liegen, oder stehenbleiben, und ich schaue ihn oder sie völlig erstaunt an, weil ich davon nun aber auch gar nichts begriffen habe, dann aber doch merke, das ich tatsächlich auf der Strasse sitze oder einfach bin, und schleunigst das Weite suche, eine neue Idee im Kopf, vor der ich flüchten muss, weil die auf gar keinen Fall in meiner Einbildung existiert, sondern real ist – sehr real und sehr gefährlich in meinem Zustand – die Polizei und die Psychiatrie –, und flüchte jetzt noch schneller, noch versteckter über kleine Schleichwege durch die Stadt, an jedem öffentlichen Klo anhaltend, weil ich nachladen muss; die Dosis schwankt zwischen Riesenkicks und ganz kleinen, und immer wilder wird diese Jagd, dieses Traumtanzen oder Schlafwandeln durch den harmlosen und sonnigen Zürcher Alltag, von unzähligen Abenteuern begleitet, zum Beispiel ein Billett an einem VBZ-Automaten zu lösen oder Zigaretten einzukaufen in einem Laden, was die Besitzerin total erschreckt, weil ich wohl etwas seltsam aussehe mit meinen fahrigen und hastigen Bewegungen und den Augen, aus denen ich kaum mehr rausblicken kann. In einem Café schmeisse ich den Kaffee auf den Boden, weil ich ja gar nicht das, sondern ein Mineralwasser will, wie mir wohl zu spät eingefallen ist, lege irgendeine Note auf den Tisch und flüchte weiter vor der Wut der Wirtsleute, um mich unter den nächsten Baum zu legen. Schliesslich löse ich eine Tageskarte für das Tram, setze mich hinein und fahre los, um nach zwei Stunden an derselben Stelle geweckt zu werden, am Bellevue, ob ich meine Fahrkarte hätte, werde ich gefragt, worauf ich meine Fahrkarte zeige, wobei mir die Regenbogenkarte einfällt ... Irgendwann komme ich auf dem Platzspitz an, völlig erleichtert, froh um den Schutz, den mir dieser Platz jetzt gerade zu verleihen vermag, vor eingebildeten Verfolgern und realen ...

Noch nach Wochen spürte ich nach jedem Koksschuss die Ratten in meinen Kleidern; das ging soweit, dass ich sie sogar sah, d. h. überzeugt war, sie zu sehen ... Nur Verfolger hatte ich keine eingebildeten mehr zu befürchten; es gab und gibt genügend reale in der Welt des Junkies, die er, die sie zu befürchten hat, und dazu hatte mir dieses Wochenende irgendwie gereicht. Ich schoss wohl noch einige Male Cocktails, finde auch nach wie vor, dass es wenig gibt, das dem gleichkommen könnte. Doch ich war sehr vorsichtig geworden, und nach einem Tag auf dem Platzspitz – ich besass gerade ziemlich viel Koks, die Polizei fuhr ein, ich musste den Sack mit dem Koks im Mund verstecken, wobei es eben feucht wurde, was es zerstört (das heisst, du kannst es nicht länger aufbewahren), worauf ich allein drei Gramm Koks in den nächsten fünfzehn Minuten reindrückte – mit extremen Folgen, ähnlichen und noch schlimmeren, was die Paranoia anbelangt –, nach diesem Tag auf dem Spitz jedenfalls rührte ich Kokain nicht mehr an, ich hatte und habe genug davon. Eigentlich ist es auch nicht mein Gift, meine Droge. Ich bin und bleibe Morphinist, trocken oder aktiv, und Kokain nistete sich nur für wenige Wochen in meinem Denken, meinen Wünschen ein, bis ich es wieder daraus vertrieb, wohl unter dem Eindruck dieses ganz gewöhnlichen Wochenendes, welches irgendwie doch zuviel gewesen war für mich.

Menschenwitz und Kunst

(...) In dir verehr ich Menschenwitz und Kunst.
Du Inbegriff der holden Schlummersäfte,
du Auszug aller tödlich feinen Kräfte,
erweise deinem Meister deine Gunst.
Ich sehe dich, es wird der Schmerz gelindert,
ich fasse dich, das Streben wird gemindert,
des Geistes Flutstrom ebbet nach und nach.
Ins hohe Meer werd ich hinausgewiesen,
die Spiegelflut erglänzt zu meinen Füssen,
zu neuen Ufern lockt ein neuer Tag. (...)

So schrieb einer, der es wissen musste, der Höhe seiner Apothekerrechnungen unter dem Posten »Laudanum« nach zu schliessen, über den Stoff, den er täglich zu sich nahm, vom zarten Jünglings- bis ins hohe Greisenalter. So schrieb einer, der diesen Stoff legal zu sich nehmen konnte, wie jeder andere Bürger der Welt auch, war er nun Dichter, Wissenschaftler, Kaiser oder Arbeiter, Fürst oder Bauer. So schrieb einer über den Stoff, den dieselben Leute als teuflische Droge, als logischen Weg in die Verwahrlosung, Verelendung und in den Tod bezeichnen, welche den Dichter des oben anzitierten Werks als grössten Meister der deutschen Sprache zu bewundern nicht müde werden. So schrieb, nein, kein Vertreter des Schandflecks am Platzspitz, kein der Drogenhölle Entsprungener, kein abgefuckter Junkie, die Zielscheibe von Verachtung, Spott und herablassenden Sprüchen von Journalisten, Wissenschaftlern und Politikern; so schrieb: Geheimrat Johann Wolfgang von Goethe ... Der zitierte Ausschnitt stammt aus dem Werk, welches allgemein gleichgesetzt wird mit der Suche nach der letztmöglichen Wahrheit, mit Erfahrungen jenseits der abgelatschten Wege, mit Vorstellungen also, die man uns Süchtigen ums Verrecken nicht zugestehen will. Und Goethe ging noch weiter: nicht nur, dass das historische Vorbild für seinen Dr. Faust Paracelsus war, der

Erfinder jener »holden Schlummersäfte«, die sich der Geheimrat aus seiner Apotheke zu Weimar zusenden liess; Goethe sorgte auch dafür, dass der Entdecker des Wirkstoffs des Opiums, der Apotheker Sertürner, welcher als erster Morphium isolierte, danach in verschiedenen Selbstversuchen testete und die Ergebnisse schliesslich veröffentlichte – verlacht von der Wissenschaft, weil ihnen ein Aussenstehender, ein Apotheker zuvorgekommen war –, dass dieser Aussenseiter der Wissenschaft mit der Ehrendoktorwürde der Universität zu Jena ausgezeichnet wurde.

Goethes Freizeitbeschäftigung – den Laudanumdekantierer bis zur Neige zu lehren – war keinesfalls aussergewöhnlich. Homer erwähnte in seiner Odyssee das Geheimrezept der Helena, den Gram ihres zweiten Schwiegervaters, des Trojanerkönigs Priamos' um den erschlagenen Sohn Hektor zu lindern – eine Mischung aus Wein und Opium; Ägypter, Sumerer, Assyrer, Babylonier, Griechen und Römer erfreuten sich am selben Rezept gegen Langeweile, Kummer und diverse körperliche Gebresten. Den Feldzügen Alexanders des Grossen kann man heute mühelos folgen, wenn man sich von Opiumfeld zu Opiumfeld begibt: Alexander liess jeweils seine Soldaten diese Opiumplantagen anlegen, um auf den jahrelangen Feldzügen durch den nahen Osten nicht sich selbst und seine Soldaten auf Entzug setzen zu müssen. Die römischen Kaiser setzten Höchstpreise für Opium und indisches Haschisch fest und bestraften das Panschen des Stoffs; in beinahe 400 offiziellen Verkaufsstellen konnten sich die Römer mit Opium eindecken, während bis zu 17 Tonnen der Droge als Absicherung der kaiserlichen Gelüste und Notvorrat dienten. Der Untergang des römischen Reiches liess diesen Nebenzweck des Opiumkonsums etwas in den Hintergrund treten; als einziges wirksames Rezept gegen die verschiedensten körperlichen Gebresten aber verschwanden Opium und seine Derivate nie mehr aus den Apotheken und von den Rezeptblöcken der Ärzte – nie mehr bis ins Jahr 1929, dem Zeitpunkt der weltweiten Illegalisierung aller Opiate.

Am Ende des Mittelalters änderte sich das Selbst-Bewusstsein der Menschen wieder; nicht mehr ausschliesslich die Freuden oder die Greuel des Jenseits interessierten sie, sondern das Hier und Jetzt, ihre eigene Wahrnehmung der Realität – und ab sofort stand vorab das Opium im Zentrum des Interesses der Forscher, der erwachenden Wissenschaften, die sich mit dem Geist, der Wahrnehmung, dem Denken und mit dem Körper als Sitz all dieser Äusserungen des Lebens beschäftigten: Philosophie, Medizin, später Psychologie und Psychiatrie.

Und lang ist die Reihe der Künstler – der Maler, der Musiker und Komponisten, der Dichter und Schriftsteller, der Architekten (und der Physiker), der Bildhauer, Schauspieler und Opernsänger –, die sich mit Opium aufputschten, mit Laudanum und weiteren Derivaten, und mit andern heute illegalen Drogen ihr Innerstes zugänglich machten, auf der Suche nach der letzten Wahrheit, der absoluten Musik, der totalen Dichtung, dem äussersten bildnerischen Ausdruck ihrer Phantasien. Die beginnende Industrialisierung bescherte den Menschen nicht nur das Morphium, sondern auch die Spritze, um dieses zu injizieren; dankbar für diese neue Erfindung waren unter anderm auch die Generäle der deutschen und der französischen Truppen im Krieg von 1870 – zur Hebung der Kampfmoral hiess es jeweils kurz vor der Schlacht: Antreten zum Spritzenfassen. Und so kehrten Hunderttausende von Süchtigen nach Hause, sorgten auf beiden Seiten des Rheins für einen rasanten Anstieg des Opiatverkaufs; die Dichter und Sänger, welche die Heldentaten der gedopten Krieger besangen, brauchten dasselbe Pulver zur Erleichterung des Gemüts und folgten damit einer romantischen Tradition: Novalis und E. T. A. Hofmann waren nur gerade die bekanntesten Dichter der deutschen Romantik, die dem Morphinismus verfielen, beileibe aber nicht die einzigen. Dazu kamen unzählige Ärzte und andere Wissenschaftler, Gutsherren und Fürsten, Könige und russische Zaren, Fabrikbesitzer und Fabrikarbeiter, Kammerdiener und Kammersänger... Nun ja: die Romantik war für die wenigsten Menschen tatsächlich romantisch – viele aber nutzten die Möglichkeit, das Dasein mit Opiaten anzureichern. Vor allem die Künstler experimentierten trotz der Stimmen, die vor Sucht und Überdosen warnten – und vor allem gegen Ende des 19. Jahrhunderts immer lauter wurden –, mit Opiaten und andern Drogen: in England Quincey, Lord Byron, die beiden Shelleys, Oscar Wilde etc., auf dem alten Kontinent Baudelaire, Dumas, Gautier, Daumier, Meissonier, Kirchner, Dalí, Picasso, Fallada, Benn, Cocteau, in den USA Burroughs, Ginsburg und so weiter, dann die vielen Rock-Idole... Nun ja: hypothetisch die Frage, wie viele Goyas und Schuberts, Trakls und Chopins, Beethovens und Picassos etc. auf dem Platzspitz und in andern Drogenszenen dieser Welt in einen sinnlosen Tod getrieben werden, um einer sinnentleerten Welt, einem stumpfsinnig-abgebrühten Publikum zu demonstrieren, wie nutzlos es ist, sich mit tieferen Schichten des Bewusstseins zu beschäftigen als behördlich erlaubt. Was braucht eine Gesellschaft Kassandras, für die ein blödelnder Showmaster mit stubenreinem Hund der Inbegriff von Schauspielkunst, die tiefschürfenden Betrachtungen eines ehemaligen Stadtpräsidenten über Enten auf dem Zürichsee der Weisheit letzter Schluss, ein offen korrupter Stadtpräsident ein Zeichen für mutige Politik ist? Was ist Nachdenklichkeit, was ist Philosophie in einer Welt, die sich dazu entschlossen hat, auf den Vulkanen zu tanzen: nur um nicht zu denken, nur um abzustellen, nur um nicht zu hören und Konsequenzen zu ziehen? Was sind diese Fragen gegenüber der Schlagzeile im Blick: »Drogenhölle am Platzspitz«???

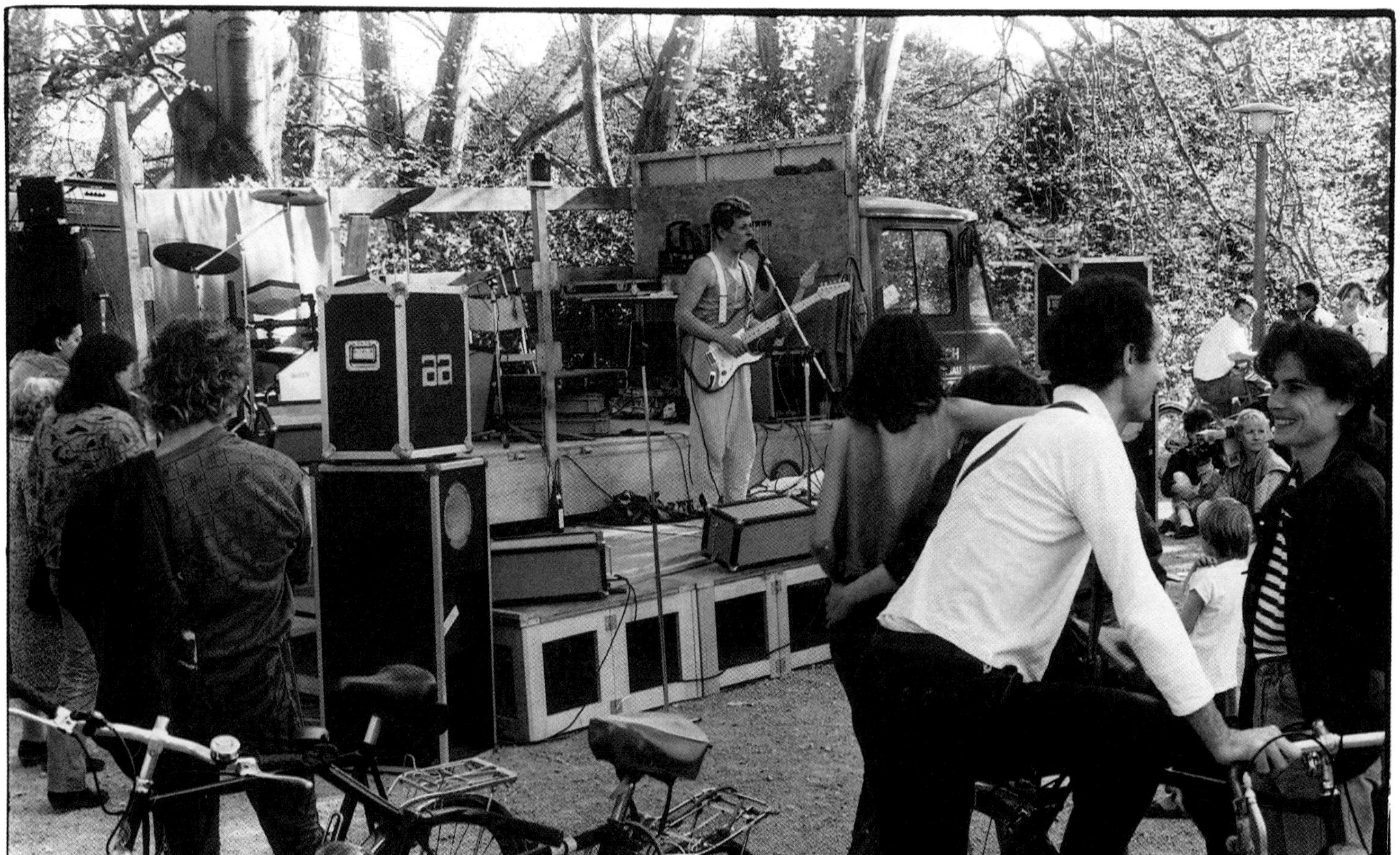
aa

Als immer mehr Menschen
dem seltsamen Treiben
von Polizei und Behörden
nicht länger zusehen wollten
und das Ghetto
von aussen durchbrachen,
sahen die amtlichen Problemlöser
im Kochen von Suppe
eine »Attraktivitätssteigerung«
des Platzes,
befürchteten »Sogwirkung«
und leisteten
zähen Widerstand.

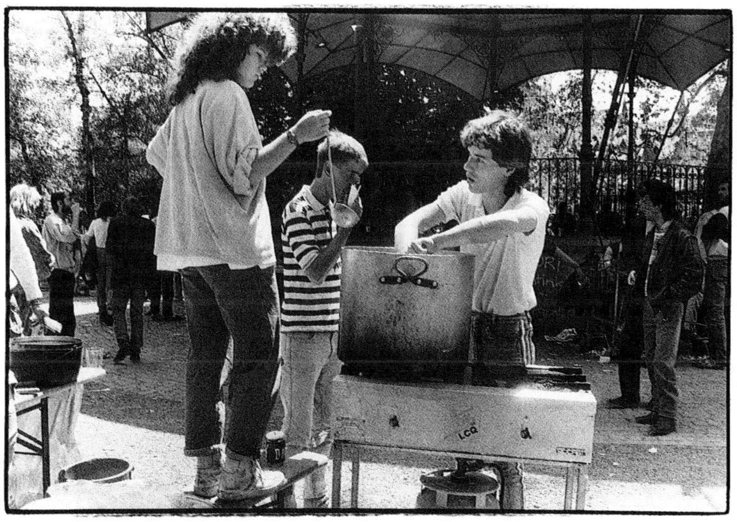

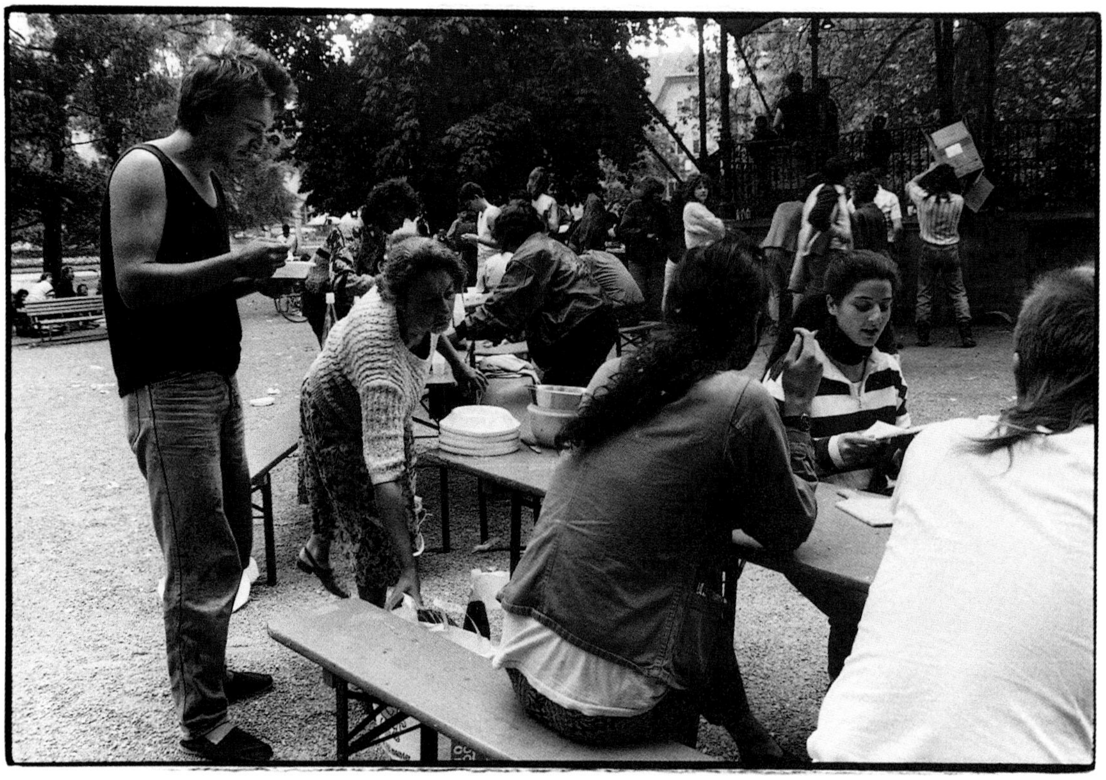

Die Arbeitsgemeinschaft Platzspitz versucht z. B. mit Kochen, das Ghetto aufzubrechen.

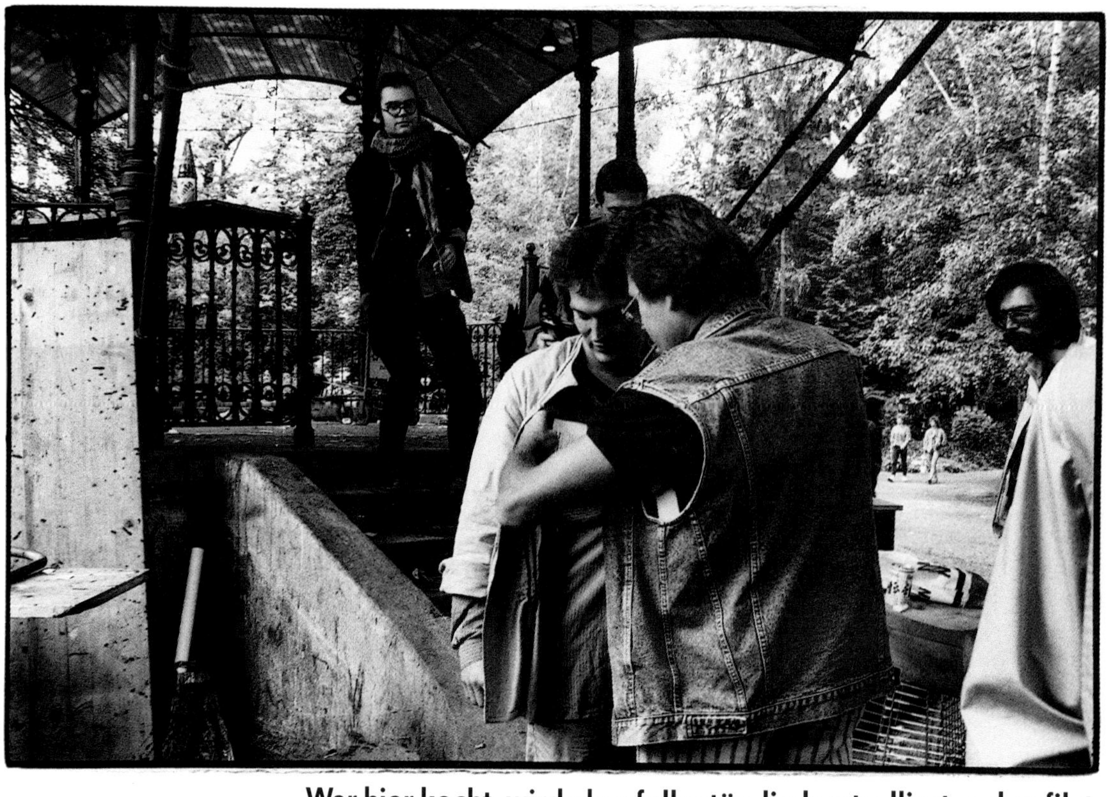

Wer hier kocht, wird ebenfalls ständig kontrolliert und gefilzt, obwohl den Fahndern längst alle bekannt sind.

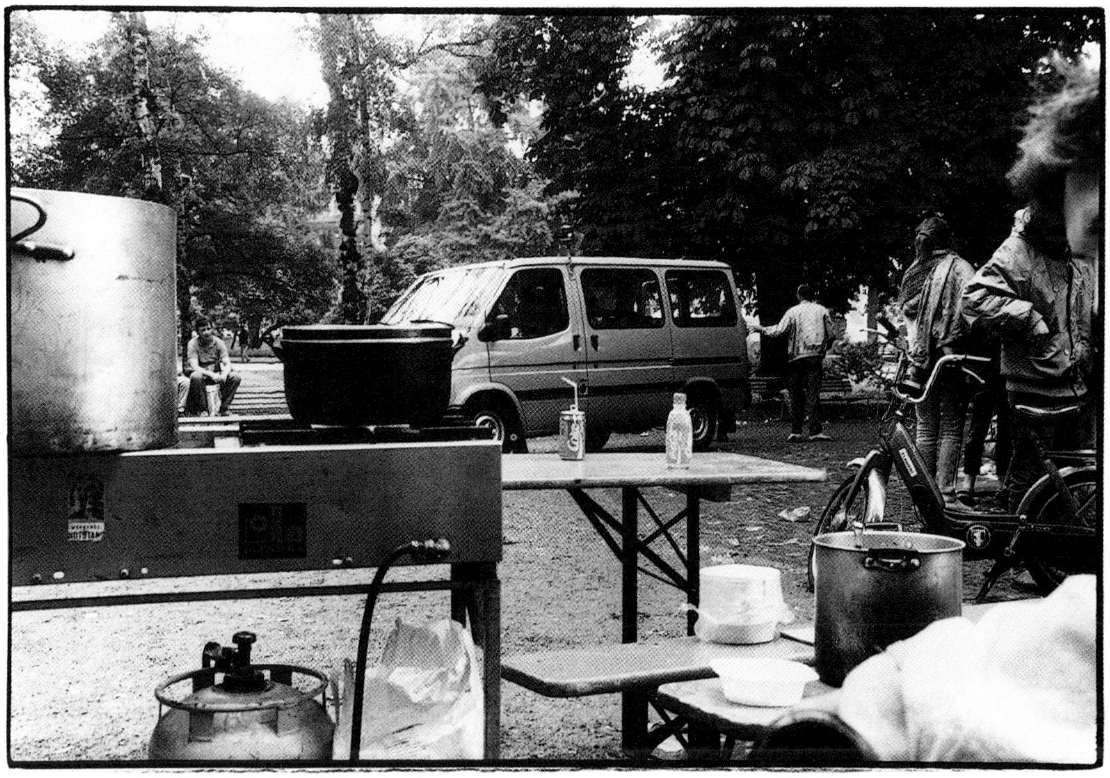

Die Polizei greift die Kochtöpfe mit PS und Abgasen an...

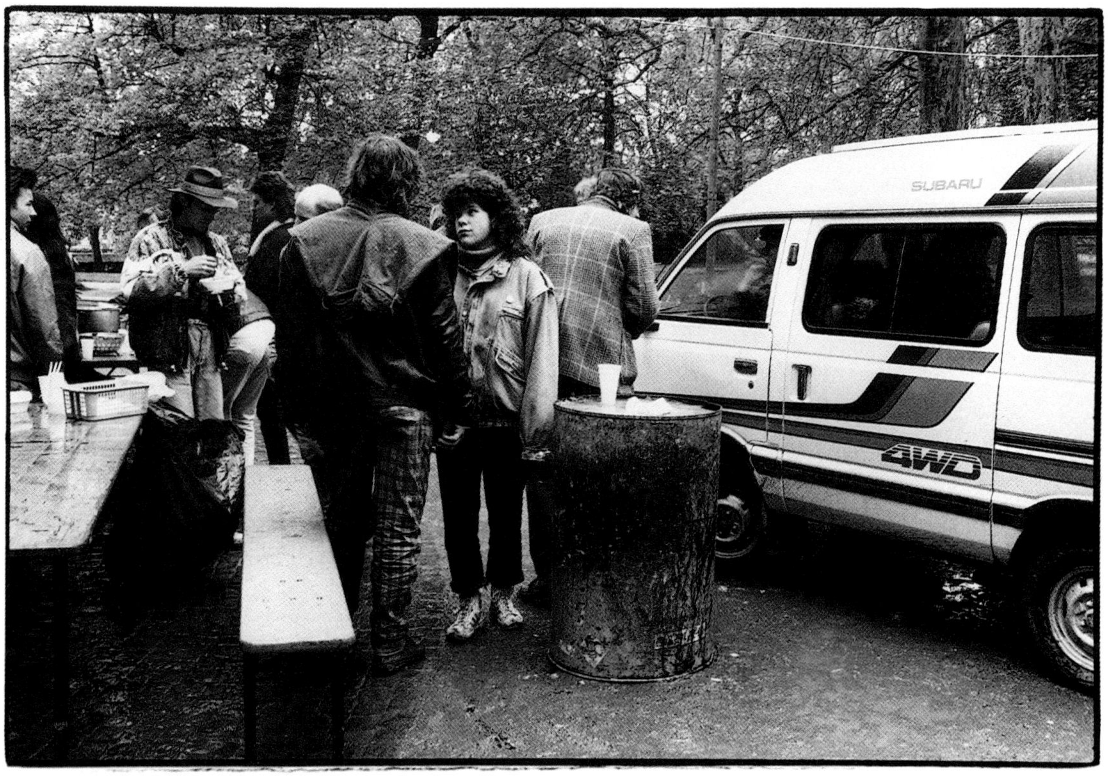

...und verteidigt ihr Revier mit provokativer Präsenz.

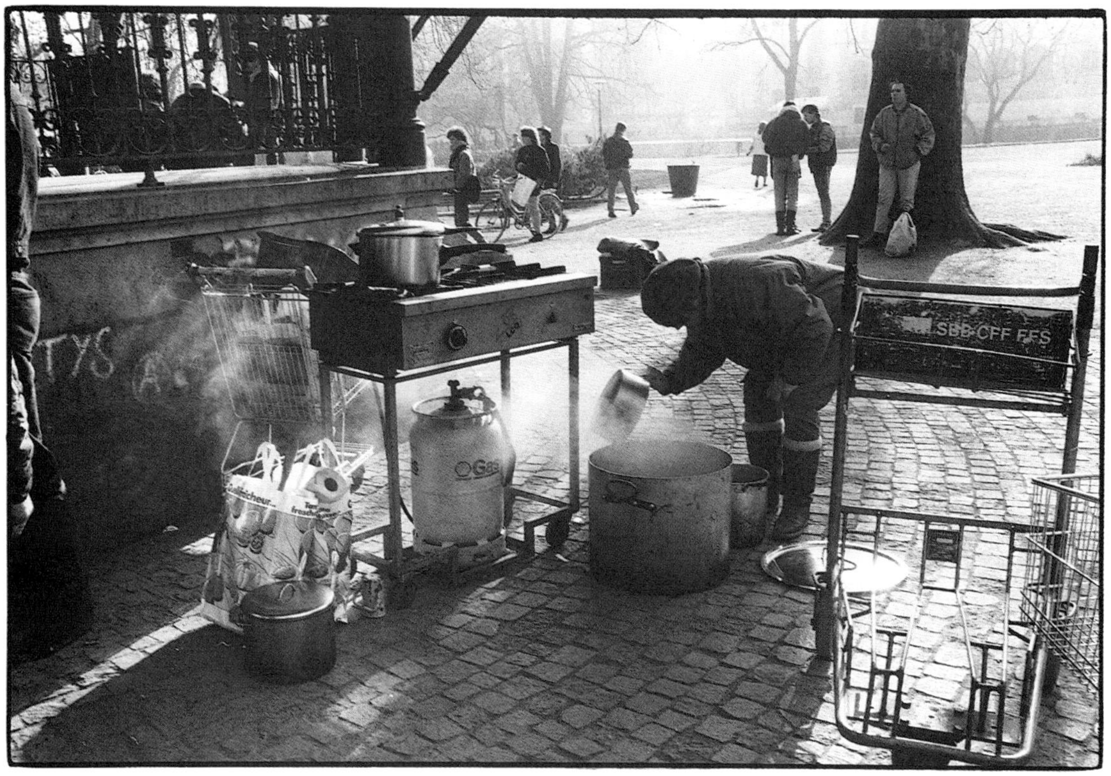
SBB CFF FFS

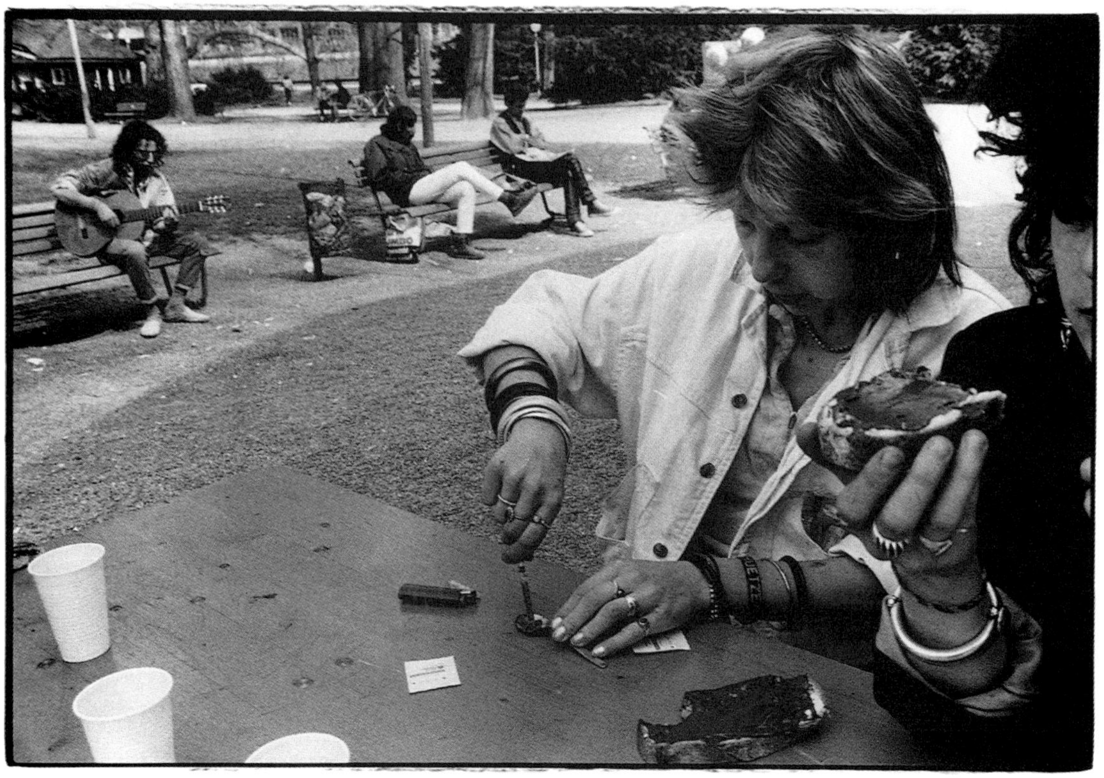

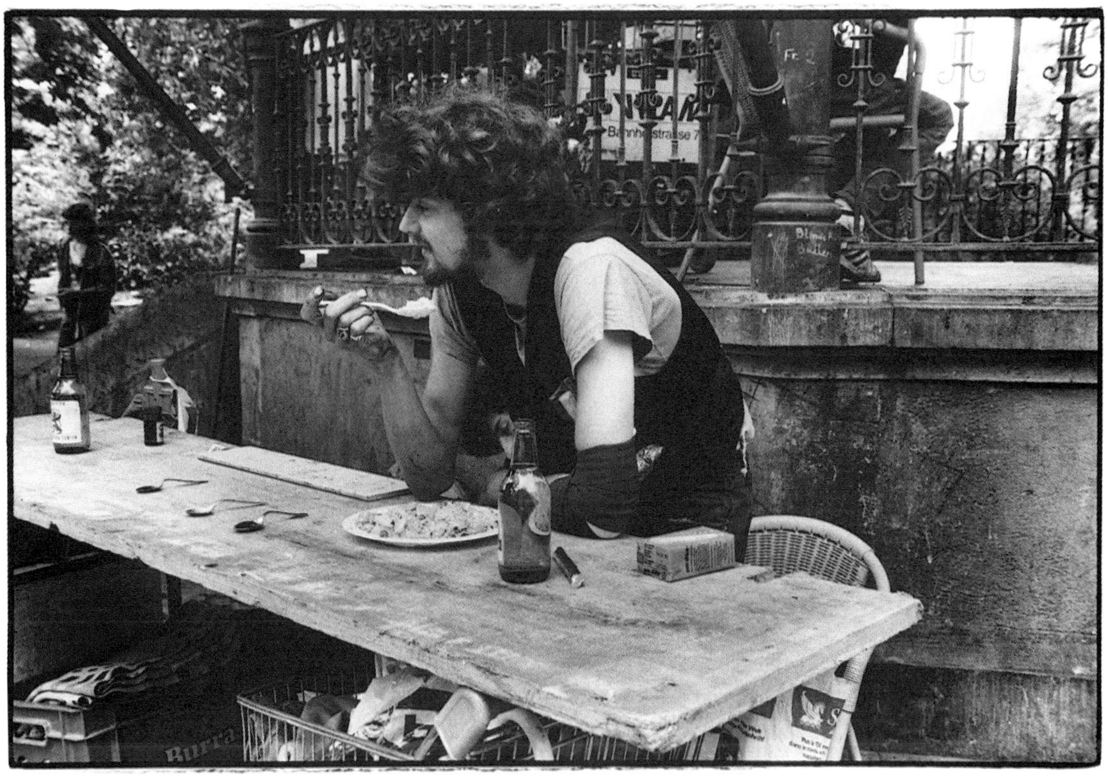

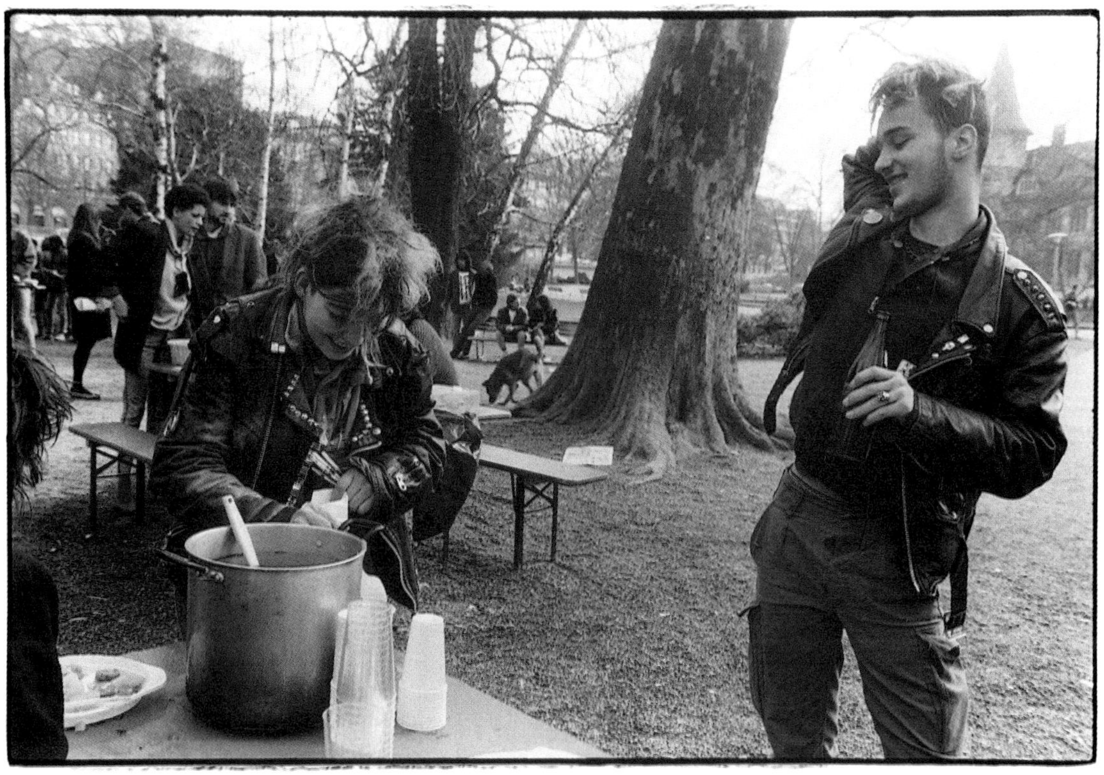

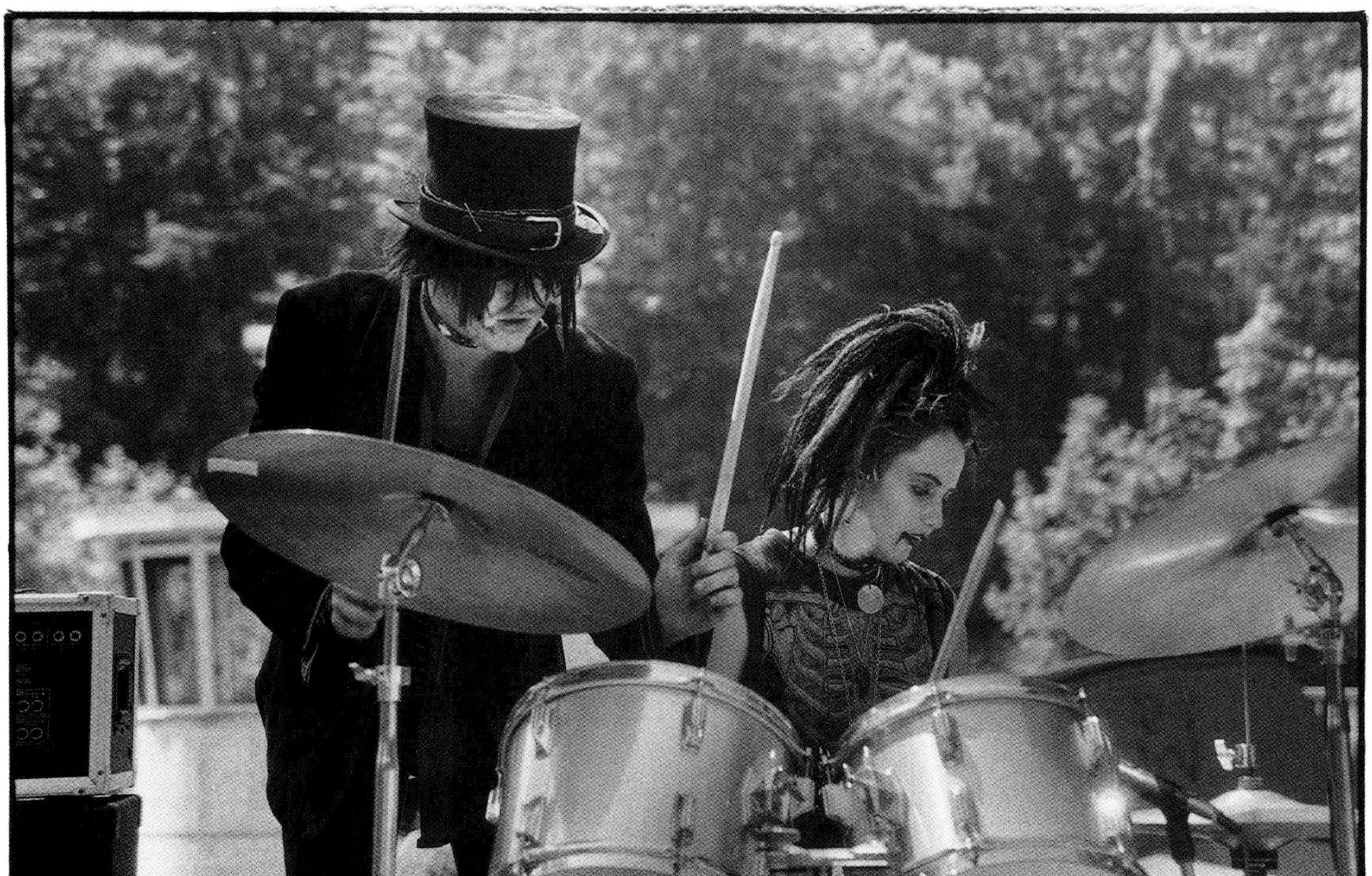

Zum Abschluss

Seit dreizehn Jahren

konsumiere ich Heroin; mal hoffnungslos weggetreten, ohne Aussicht auf bessere Zeiten, mal im vollen Luxus des Dealerlebens, mal auf Methadon die staatlich abgesegnete synthetische Ersatzdroge konsumierend, dazwischen immer wieder nüchtern, Monate, Jahre, während denen ich das dannzumal hinter mir liegende Leben als Junkie, die Existenz an der Nadel endgültig überwunden glaubte, dann tage-, wochenlange Kämpfe gegen die Versuchung, dem Drang nachzugeben, wieder abzustürzen, auf die Gasse zu gehen, um einzukaufen. Dreizehn Jahre lang erlebte ich vieles, alles mit Heroin, stand frierend, wartend, mit laufender Nase auf dem Hirschenplatz, durch lange brutale Zürcher Winter, in Schnee und Regen, dann wieder an warmen Sommertagen an der Riviera und auf dem Platzspitz, am Bellevue und im AJZ. Dreizehn Jahre lang zog ich meine Show durch, verbarg meine Sucht vor Lehrern und Arbeitgebern, Schulkollegen und FreundInnen, Verwandten und Bekannten, stand schwer gedopt als Gitarrist verschiedener Bands auf der Bühne, schrieb, auf Heroin, Artikel für Zeitungen und für mich selbst an – unvollendet gebliebenen – Romanen und an diesem Buch, arbeitete – heroinsüchtig – als Programmierer und als Sozialarbeiter, als Betriebsorganisator und als Journalist. Dreizehn Jahre lang lebte – ja: LEBTE, nicht: überlebte – ich also mit Heroin, erlebte zwischen Gasse und Luxusappartement alles damit: Knast, den Deal, den Verlust von Beziehungen und Freundschaften, sah zu – konnte nichts anderes tun als zusehen, wie einer meiner Freunde an einer Überdosis Koks verreckte, beobachtete, wie Leute naiv wie einst ich selbst auf die Gasse kamen, um dann, Schritt für Schritt und Rückschlag für Rückschlag, zu lernen, wie auf der Gasse überlebt werden kann, – oder verreckten. Dreizehn Jahre lang erlebte und beobachtete ich Repressionen und Verelendung, Vereinsamung und Tod, sah zu, wie einst schöne Frauen durch die Zwangssituation der Abhängigkeit ihr gutes Aussehen und ihre Selbstsicherheit verloren, gebrochen durch die Erlebnisse auf dem Strich, mit Freiern und Zuhältern. Es gab gute Zeiten dabei, Zeiten voller Energie und Aktivitäten, voller Zuversicht und Power, dann wieder Tage, Wochen, Monate, die nur schleppend vergingen, in denen gar nichts geschah, höchstens unterschieden durch die Wirkungsdauer der Kicks, hoffnungslos, gelangweilt, resigniert. Aufgrund meiner Sucht sass ich auch im Knast, erlebte verschiedene Haftstrafen dort, überstand Zwangsentzüge in der Zelle, trotz Depressionen und Suizidwünschen. Ich warf viel Geld raus für meine Sucht, um nicht die innige Beziehung zu Erowina, dieser einzigartigen Gottheit zu verlieren, und ich war – und bin es noch – extrem darin, mich auf dieses Leben, diese Lebensweise einzustellen, pumpte mich voll mit Stoff, begnügte mich wenn immer möglich nie damit, nicht auf Entzug zu kommen, sondern kostete diese Existenz am Rande des Wahnsinns – am Rand, nicht IM Wahn – voll aus. Ich habe viel gelernt dabei: ich habe gelernt zu überleben, wie eine Katze auf allen vieren zu landen und trotz allen Stürzen wieder aufzustehen; um meine Sucht zu befriedigen, habe ich gelernt, das selbst zu tun, was – normgerechte – Sprösslinge des Bildungsbürgertums höchstens aus den Romanen und kaum je aus eigener Erfahrung kennenlernen: zu schmuggeln, zu dealen, Unterschriften zu fälschen, mich zu verstellen, die wahren Absichten hinter unschuldigem Gesichtsausdruck und freundlichem Lächeln zu verbergen, zu stehlen, zu betrügen und vieles mehr. Jahrelang trug ich eine Maske, verbarg mich und meine Gefühle dahinter – was ist das schon, gehört das nicht zum bürgerlichgenormten Verhaltenskodex? – und arbeitete gleichzeitig hart daran, hinter dieser lächelnden Grimasse nicht das eigene Gesicht zu verlieren, während ich meine Sucht als heimliches Laster leben wollte.

Dreizehn Jahre lang las ich in Büchern, Zeitungen und Zeitschriften, wie die Öffentlichkeit mit meinesgleichen umgeht, was sie von uns hält. Dreizehn Jahre lang reagierte ich darauf mit Schuldgefühlen und Selbstvorwürfen, was dann von verschiedenen Leuten, Verwandten und Therapeuten vor allem, weidlich ausgenützt wurde, um mich unter Kontrolle zu behalten. UND: dreizehn Jahre lang liebte ich auch dieses Leben. Fixte, aber nicht als Selbstmörder auf Raten, wie es so schön und malerisch genannt wird, sondern als ein zum Leben in den Extremen Verdammter, zusammen mit andern, ausgestossen und ins Ghetto getrieben, weil wir diese laue Brühe genannt »Leben« genannt Normalität – überleben und kein Jota mehr – verabscheuten, daraus ausbrachen und immer wieder ausbrechen. Nicht aus Hass, aus Liebe zu dieser Lebensweise, aus Liebe zu einem Leben, welches ich tausendmal verwünschte und doch mit jeder Faser liebe, wie nur ein Liebender – oder eben: ein Süchtiger – es kann.

Durch diese Höllen und Himmel, durch diesen

Wahnsinn ausserhalb der mediokren Wirklichkeiten der modernen schönen neuen Welt bin ich gekommen, sage ich mir manchmal, und jetzt soll ich aufgeben, schrecke vor diesen oder andern Kleinigkeiten zurück?

Nein.

Noch ein Wort zur Repression

Zu Beginn der siebziger Jahre besteht die Repression gegen den sogenannten Betäubungsmittelmissbrauch aus polizeilicher Verfolgung und juristischer Bestrafung; die übrige Bevölkerung interessiert sich kaum für dieses Problem oder hat Mitleid, die Medien betonen in ihrer Drogenberichterstattung gerade diejenigen Aspekte, die Sucht und Gesellschaft miteinander verbinden, Junkies sind vor allem die Opfer des Materialismus und von Sinndefiziten, und die Polizei erntet mehr Kritik als Lob für ihre Antidrogenkampagnen, es sei denn, sie richte ihre Anstrengungen wieder einmal auf die Mafia und andere Vertreter des organisierten Verbrechens. Das ändert sich bald; immer stärker versuchen die Drogenbehörden die Bevölkerung und die Medien einzubeziehen, und letztendlich gelingt ihnen das auch.

Da ist zuerst jenes polizeiliche Merkblatt, welches sich an die Wirte im Niederdorf, die Laden- und Spielsalonbesitzer an Zürichs Sündenmeile wendet, alle diese Leute vor den Gefahren einer toleranten Einstellung gegenüber Drogensüchtigen warnt, genaue Erkennungsmerkmale von Süchtigen auflistet – kleine Pupillen, hängender Kopf, schlurfende Schritte, unvermittelt aggressiv, gemeingefährlich, wenn ihnen der Stoff fehlt etcetc. – und zur Hinausweisung von Junkies aus den betreffenden Lokalen und zur Zusammenarbeit mit der Polizei auffordert.

Die Wirte reagieren prompt: einerseits werden die Glühbirnen auf den Klos ausgewechselt – im nun verwendeten UV-Licht ist es für uns Junkies unmöglich, die Venen zu erkennen; andererseits werden die Kaffeelöffel ausgewechselt – statt aus Metall sind sie nun aus Plastik, und so wird den Junkies non-verbal klargemacht, dass sie hier unerwünscht sind, gleichzeitig schützen die Wirte ihren Löffelbesitz... Zudem stellen viele Wirte Rausschmeisser ein, die sich auf die Erkennung von Fixern spezialisiert haben.

Als nächste reagieren die Spielsalonbesitzer – auch hier werden Rausschmeisser engagiert; die Ladenbesitzer schliessen sich an. Erstmals wendet sich die Dörflivereinigung an die Bewohner des Niederdorfs – diese Vereinigung, in welcher Wirte, Ladenbesitzer und weitere Gewerbetreibende organisiert sind, informiert die Bevölkerung über die Gefahren durch Drogensüchtige, warnt vor Entreissdiebstählen, ruft zur Denunziation auf.

Um die grosse Mehrheit hinter diese Politik der Ausgrenzung und Ghettoisierung zu scharen, braucht es sowieso wenig. Schon die ersten Präventionskampagnen durch die Zürcher Polizei waren voll darauf angelegt, den Menschen Angst vor den Süchtigen zu machen, indem vor allem verdrängte Emotionen angesprochen wurden – die Angst vor dem Sterben, vor Krankheit und Siechtum. Dazu kommt nun immer mehr der Schweizer Mediengigant Ringier; die Zofinger Zeitungsmacher verfolgen schon seit jeher die sich auszahlende Politik, die Xenophobie und die Ressentiments der schweigenden Mehrheit gegen alles Andersartige und Fremde mit reisserischen Artikeln anzusprechen. Lange schwimmen »Blick« und »Schweizer Illustrierte« auf der Mitleidswelle, doch als die ausländische Presse, vor allem die französischen, englischen und amerikanischen Zeitungen das Thema »Drogenszene in Zürich« entdecken, hämisch die Nähe der Szene zu den Wirkungsplätzen der Gnomen von Zürich, des Bankgeheimnisses etc. kommentieren, steigt Ringier zu Beginn des Jahres 89 voll in den Repressionszug. Einerseits Hetzartikel direkt gegen die Junkies, dazu Angriffe gegen die angeblich untätige Polizei – amerikanische und französische Reporter hatten behauptet, dass Polizisten einfach wegsähen, wenn sie jemanden beobachteten, der sich einen Kick zubereite; wahrscheinlicher ist, dass dem Betreffenden die Nadel aus dem Arm gerissen wird! –, andererseits Artikel, in denen das Hamstergefühl und der Neid der Schweizer angesprochen wird: jeden Tag werden soundsoviele Millionen Franken auf dem Platzspitz umgesetzt; soundsoviel Prozent Gewinn bedeutet das Drogengeschäft etcetc.

Natürlich ist dies ein Punkt, der gut verständlich ist: schliesslich sind hier, in der Schweiz, in ganz Europa, Geschäfte dann gut, wenn sie zwischen sechs und sieben Prozent Gewinn abwerfen. Einmal abgesehen davon, dass unbewusst oder bewusst sowieso Drogengeschäfte durch Schweizer Finanzinstitute finanziert werden – bei einer faktischen Abhängigkeit der CH-Wirtschaft von rund zwanzig Prozent von Drogen- und weiteren illegalen Geldern auch kein Wunder –, ist es nur zu gut vorstellbar, wie einem dieser »Sechs-bis-sieben-Prozent-Gewinn-Manager« die Augen aus den Höhlen treten beim Gedanken an die sechs- bis sieben-TAUSEND Prozent Gewinn, die das Drogengeschäft zwischen Produktion und Endverkauf abwirft.

Über diese »Informationskampagnen« – über diese Hetzartikel-Serie im »Blick«, assistiert von den scheinheiligen Rührstücken »Hölle am Platzspitz«, »Aids-Hölle Schweiz«, »Besuch in Pfarrer Siebers Aids-Klinik« in der »Schweizer Illustrierten«, die alle auf dieselbe schmierig-soziale Art zusammengeschustert werden, dass dem Leser nur eine mögliche Reaktion bleibt: bin ich froh, dass ich nicht so bin wie jene!!! –, wird auch der letzte Rest von sozialer Solidarität zerstört. Die Folgen für die Junkies sind denn auch folgende: wir können dieses unser Land kaum mehr anders wahrnehmen denn als ein Land mit fünfzigtausend Polizisten und mehr als sechs Millionen Hilfspolizisten... Verfolgt von beinahe allen, überall ausgestossen, hinausgewiesen. Gerade dadurch, dass nun beinahe die ganze Schweizer Gesellschaft einbezogen wurde in die Repressionskampagnen von Behörden und Medien, ist der Schritt zurück – das allgemein akzeptierte und propagierte Wunderrezept aller Therapieanstrengungen –, der Schritt zurück in diese Gesellschaft zu gross geworden. Für viele Fixer auf dem Platzspitz gilt dies schon lange: sie verlassen den Platzspitz überhaupt nicht mehr, bleiben bei jedem Wetter dort – warum auch nicht? Draussen würden sie ja sowieso überall davongejagt, vertrieben, als Aussätzige behandelt.

Der Schritt zurück wird dann im Bleisarg vollzogen... Was die Medien NICHT schreiben, was bislang nirgends zu lesen war, weder in Ringier-Artikeln, noch in der objektiveren übrigen Pressewelt, erst recht nicht im vornehmen »Weltblatt« NZZ, obwohl grad die darüber Bescheid wissen müsste: das jeder, der so davongetragen wird, im Bleisarg, höchstens begleitet von einigen Junkies, die dann wenig später vermutlich ebenfalls weggetragen werden, gerade deshalb sterben musste, damit organisiertes Verbrechen UND Finanzplatz Schweiz weiterhin mit fetten Gewinnen aus dem illegalen Drogengeschäft gemästet werden können. Die einzige Lösung des Drogenproblems wäre wohl, mit der bisherigen Politik aufzuhören, welche Drogen und Konsumenten als Problem betrachtet, d.h. die Drogen zu legalisieren. Weil aber diese Illegalität der Drogen, über die Einschleusung der Drogenmilliarden in die Weltwirtschaft, dieser riesige Impulse verleiht – eine Finanzspritze von fünfhundert Milliarden Dollar im Jahr –, ist die einzig mögliche Lösung des Drogenproblems unmöglich... Solange kein zufriedenstellender Ersatzschwarzmarkt für das organisierte Verbrechen existiert. Diese Fakten sind der Skandal, nicht die vielleicht zwanzigtausend Heroinsüchtigen in der Schweiz...

Schlusskommentar zur Drogenpolitik

- wer von der Verelendung der Süchtigen spricht, muss von den Preisen der Drogen reden, und diese werden diktiert durch die Illegalität dieser Drogen;
- wer von den hohen Preisen der Drogen spricht, muss vom organisierten Verbrechen sprechen, dem die Illegalität der Drogen Gewinne in Milliardenhöhe garantiert;
- wer dem organisierten Verbrechen vorwirft, skrupellos die legalen Strukturen der Weltwirtschaft auszunützen, muss auch davon reden, dass einerseits die Ächtung der Drogen, andererseits die Durchlässigkeit der legalen Wirtschaftsstrukturen diese Geschäfte ermöglichen;
- wer von der Illegalität des Umgangs mit Drogen, den Folgen der Ächtung der verschiedenen Drogen nach den zahlreichen Drogenkonferenzen des Völkerbundes in den »goldenen« Zwanzigern spricht, damit neben dem Drogenkonsum den Handel, die Finanzierung und die Herstellung der Drogen meint, muss auch davon sprechen, dass ausgerechnet die Opiate, vor allem Heroin, den heute führenden Chemiegiganten – von Hoffmann-LaRoche über Bayer & Co bis hin zu Du Pont – den Aufstieg von unbedeutenden kleinen Unternehmen zu einflussreichen Chemiemultis ermöglichte;
- wer – gerade in diesem Zusammenhang naheliegend – glaubt, dass schliesslich legale und illegale chemische Industrie heute nichts mehr miteinander zu tun haben – mit Ausnahme einiger mehr oder weniger zufälliger historischer Parallelen –, sollte sich einerseits daran erinnern, dass die illegale Herstellung von Heroin ohne einige höchst legale Substanzen – Essigsäureanhydrid zum Beispiel: darauf hat die deutsche Chemiefirma Merck & Co., eine der ersten Heroinherstellerfirmen, beinahe das Monopol – nicht möglich ist, und muss andererseits zur Kenntnis nehmen, dass die Entwicklung der legalen wie der illegalen chemischen Industrie seit dem Jahr 1929, dem Zeitpunkt der Heroinächtung also, sowohl nach gleichen Prinzipien funktioniert wie auch zu ungefähr gleichen Grössenverhältnissen geführt hat: beide Zweige der chemischen Industrie setzten im Jahr 1987 je 500 Milliarden Dollar um;
- wer weiterhin von der Unabhängigkeit der legalen chemischen Industrie von ihrer illegalen Schwester – oder sollte das nicht Tochter genannt werden? – spricht, sollte einen Blick in die Statistiken der Schweiz werfen, wo 100000 (legale) Medikamenten-Abhängige rund 20000 (illegalen) Drogenabhängigen gegenüberstehen, und sich dann in einer geschlossenen Abteilung einer schweizerischen psychiatrischen Anstalt umsehen, wo auf einen Heroinabhängigen bis zu zehn Medikamentenmissbraucher fallen;
- wer schliesslich von den riesigen Gewinnen des internationalen Drogenhandels spricht und diese als volkswirtschaftliche Schäden – in Milliardenhöhe – bezeichnet, sollte zu den volkswirtschaftlichen GEWINNEN gerade in der Schweiz nicht schweigen; die pervers hohe Abhängigkeit der Schweizer Wirtschaft von Flucht- und Drogengel-

dern, welche nach Expertenmeinung rund zwanzig Prozent des Wirtschaftsvolumens umfasst, erinnert fatal an das Votum der Schweizer Delegation an der Genfer Drogenkonferenz im Jahr 1925: nicht der Handel mit Drogen sei problematisch, Probleme schaffe einzig und allein die Versorgung der einzelnen Konsumenten durch die Kleinhändler, und dem könne mit nationalen Gesetzgebungen abgeholfen werden. Der internationale Handel mit den Opiaten aber solle ungehindert fortgesetzt werden können;
- wer schliesslich die fetten Gewinne der Volkswirtschaft dazu verwendet, die dritte Welt wirtschaftlich auszupowern, ihr die Verwendung von fremdem Saatgut etc. aufzwingt, sollte sich nicht wundern, wenn die Bauern in der dritten Welt – Cocapflanzer in Lateinamerika oder Opiumbauern in Kleinasien, dem goldenen Dreieck und anderswo – kaum dazu überredet werden können, anstelle von Coca oder Opium anderes anzupflanzen: warum sollten gerade diese Bauern die Botschaft von der Konkurrenzfähigkeit nicht ernstnehmen? Es ist deshalb höchst fraglich, ob anstelle von Coca Bananen für die United Fruit und anstelle von Opium Ananas für Del Monte angepflanzt werden ...

Wer also
- die Verelendung der Süchtigen beklagt;
- dem organisierten Verbrechen vorwirft, mit dieser Verelendung riesige Gewinne zu machen;
- selber aber von diesen Gewinnen profitiert;
- die volkswirtschaftlichen Schäden beklagt, die Gewinne aber nicht erwähnt
- und gleichzeitig die Repression gegen Süchtige und den Deal durch Polizei und Justiz aufrechterhalten will, weil ja schliesslich der »war on drugs« erklärt wurde;

wer also alle diese Bedingungen erfüllt, ist Drogenfachfrau oder -mann, bekannteR PolitikerIn in einer der Nationalratsparteien und hat für ihre/seine drogenpolitischen Voten nur zwei mögliche Grundlagen: entweder ein Wirrwarr im Kopf – was sicher keine Behinderung seiner/ihrer politischen Karriere bedeutet – oder schlimmer: die Einsicht in die Zusammenhänge zwischen der Illegalität der Drogengeschäfte und einer blühenden Volkswirtschaft. Eine dritte Möglichkeit gibt es nicht.

Gründe, die Drogen zu legalisieren, gibt es viele. Meine eigene Erfahrung mit Sucht, mit Heroin lässt mich für eine Legalisierung – nein, nicht das Weichspülsprüchlein von der Entkriminalisierung!!! – plädieren: weil ich mehrmals eine Suchtperiode aus guten, das heisst gutversorgten Situationen heraus beendete, von mir aus in einem Spital, einer andern Entzugsstation oder zu Hause einen Entzug durchmachte und überstand, einfach deshalb, weil mir die gute Versorgung mit gutem Stoff ermöglichte, über meine Situation nachzudenken – will ich weiterfixen oder nicht. Im Alltagsstress auf der Gasse taucht zwar diese Frage ebenfalls auf – nicht aus Überlegungen über die eigene Situation allerdings, sondern als Folge des oft unmenschlich harten Kampfs um den nächsten Kick. Sobald aber dieser in Reichweite ist, sind die guten Vorsätze vergessen – dies den Verfechtern der Leidensdrucktheorie ins Stammbuch!

Fachleute und PolitikerInnen singen allezeit das Hohelied von der Abstinenz. Erst ein sauberer Fixer ist ein guter Fixer, heisst es dann jeweils. Die Realität allerdings, die wir Süchtigen auf der Gasse erleben, sieht anders aus. Die Realität der behördlich genehmigten und durchgeführten Repression, des Kampfes dafür, dass alle Fixer zu guten Fixern werden, endet zu oft – im Jahr 1989 genau 209mal zu oft – mit dem Tod eines Junkies ... die Realität heisst: nur ein toter Fixer ist ein guter Fixer.

Aber auch Fachleute der liberalen Richtung geben als Ziel der Bemühungen geheilte Junkies an, nüchtern, saubergekämmt, reintegriert – und schon enthüllt sich der reale Inhalt aller Diskussionen: einig im Ziel, uneinig in der Methode. Liberal oder repressiv auf die Junkies einzuwirken, sie zu ihrem Glück – zu deutsch: zu der Vorstellung von Leben, wie sie der Mehrheit richtig erscheint und die andern akzeptieren – zu überreden oder sie dazu zu zwingen, diese Vorstellung nicht länger wiederholt und fortgesetzt flagrant zu verletzen, die Anwendung von Zuckerbrot oder Peitsche, das ist der Streitpunkt, und hier verhallen Bedürfnisse wie Ansprüche ungehört, zertreten von Polizeistiefeln oder zerredet und verquast von Psychohygiene, sozialer Überwachung und weiteren Begleitumständen der kontrollierten Abgabe, die jedeR Junkie im Methadonprogramm nur zu gut kennt.

Dreihunderttausend AlkoholikerInnen, über hunderttausend Medikamentenabhängige, dazu Sexsüchtige, Fernsehsüchtige, Workoholics, Gewaltsüchtige, Fresssüchtige, Kotzsüchtige, Magersüchtige, Süchtige Süchtige Süchtige, Konsumsüchtige wir alle. Dazwischen einige tausend Heroinsüchtige. Werdet abstinent, sagt man uns. Für welche Sucht soll ich mich denn entscheiden???

Andernfalls gibt es nur einen Weg. Dieser Weg führt über Lernprozesse und Widersprüche in eine andere Wirklichkeit, in eine der seltenen Möglichkeiten, politische Schlagworte auch zu realisieren. Toleranz, zum Beispiel. Solidarität. Entscheidungsfreiheit – auch für eine mir gemässe Abhängigkeit. Also ersatzlose Streichung des Betäubungsmittelgesetzes. Nein – nicht Mitleid, die Vernunft sagt es, fordert es, sprayt es auf Hauswände und schreibt es auf Flugblätter, dieses EINE:

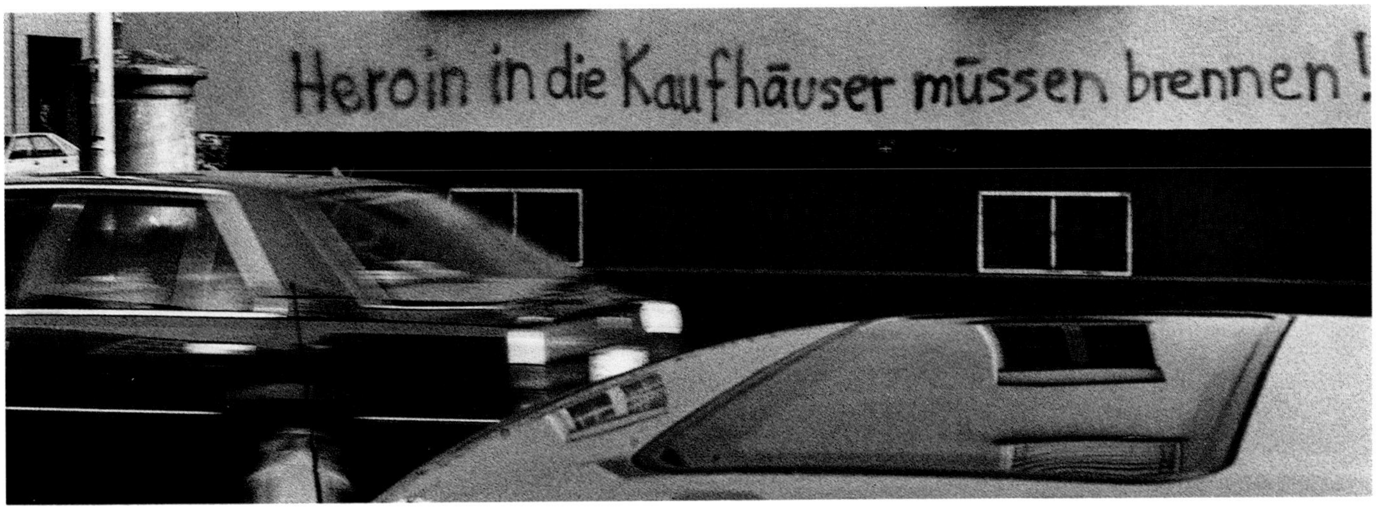